NEURO
MANAGEMENT

FLÁVIO MANEIRA

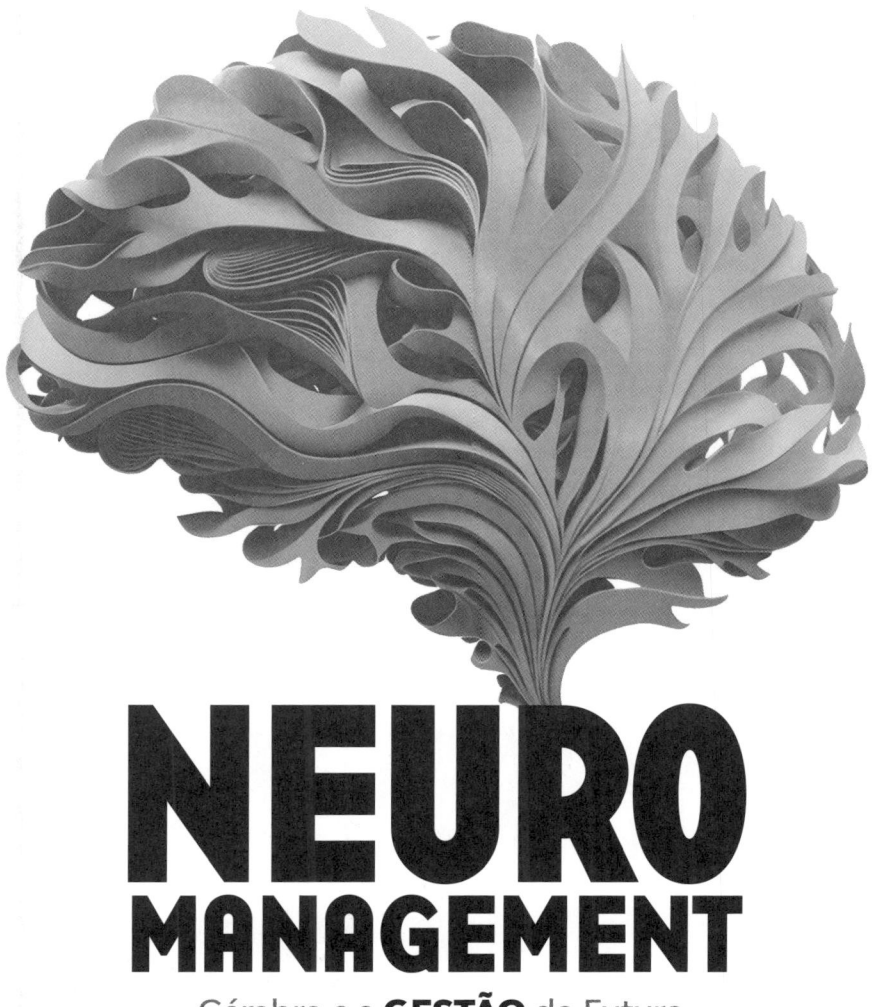

NEURO
MANAGEMENT

Cérebro e a **GESTÃO** do Futuro
de Pessoas e Organizações

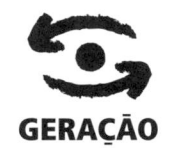

GERAÇÃO

Neuromanagement
Cérebro e a gestão do futuro de pessoas e organizações

Copyright © 2023 Flávio Maneira
Copyright desta edição © 2023 Geração Editorial Ltda.

1ª edição - Novembro de 2023

Grafia atualizada segundo o Acordo Ortográfico da Língua Portuguesa de 1990, que entrou em vigor no Brasil em 2009

Editor e Publisher
Luiz Fernando Emediato

Produção gráfica e editorial
Ana Paula Lou

Consultoria editorial
Walter Falceta Jr.

Capa
Daniel Garcia

Projeto Gráfico e Diagramação
Alan Maia

Preparação
Nanete Neves

Revisão
Josias A. de Andrade

Dados Internacionais de Catalogação na Publicação (CIP)
de acordo com ISBD

M274n   Maneira, Flávio
          Neuromanagement: cérebro e a gestão do futuro de pessoas e organizações / Flávio Maneira. -- São Paulo : Geração Editorial, 2023.
          408 p. : 15,6cmx 23cm.

          ISBN 978-65-5647-118-1

          1. Neurociência. 2. Psicologia Comportamental. 3. Psicologia do Desenvolvimento. 4. Gestão de Pessoas. 5. Carreira. I. Título.

2023-2853
          CDD 612.8
          CDU 612.8

Elaborado por Vagner Rodolfo da Silva - CRB-8/9410

Índice para catálogo sistemático:

1. Neurociência   612.8
2. Neurociência   612.8

GERAÇÃO EDITORIAL
Rua: João Pereira, 81 - Lapa
CEP: 05074-070 - São Paulo - SP
Telefone: 55 11 3256-4444
E-mail: geracao@geracaoeditorial.com.br

Impresso no Brasil
Printed in Brazil

Agradecimentos

A meus pais, por toda dedicação, carinho e amor incondicional. À minha irmã Maria Valéria, de sangue e de alma. A meu tio mais novo, que foi responsável por me apresentar a vida de diversas formas entre elas, era quem me presenteava anualmente com o Almanaque Abril e outras publicações instrutivas. Foi quem me concedeu firme suporte quando me transferi de Santos para a Capital. Saudades dos passeios com ele pela grande metrópole. A toda minha família, única e sempre unida.

A meus amigos médicos, em especial os neurologistas, psiquiatras, geriatras, cardiologistas. A meus professores e mentores, fundamentais no meu desenvolvimento profissional.

Aos meus inúmeros alunos, alguns brilhantes, com os quais tenho honra de conviver até os dias atuais.

A meus bons e poucos amigos, aqueles que não se contam nos dedos da mão, em especial aqueles que encontro no café na "padoca". Minha gratidão a essas pessoas especiais pelas parcerias nos mais variados projetos. E também pelas alegres conversas que me aquecem o coração e me arrancam risadas de perder o fôlego. Dentre eles, destaco Eduardo Carmello, uma mente brilhante, formidável interlocutor, com quem mantenho incríveis diálogos depois de um belo café duplo.

Aos grandes amigos do universo da gestão e da neurociência que concordaram em conceder entrevistas para este livro: Dr. Giovani Missio, Renata Spallicci, Rafaella Lopes, Dra. Giselle Coelho, Dr. Eduardo Issa, Eli Dayyoub, Renato Auriemo e Sidnei Oliveira.

A Shana Wajntraub e Paulo Crepaldi, com os quais o destino me proporcionou a honra de conviver. São amizades raras e nobres.

A você, Femi, meu professor de Inglês, que em 2012 me ajudou com minha primeira palestra nos Estados Unidos, e que se tornou um querido amigo.

Aos amigos de longa data: José Roberto Deolin Sá e Roberto Degregório Gerônimo, pelas inúmeras conversas sobre os mistérios da vida, com os quais partilhei memoráveis momentos marcados pelo bom humor.

A Regina Canzi, médica, profissional rara de se encontrar. Foi uma amizade que se iniciou no trabalho e que segue na vida. Aos neurocientistas, por toda dedicação à pesquisa aplicada, de forma a fazer com que esse ramo do conhecimento torne a vida melhor para todos. Gratidão especial à querida Carla Tieppo, incansável na difusão dos saberes associados ao funcionamento do cérebro. Ao jornalista Walter Falceta Jr., responsável pela revisão editorial deste livro, pelas sugestões e críticas construtivas. Sem seu brilhantismo e excelência, esta obra não seria possível.

"Parabenizo e agradeço o talentoso Daniel Garcia por traduzir brilhantemente minha ideia para a capa e o Canva deste livro".

Por fim, a meu primeiro e último amor: Ana Iamaguti, uma mulher admirável e extraordinária. Sem você, nada disso seria possível.

SUMÁRIO
■

PREFÁCIO

■

Eduardo Carmello

Reaprender o pensar para inovar o fazer

Estamos hipernutridos de informação e subnutridos de conhecimento relevante. Como podemos melhorar substancialmente nossas entregas? Como dar significado e capacidade de realização aos nossos propósitos mais nobres?

Diante de um cenário organizacional complexo, com as tecnologias emergentes em rápida ascensão, os líderes e equipes enfrentam desafios para codificar as verdadeiras necessidades do mercado e dos seus clientes, assim como gerar propostas singulares de valor.

Navegar em ambientes caóticos, lidar com equipes diversas e tomar decisões críticas em um mundo de incertezas são apenas alguns dos aspectos que demandam uma abordagem inovadora à Gestão Empresarial.

Tudo isso gera um esforço enorme para o seu cérebro, que precisa analisar, processar e entregar um conjunto de ações eficazes e inovadoras para, no mínimo, manter sua sobrevivência nessa selva organizacional.

É nesse contexto que o Neuromanagement emerge como um farol orientador, oferecendo conhecimentos fundamentais sobre o funcionamento do cérebro e sobre como utilizá-lo de forma inspiradora para melhorar o planejamento estratégico, a execução e a qualidade das relações.

Este livro é, portanto, um convite para que você explore a riqueza do Neuromanagement e sua capacidade transformadora.

Você compreenderá como o cérebro humano reage a estímulos, processa informações, toma decisões mais assertivas e gera execuções exemplares, adotando uma abordagem mais empática, eficaz e alinhada com os princípios da neurociência.

Segundo Flávio Maneira, Neuromanagement ou Neurogestão

"é um campo interdisciplinar emergente que utiliza técnicas de neuroimagem e outros métodos de aferição para identificar substratos neurais, ou seja, qualquer tecido nervoso que desempenha papel funcional na transmissão e processamento de informações no cérebro. Essa investigação serve para identificar as zonas empenhadas nos processos cognitivos que nos permitem aprender, planejar, empreender, produzir, aprimorar, liderar e entregar resultados. Quando conhecemos melhor nosso centro de controle, podemos utilizar todas as suas aplicações e potencializar tremendamente a performance de pessoas e organizações".

Quando conhecemos melhor nosso cérebro, temos influência e manejo positivo na nossa forma de interpretar situações, comunicar acontecimentos e incrementar a performance, tanto individual como coletiva.

Os conhecimentos oferecidos neste livro permitem que você potencialize inúmeras competências essenciais, como a capacidade de Antecipação, o Sistema Atencional, a Comunicação, a Criatividade e a Inovação, a Visão Sistêmica, o Pensamento Crítico e Adaptativo, a Empatia e a Inteligência Social. Todas elas são fundamentais à criação de uma forma de gestão mais inteligente e efetiva.

Ao terminar este livro, você estará apto a aprimorar sua autogestão, seu planejamento do futuro e sua tomada de decisão. Criará cursos de ação mais ágeis e valorosos, aprimorando seu córtex frontal.

O Neuromanagement não é apenas um conjunto de conceitos e teorias, mas uma abordagem que oferece ganhos tangíveis e

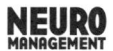

mensuráveis aos líderes e organizações. Organização, Processos Otimizados e Disciplina sempre são fundamentais para a construção de projetos grandiosos.

Embarque com o autor nesta jornada de exploração e aprendizado, enquanto mergulha nas imensas oportunidades que o cérebro nos proporciona.

Este livro é um guia para aqueles que desejam desbloquear o potencial máximo de suas habilidades, abraçar a neurociência como aliada e moldar o futuro de sua carreira de maneira verdadeiramente impactante.

Prepare-se para uma transformação profunda. Revolucione sua forma de pensar e agir com Neuromanagement.

Eduardo Carmello Consultor, Palestrante e Design Thinker, fundador da Entheusiasmos Consultoria em Talentos Humanos.

EM *NEUROMANAGEMENT*, Flávio Maneira nos convida a uma jornada fascinante rumo às profundezas da mente humana e à vanguarda do mundo empresarial. Com uma maestria singular, ele traça uma ponte entre o ecossistema organizacional e a intricada biologia do cérebro humano, revelando como os princípios da Neurociência podem iluminar o caminho para um Management mais eficaz e humano.

Ele vai além e transcende as fronteiras do conhecimento convencional, oferecendo respostas e provocando questionamentos essenciais para o cenário atual de transformações aceleradas. Com sabedoria ímpar, Flávio mostra como podemos nos tornar comunicadores mais autênticos, líderes mais empáticos e agentes de mudança mais qualificados.

Neste livro, somos guiados por uma exploração profunda das estruturas, emoções e habilidades cognitivas que definem nossa existência. Da dualidade interior à linguagem, da memória à consciência, cada página desvenda segredos que têm o poder de transformar nossas perspectivas e práticas.

Aqui você encontra um farol no caminho da excelência, um guia indispensável para todos que desejam se tornar profissionais e pessoas de alta performance. Certamente uma das melhores referências no universo da Neurociência na prática. Irresistível e genial!

Shana Wjantraub, Mestra em Comunicação pela Manchester Metropolitan University, especialista em Neurociências e psicóloga, CEO Eleve Consulting e autora do livro *A arte da comunicação de impacto.*

TIVE O PRIVILÉGIO DE CONHECER O AUTOR, meu grande amigo Flávio Maneira, e também de testemunhar sua dedicação em decifrar as interações entre o mundo corporativo e a neurociência. Pelas páginas deste livro, fui transportado a um fascinante circuito sensorial onde a gestão encontra a cognição. Maneira nos oferece um manual, um GPS neural, para navegarmos com destreza pelo volátil ecossistema corporativo de hoje. Por trás de todo grande negócio ou inovação, há uma formidável máquina de pensar: o cérebro humano. Este, portanto, não é apenas um convite ao aprendizado, mas também um brinde à capacidade coletiva de aprender, evoluir e prosperar.

Paulo "PC" Crepaldi, especialista em comportamento e futuro, fundador da ING Marketing & Training.

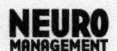

DE FORMA DIDÁTICA, o autor nos conduz por uma viagem pelos mistérios do cérebro humano. Começa pelo estudo das estruturas, mergulha nos sistemas que guiam as emoções e mostra como se dá o processo de tomada de decisões. Os conhecimentos aqui compartilhados são fundamentais para quem pretende aprender e inovar, alinhando cérebro e propósitos. A leitura compõe uma estrada bem pavimentada, com todas as sinalizações necessárias. Um mapa precioso!

Helio Gianotti, consultor, professor, palestrante, mestre em Hospitalidade, com foco no desenvolvimento de lideranças.

TENHO CONVICÇÃO DE QUE as provocações apresentadas pela neurociência podem acrescentar valor substancial ao nosso processo de desenvolvimento. Neste livro, a curiosidade de Flávio Maneira constitui inúmeras oportunidades de reflexão sobre o tema. Ao organizar um modelo estruturante para a aplicação deste conhecimento, o autor empresta seu talento ao campo da gestão.

Carla Tieppo, neurocientista, palestrante, doutora em Neurofarmacologia pela USP, professora e pesquisadora da Faculdade de Ciências Médicas da Santa Casa de São Paulo.

ESTE LIVRO OFERECE UMA JORNADA emocionante, revelando a interação entre a complexidade mental e a arte de liderar e encontrar motivação. A fusão entre neurociência e gestão desperta uma fascinação única, ecoando uma sinfonia de *insights* valiosos para aprimorar habilidades pessoais e dinâmicas organizacionais. O enredo apaixonante inspirou-me a refletir profundamente sobre o tema. Que o mesmo ocorra com você, caro leitor! Sua carreira vai agradecer por esta leitura.

Cláudio Tomanini, Professor do MBD da FGV, escritor e palestrante.

ESTE LIVRO ESTABELECE uma ponte entre a gestão e o comportamento humano. Entender o funcionamento do cérebro pode, efetivamente, moldar e melhorar nossas ações no ambiente corporativo e na vida pessoal. Os *insights* sobre processamento de informações, estresse e neuroplasticidade, por exemplo, servem como *eye-opener* e podem (e devem) promover uma transformação profunda na cultura das organizações. Tudo isso começa conosco, os indivíduos, com nossos cérebros.

Femi Elugbaju, amigo, proprietário da Top Tutors escola de idiomas.

ATRAVÉS DA COMPREENSÃO profunda das interações entre o cérebro e o comportamento humano, este livro proporciona *insights* valiosos sobre como motivar, comunicar e tomar decisões de forma mais eficaz. As estratégias práticas aqui apresentadas melhoram o desempenho dos líderes, fortalecem a coesão de equipes de alta performance e impulsionam os resultados do negócio. Uma leitura essencial para quem busca maximizar seu potencial como gestor.

Roberto Gerônimo, Executivo do Setor da Saúde.

AO MERGULHAR NAS PÁGINAS DE *NEUROMANAGEMENT*, fui cativada pela maneira descomplicada e envolvente com que a neurociência é apresentada, proporcionando uma experiência de aprendizado que une leveza e profundidade. Cada capítulo revela não apenas conhecimento aplicável, mas também *insights* práticos para todos os que buscam desvendar os intricados segredos da mente no cenário organizacional.

Dra. Regina Airoldi Canzi, médica cardiologista e gerente de treinamento e educação médica para a América Latina na Medtronic.

COMUNICAR-SE DE MODO EFICAZ é fazer com que a mensagem seja compreendida de maneira clara, única e assertiva por todos que a recebem. Pois este é um dos talentos de Flávio Maneira. Neste livro, em particular, ele conseguiu transformar temas complexos em uma leitura envolvente, compreensível e curiosa. Na leitura dos capítulos, a teoria e a prática conectaram-se rapidamente ao meu dia a dia, inspirando reflexões e, como disse o autor, criando uma nova cicatriz neural.

Marcos Marsula, executivo de vendas da indústria farmacêutica, especialista em neurociência, gentófilo e apaixonado pelo comportamento humano.

NUM MUNDO DISTORCIDO e cheio de vieses cognitivos, este livro nos lança a provocação e nos convida a questionar o modo como percebemos o mundo real. O conteúdo incrivelmente rico, repleto de exemplos didáticos, constitui tremenda contribuição ao estudo da Neurociência e, ao mesmo tempo, nos habilita a transitar, competitivamente, no ardiloso e desafiador mundo corporativo.

Regina Nogueira, profissional de Marketing e Publicidade, palestrante, especialista em Rebranding, sócia-fundadora da ONG Doutores da Alegria.

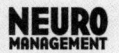

TRATA-SE DE UM MANUAL sobre o veículo que ganhamos para transitar neste planeta. Convida a uma viagem didática pelas estruturas cerebrais, mostrando como são definidos comportamentos, hábitos, sentimentos e emoções. Se você quer performar, aspirando o máximo resultado, aprofunde-se nesta leitura.

José Roberto Deolin, Gerente de Marketing da Mundipharma para a América Latina.

A PLASTICIDADE DO CÉREBRO faz com que ele possa ser modificado, de acordo com os estímulos que recebe. Assim como seu objeto de estudo, o autor também muda de tempos em tempos. Trata-se de uma mente inquieta que tem energia para começar vários projetos, consistência para continuá-los e disciplina para concluí-los. Assim foi com este livro, uma leitura objetiva e agradável, fundamentada em ciência, com foco em pessoas e exemplos práticos e funcionais. Uma celebração à inteligência e ao talento do autor.

Emir Vilalba, CEO da Mavie Health & Tech, mestrando em Inteligência Artificial, professor da FGV e palestrante.

INTRODUÇÃO
■

Este livro nasce de uma "experiência de causa", isto é, da minha vivência em dois ecossistemas interdependentes: o ambiente organizacional, sob a ótica da gestão, e o ambiente biológico, definido pelos comportamentos humanos. Este trabalho tem como foco o funcionamento do cérebro, cujo estudo é fundamental à compreensão das aceleradas transformações que definem o mundo contemporâneo.

Além de oferecer respostas, o objetivo é também formular questionamentos, inspirar reflexões e estabelecer pontes entre os campos de estudo em análise: o *Management* e a Neurociência. Nos dias atuais, o maior desafio das empresas é administrar processos produtivos, negociações comerciais, controles financeiros e, principalmente, as relações entre as pessoas, sejam elas clientes internos (colaboradores) ou clientes externos (consumidores). Se, ontologicamente, somos o que nosso cérebro é, torna-se fundamental compreender seu complexo funcionamento e determinar de que forma podemos nos tornar mais comunicativos, empáticos, eficientes e qualificados na geração de valores tangíveis e intangíveis.

Hoje, por exemplo, muitos empreendimentos, em fase de criação ou de aperfeiçoamento, utilizam como ferramenta o *Business Model Generation* (BMG), resultado das experimentações de Alexander Osterwalder e Yves Pigneur. Está dividido em nove blocos: atividade-chave, proposta de valor, parceiros-chave, recursos, relacionamento com os clientes, canais, segmentação de clientes, estrutura de custos e fonte de receitas. Esse excelente sistema de visualização de etapas, porém, depende de um exercício permanente de construções e reconstruções cognitivas, alicerçadas na subjetividade do pensamento. Conhecer nossa central de intelecção, portanto, é fundamental para que possamos operar, com êxito, na organização de empresas ágeis, inovadoras, sustentáveis e capazes de gerar ativos compartilhados para a sociedade.

O desafio é informar, educar e capacitar pessoas para que atuem num cenário de impermanências e de inevitáveis interações com os produtos da revolução tecnológica. Trata-se de um multiverso digital ao qual precisamos, cada vez mais, adaptar nosso cérebro biológico às máquinas geradoras de algoritmos, sistemas preditivos e programas de inteligência artificial.

Não vivenciamos essa metamorfose radical somente no campo dos engenhos, mas também na esfera das condutas humanas. A Neurociência nos auxilia a revelar quem somos e igualmente a determinar de que forma podemos nos desenvolver para encarar as duras provas do tempo futuro. "Torna-te quem tu és" é a ideia primeiramente lançada pelo poeta grego Píndaro. Os estudos avançados sobre o cérebro desenham esse percurso aspiracional de potencialização da mente e, por conseguinte, de aperfeiçoamento das organizações.

À luz da ciência de investigação do cérebro, podemos decifrar, por exemplo, o papel das emoções na tomada de decisão, na comunicação, na absorção de conhecimento e no desempenho. Percorrer os labirintos da massa cinzenta nessa missão investigativa já nos permite compreender como brota a criatividade, ou seja, como se dispara o pulso de energia que move os projetos de inovação, maior vantagem competitiva das organizações neste tempo de incertezas. Esse saber sobre o devir no circo dos pensamentos serve de pavimento sólido também à composição de equipes autogeridas, dinâmicas, segundo os paradigmas da holocracia.

Este trabalho tem por meta colocar, sob a lupa do exame rigoroso, a comunicação, a mais importante das *core competencies* estratégicas

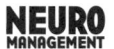

de qualquer negócio. A leitura a seguir pretende ainda oferecer uma visão do chamado Sistema Atencional Supervisor, ou seja, das funções executivas que gerenciam e controlam o extenso conjunto de processos cognitivos, como autoavaliação, controle de impulso, planejamento, raciocínio, resolução de problemas e execução de tarefas. Conhecer esse mecanismo equivale a elevar substancialmente a capacidade de realização do indivíduo na dimensão "figital", ou seja, física e digital.

Na produção deste livro, percorremos uma teia imensa de saberes acadêmicos e não acadêmicos. Nesses nós da malha, topamos, por exemplo, com as ideias de *Inevitável: As 12 Forças Tecnológicas que Mudarão o Nosso Mundo*[1], a fascinante obra do norte-americano Kevin Kelly, editor da revista *Wired* e célebre estudioso da cultura digital. Uma das forças listadas dá conta do conceito de "cognificação", que é adicionar inteligência ou sapiência a um organismo. Por meio da inserção programada de dados e rotinas de *feedback*, podemos instalar semáforos autônomos, estruturar um sistema de diagnóstico remoto e adestrar assessores domésticos que regulam a temperatura do ar-condicionado e avisam, por voz, quando vai começar o jogo da NBA ou quando chegou a hora de tomar o remédio contra a hipertensão.

Saber cognificar será fundamental no futuro breve. E convém salientar que, para o perfeito funcionamento de um secretário virtual, como o Alexa ou Siri, é preciso que tenhamos uma inteligência humana capaz de compilar dados, definir respostas, significar estímulos, planificar a execução de tarefas e, por fim, estabelecer parâmetros de condutas para os dispositivos virtuais. Essa pode ser a diferença entre um mundo de facilidades, com cirurgias a distância, controle de emissão de poluentes e uso racional de energia, e outro distópico, marcado pela exploração predatória de recursos naturais, concorrência fraudulenta e disseminação de sistemas telemáticos destinados à promoção de conflitos armados.

---

[1] KELLY, Kevin. *As 12 Forças Tecnológicas que Mudarão o Nosso Mundo*. 1ª. Edição. HSM, 2017.

Human skills e *digital skills* devem ser reunidos, combinados e harmonizados em todas as organizações que aspirem ao crescimento e à perenização. No ambiente da Quarta Revolução industrial, é urgente projetar a convergência de tecnologias digitais, físicas e, sobretudo, biológicas. Esse processo com o selo da inevitabilidade projeta repercussões em escala inimaginável no ecossistema de negócios. Resultados sustentados, com inovação, crescimento e lucratividade, impactam mercados e beneficiam toda a cadeia de trocas econômicas. É certo que a Neurociência e *Management*, em simbiose, podem alterar — para melhor — a realidade da coletividade, com ganhos compartilhados.

Fica a você, leitor, o convite para um mergulho nos mistérios da mais formidável máquina de pensar. Nas páginas seguintes, vamos excursionar por essa imensa galáxia com 86 bilhões de neurônios. Meta: descobrir o que realmente somos e até onde podemos chegar. *Let's brain!*

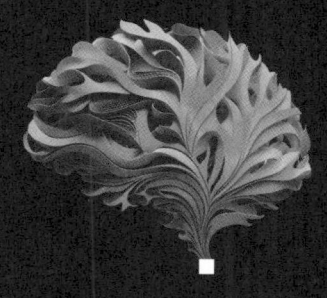

CAPÍTULO 1

ENTENDENDO NOSSO CÉREBRO: FUNÇÕES

Bem-vindo à neurociência!

Acredito profundamente na aquisição de conhecimento de forma constante e organizada. Minha proposta de valor, portanto, consiste em capacitar as pessoas para transformar informações relevantes em conhecimentos aplicáveis. Como? Por meio do entendimento de como funciona nosso principal e mais fascinante órgão. Neste primeiro capítulo, pretendo contar algumas histórias sobre o cérebro e iniciar uma exposição sobre suas funções e estruturas.

Antes de tudo, porém, julgo fundamental explicar o conceito de *neuromanagement* ou neurogestão. Trata-se, pois, de um campo interdisciplinar emergente que utiliza técnicas de neuroimagem e outros métodos de aferição para identificar substratos neurais, ou seja, qualquer tecido nervoso que desempenha papel funcional na transmissão e processamento de informações no cérebro. Essa investigação serve para identificar as zonas empenhadas nos processos cognitivos que nos permitem aprender, planejar, empreender, produzir, aprimorar, liderar e entregar resultados. Quando conhecemos melhor nosso centro de controle, podemos utilizar todas as suas aplicações e potencializar tremendamente a performance de pessoas e organizações.

De início, quero frisar que, ao empregar a palavra "cérebro", estarei me referindo ao encéfalo, o principal centro de controle do Sistema

Nervoso Central (SNC), composto pelo próprio cérebro, pelo diencéfalo, pelo cerebelo e pelo tronco encefálico. Trata-se, efetivamente, de uma estrutura funcional singular! É um órgão absolutamente notável, por seu refinamento e complexidade. Basicamente, regula o uso da energia, decodifica e analisa informações recebidas pelos sentidos e define procedimentos. Pode ser, por exemplo, orientar o estômago a produzir e liberar suco gástrico para digerir a picanha do almoço. Pode ser, de forma sofisticada, estimulá-lo a incentivar aquela gerente que vendeu um enorme lote de refrigeradores para o varejo da região de Campinas.

Quando comparado a outros órgãos, o cérebro não é especialmente atraente. Consiste em uma estrutura enrugada, de consistência gelatinosa, com mais ou menos 1,4 quilo. Não se expande nem se contrai como os pulmões, não bombeia sangue como o coração, tampouco excreta uma substância, como a bexiga. Mas é uma espécie de parque multitemático da consciência, o lugar que muitos filósofos e cientistas consideram o domicílio da alma. É também a biblioteca de nossas memórias e o pavilhão onde se conserva o acervo de nossas experiências.

Durante séculos, não se deu a devida importância ao conteúdo dentro da nossa caixa craniana. Os egípcios, por exemplo, quando mumificavam um defunto, retiravam o cérebro e o descartavam. O coração, ao contrário, preservavam com muito zelo e respeito. Na Grécia antiga, o filósofo Aristóteles acreditava que a função fundamental do cérebro era basicamente resfriar o sangue, ou seja, um tipo de radiador. René Descartes, célebre pensador francês, acreditava que o órgão fosse a residência da alma no corpo físico. A interação entre o espírito e o engenho físico se daria pela glândula pineal. Foi o que escreveu para Isabel da Boêmia, princesa do Palatinado, que tinha interesse em assuntos científicos e filosóficos. Curiosamente, essa minúscula estrutura é aquilo dentro de nós que separa o claro do escuro, que entende o que é dia e o que é noite. É nossa central de comunicação com o sol e um acurado medidor da passagem do

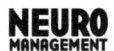

tempo. É lá que se produz a melatonina, hormônio que regula o ciclo circadiano e nos estimula a dormir. Detalhe: é durante o sono que o sistema realiza uma série de ações de manutenção, como a consolidação de memórias relevantes.

A função básica do cérebro, portanto, é nos manter vivos e inteligentemente operantes. Há neurônios dedicados à regulação da respiração, da frequência cardíaca e da pressão arterial. Outros indicam se temos fome, sede ou desejo sexual. Além disso, o cérebro gera as emoções e pensamentos que definem aquilo que somos. É lá que nasce a ira, mas também a compaixão. É lá que brota a curiosidade e surge a ideia de transcendência. Estudar o cérebro equivale, portanto, a perscrutar a natureza mais íntima do ser.

Essa joia biológica, entretanto, se apresenta no planeta em outras configurações. Em seu livro *À Beira d'Água*[2], o cientista Carl Zimmer faz um resumo da evolução da vida. E conta um pouco das incríveis capacidades cognitivas de outros animais, como os golfinhos. Como nós, eles fazem poses diante do espelho, manifestam individualidades, têm uma linguagem, comunicam sentimentos, nomeiam uns aos outros e organizam-se em grupos coesos. O autor considera que possam constituir "uma rede sobreposta de mentes vagando interligadas por um oceano transparente". O cérebro médio do golfinho é, em termos absolutos, até mais pesado do que o do ser humano: cerca de 1,6 quilo. A diferença é que o córtex pré-frontal do cérebro humano é altamente desenvolvido; enquanto o dos golfinhos é limitado em tamanho. O hipocampo humano também é mais evoluído, o que nos garante vantagens em memória e aprendizado.

Essa comparação nos permite entender como o cérebro se especializa, de acordo com as necessidades ambientais e sociais. Foi o que mostrou, por exemplo, uma pesquisa realizada em 2014 por cientistas da Universidade de Oxford, na Inglaterra. Eles compararam 25 humanos e 25 macacos, analisando em detalhe a região do córtex

---

[2] ZIMMER, Carl. *À Beira D'água*. Rio de Janeiro: Jorge Zahar, 1999.

ventrolateral frontal, associada a processos cognitivos e de linguagem. De forma geral, era surpreendente a semelhança entre os dois grupos. Em dado momento, no entanto, as imagens da ressonância magnética investigaram áreas menores e descobriram uma que estava presente nos humanos, e não nos macacos. Era, na verdade, uma central especializada no planejamento do futuro e que processava experiências de sucesso e fracasso, com o objetivo de gerar aprendizado. Um dos autores do estudo, Franz-Xaver Neubert, definiu assim a descoberta:

"É uma área no córtex frontal que não parece comum aos macacos. Está ligada ao planejamento estratégico, à tomada de decisões, bem como à capacidade de realizar múltiplas tarefas".

Por esse motivo, talvez, sejamos bons em planejar a construção de cidades, construir aquedutos e organizar recursos para uma viagem à Lua. Essas capacidades, no entanto, podem ser utilizadas para deflagrar uma guerra, exterminar adversários políticos ou desestabilizar as instituições por meio de uma campanha de *fake news*. Mas e os golfinhos? Eles também são superadaptados e contam com sistemas de percepção e cognição que não temos. É o caso da ecolocalização. Eles comprimem o ar pela laringe. Outra estrutura, chamada melão, amplifica e direciona o som produzido para o ambiente. Ao topar com um objeto, essas ondas retornam e são captadas por um tecido especial na mandíbula. Dali, o estímulo é transmitido para o ouvido interno e, depois, para o cérebro, dotado de áreas complexas para decodificar a mensagem. Assim, nosso amigo Flipper determina tamanho, distância, densidade e até textura de outros animais ou objetos na área circundante.

Mas como se estrutura essa incrível máquina de pensar? Pense em um pulôver de tricô confeccionado pela gentil Tia Arminda. Grosso modo, os nós seriam os neurônios, ou seja, células nervosas que compõem a base do sistema. Examinando a tecitura, você poderá também imaginar os axônios, os prolongamentos celulares por onde trafegam

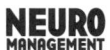

os impulsos elétricos. Com algum esforço de imaginação, será capaz de enxergar também as sinapses, as junções especializadas nas quais ocorre a comunicação entre os neurônios. Há dois tipos principais delas: as elétricas e as químicas. As primeiras permitem a transmissão rápida de pulsos pelas ligações comunicantes. As outras envolvem a liberação de neurotransmissores na fenda sináptica.

As sinapses permitem que os neurônios possam se coordenar na execução de funções complexas, como a percepção sensorial, a aprendizagem, a retenção da memória e o controle motor. Alterações na função sináptica podem desencadear diferentes distúrbios neurológicos e psiquiátricos, como a doença de Alzheimer, a esquizofrenia e a epilepsia.

As páginas dos portais de saúde mental também tratam frequentemente de neurotransmissores. Em um artigo sobre Transtorno Obsessivo Compulsivo (TOC), por exemplo, você certamente vai ler sobre o papel da serotonina. Os medicamentos utilizados pelos psiquiatras nesses casos inibem o "sequestro" desse neurotransmissor pelo neurônio. Dessa forma, aumenta sua disponibilidade na fenda sináptica, o que incrementa e normaliza o fluxo de transmissão nas vias nervosas. Quando isso ocorre, é mais provável que a Dona Marta, a caminho do supermercado, não volte dez vezes para casa para ver se realmente apagou as luzes. Igualmente, o Seu Paulo pode ganhar estímulo para, finalmente, pisar nas lajotas azuis de sua garagem.

Neurotransmissores, portanto, regulam funções como a cognição, o humor, a atenção, a memória e o sonho. Diferentes tipos de neurotransmissores têm diferentes efeitos sobre a atividade neuronal e, consequentemente, sobre o organismo como um todo. Além da citada serotonina, há outros muito famosos, como a dopamina, a noradrenalina, a acetilcolina e o ácido gama-aminobutírico. Cada um tem uma incumbência específica. Alterações em seus níveis estão associadas a diversos distúrbios neurológicos e psiquiátricos, como a doença de Parkinson, a depressão e a esquizofrenia.

Você já deve ter ouvido falar, também, de substratos neurais, provavelmente sem decifrar esse termo. Pois são unidades funcionais do sistema nervoso central, frequentemente compostas por um conjunto de unidades estruturais anatomicamente separadas. Elas interagem em rede para auxiliar ou orientar funções básicas, como a disposição para comer ou dormir. Mas também são fundamentais na aquisição da memória, na construção da empatia e na experiência religiosa. Disfunções nesse intricado sistema podem resultar, por exemplo, na esquizofrenia e na doença de Alzheimer.

Hoje, podemos constituir verdadeiros mapas do amplo território cerebral. Sabemos, por exemplo, que os órgãos dos sentidos transformam raios de luz e ondas de som em sinais elétricos e podemos traçar as vias percorridas por eles até as áreas especializadas do córtex com as quais se conectam. Esses estímulos são pesados, avaliados e transformados em emoções pela amígdala, um pequeno e valioso pedaço de tecido em forma de amêndoa, situado na profundidade do lobo temporal.

Os equipamentos hoje disponíveis nos permitem espiar o *bunker* da mente e começar a compreender o que lá se passa. Podemos, por exemplo, flagrar o hipocampo retendo uma memória, observar o córtex pré-frontal realizando um julgamento moral e reconhecer os padrões nervosos associados à diversão, à empatia e até a satisfação gerada pela derrota de um adversário. Os estudos de imageamento revelam o cérebro como um sistema surpreendentemente complexo e sensível, no qual cada parte afeta quase todas as outras. Então, basicamente é assim: há centros muito especializados no sistema, com funções muito específicas. Ao mesmo tempo, todos esses setores são muito conectados. Um depende do outro para executar cada missão com sucesso.

Já que falamos de *neuromanagement*, façamos uma comparação com uma empresa. Você pode ter um excelente departamento de *marketing*, com os melhores profissionais, mas o sucesso de um novo projeto depende de uma ação coordenada com todos os outros setores da empresa. Vamos imaginar arbitrariamente uma empresa

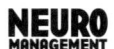

do setor de vestuário. Os estilistas precisam estar em sintonia com as tendências da moda, com os padrões consagrados pela marca e com a estratégia da companhia. A planta industrial precisa, com o menor gasto de energia possível, confeccionar de maneira caprichada cada peça, sem desperdício de matéria-prima. É preciso definir quanto será produzido. Nunca demais, porque estoques abarrotados representam capital parado e prejuízo. Mas é preciso ter o suficiente para atender *just in time* à demanda prevista. É preciso definir uma logística com *locus* inteligente de distribuição e fluxo racional de reposição. É necessário bom senso na precificação. Nem barato demais nem caro demais. E todo o histórico da operação precisa ser registrado, convertido em memória, para que erros sejam corrigidos e para que novas oportunidades sejam aproveitadas.

Pois bem, lidando com as exigências pessoais, o cérebro faz tudo isso. É o que ocorre, por exemplo, quando um indivíduo busca respeito e inserção num grupo social. Seu "*marketing*" precisa se associar com diversos outros setores. É assim que um chimpanzé eleva sua reputação ao afastar rivais ou conduzir seu coletivo até um novo território, bem protegido e com ampla oferta de figos e bananas.

No caso dos humanos, temos adicionalmente a cognição de "alto nível", executada pelos lobos frontais. Ela dá um *feedback* que afeta a experiência sensorial, de forma que a visão de um objeto é moldada pela expectativa, assim como pelo efeito da luz que atinge a retina. Vejamos como isso se dá na prática. Em 1957, Edwin Land, o inventor da Polaroid, realizou um experimento muito curioso. Simultaneamente, utilizando uma câmera de foco dividido, produziu duas imagens em branco e preto de uma jovem. No momento de projetá-las, empregou luz branca na primeira e filtro vermelho na segunda, prevendo obter um tom rosa esvanecido. Como por mágica, porém, essa imagem aflorou aos olhos com todas as cores, exibindo cabelos louros, olhos azuis como o mar e o casaco vermelho.

E, então, complicou? Vamos esmiuçar a coisa toda. De forma genérica, o filósofo grego Platão tratou do tema em sua famosa

Alegoria da Caverna, parte de *A República* (Livro VII). Ele registra uma suposta conversa em que o pensador Sócrates conta a Glauco a experiência de homens que, desde a infância, permanecem encarcerados numa habitação subterrânea, de costas para um muro. Da maneira como foram acorrentados, podem ver apenas as sombras projetadas de estátuas e objetos transportados por indivíduos que se movimentam na retaguarda. A repetição leva ao hábito, que constitui a crença. Esses pobres cativos, portanto, acreditam que esses indistintos espectros sejam a realidade.

Sócrates sustenta que, se algum desses prisioneiros fosse conduzido à luz do sol, encontraria grande dificuldade para distinguir e focalizar as coisas verdadeiras. Paulatinamente, com tempo e esforço, finalmente decifraria o mundo e retornaria para anunciar a boa-nova aos companheiros. Conforme o pensador, no entanto, esse indivíduo certamente toparia com a desconfiança e a incredulidade de seus amigos. O choque seria tão grande que, se encontrassem um modo, agarrariam e matariam esse subversivo da visão.

Platão lança, então, uma dúvida sobre o caráter genuíno daquilo que é notado por nossos sentidos. Segundo ele, seríamos ludibriados por representações imperfeitas, que se incorporam ao senso comum. Segundo o filósofo, superar essa ignorância dependeria do desenvolvimento da razão. Se vivesse nos tempos atuais, indicaria um processo de treinamento crítico do lobo frontal.

A arte é assistente valiosa da ciência ao provar o ilusionismo cerebral. Na obra *Gala Nua Contemplando o Mar*, o pintor espanhol Salvador Dalí registrou a russa Elena Diakonova, sua sensual esposa apelidada de Gala, de costas, diante do Mar Mediterrâneo. No momento em que o observador se afasta, porém, a imagem espantosamente se converte no presidente norte-americano Abraham Lincoln, aquele que lutou para acabar com a escravidão em seu país. O esperto Dalí burla divertidamente o nosso sistema cognitivo. Não vemos apenas o que os olhos captam, mas também a realidade construída subjetivamente por nossas experiências culturais.

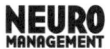

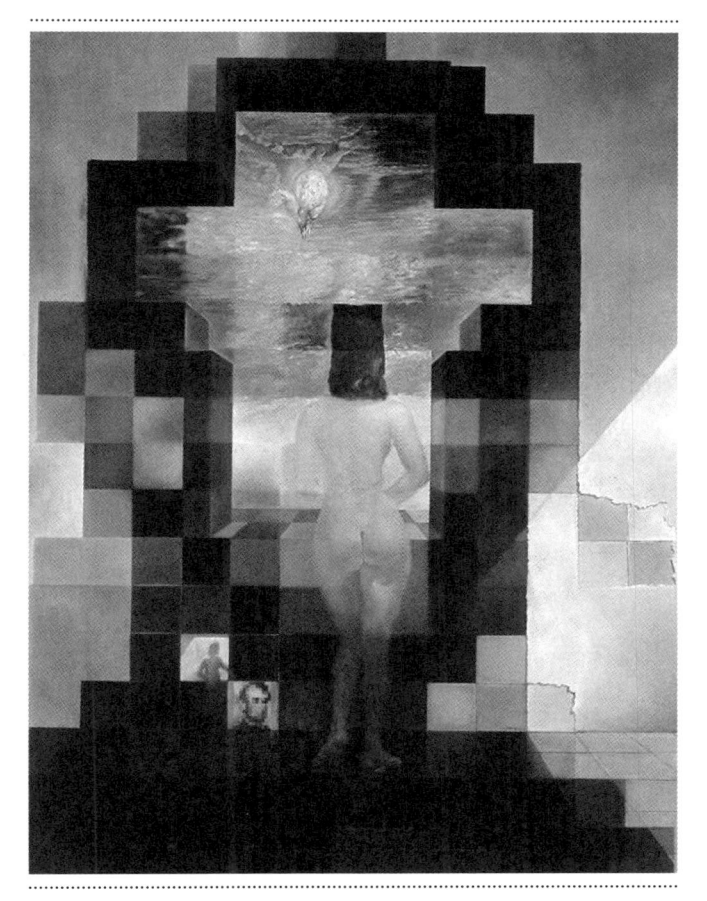

Gala nua contemplando o mar (1975).

Salvador Dalí. Teatro-Museu Dalí, Figueres.

O artista gráfico holandês Maurits Escher fazia algo parecido. Era mestre em embustes de perspectiva e arquiteturas impossíveis, exibindo escadas que subiam e desciam contra a gravidade, numa teia construída para gerar sobressaltos e vertigens. Qual era a grande sacada? Convidar as pessoas a questionarem suas percepções e o modo como concebem o mundo real. Talvez, estejamos também equivocados em nossas convicções nos campos da política, da religião e da filosofia.

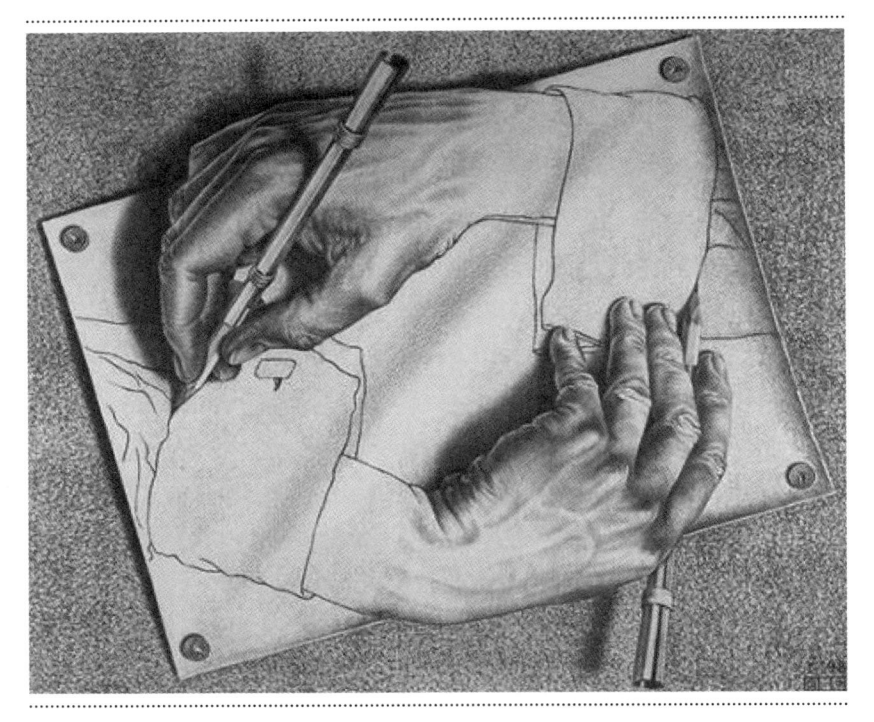

Mãos desenhando (1948), Maurits Escher.

M.C. Escher Foundation-Baarn-Netherlands.

A rigor, a ciência moderna sempre encontrou dificuldade para estabelecer o que era a percepção. John Locke, no século XVII, organizou as ideias de uma filosofia "sensacionista". Nossos sentidos seriam instrumentos de medição, operando no modo passivo e receptivo. A cor, por exemplo, era considerada como parte indissociável da imagem recebida. Isaac Newton, que nesta mesma época procurava desvendar os mistérios do universo, considerava que havia uma relação invariante entre comprimento de onda e cor. Ou seja, desde a retina até o cérebro, a informação se manteria inalterada.

Em 1810, no entanto, ouviu-se uma voz discordante. O escritor, cientista e polímata Johann Wolfgang von Goethe publicou a sua polêmica obra *A Teoria das Cores*, sustentando que os fenômenos de

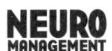

percepção cromática eram muito mais complexos. Havia jeitos muito diferentes de captar e representar a realidade, de acordo com o contexto, o ambiente e a história do observador. Em resumo, antecipava que a ilusão virtual é uma verdade neurológica.

O norte-americano Edwin Land prosseguiu em seus experimentos com imagens e provou que algumas cores não são vistas de acordo com o esperado, mas que dependem, por exemplo, dos matizes das formas e figuras adjacentes. A conclusão é que enxergamos baseados em contextos. Newton celebrava uma cor pontual e absoluta. Land mostrou que a percepção visual dependia de uma série de fatores, como os reflexos do entorno e a comparação com áreas contíguas.

Mas o que isso tem a ver com *neuromanagement*? Vamos recorrer aos saberes do dinamarquês Martin Lindstrom, pesquisador e teórico da área do *marketing*, acadêmico respeitado e consultor de empresas de grande relevo na economia mundial, como Microsoft, Nestlé e McDonald's. Em seu livro *A Lógica do Consumo*[3], ele esmiúça uma pesquisa de *neuromarketing* que buscava determinar por que as pessoas continuavam fumando, mesmo bombardeadas pela intensa propaganda que alerta para os malefícios do tabagismo. Mundo afora, os maços continuam a exibir doentes terminais e pulmões putrefatos. Ainda assim, são vendidos 10 milhões de cigarros no planeta a cada minuto.

Numa clínica londrina, enquanto viam as mensagens pavorosas da publicidade antitabagista, 32 fumantes tiveram seus cérebros vasculhados por um superaparelho de "imagem por ressonância magnética funcional" (RMF). A interface gráfica do equipamento exibia em vermelho berrante as regiões do cérebro mais estimuladas, aquelas que estavam recebendo mais oxigênio e glicose.

Algumas semanas depois, foram divulgados os resultados. Surpresa geral. Aquelas imagens de sofrimento e degradação física haviam, na verdade, estimulado uma área do cérebro chamada *nucleus accumbens*,

---

[3] LINDSTROM, Martin. *A lógica do consumo: verdades e mentiras sobre por que compramos.* Rio de Janeiro: HarperCollins Brasil, 2016.

também denominada "ponto do desejo". É o famigerado lugarzinho que se acende quando o corpo demanda por álcool, drogas, sexo ou carteado.

O mais interessante é que, em entrevistas prévias, muitos dos entrevistados haviam dito que a propaganda os desestimulava a fumar. Os cientistas concluíram que as pessoas não tinham mentido. Apenas deram as respostas que, honestamente, julgavam mais corretas. O escaneamento, entretanto, foi capaz de revelar o que realmente se passava dentro de cada indivíduo ao ser estimulado com qualquer referência ao tema cigarro.

Pesquisas dessa natureza são muito relevantes, porque desfazem mitos e expõem, sem falsos pudores, as razões do comportamento humano. Frequentemente, interpretamos dados corretos de forma equivocada. E tomamos decisões que são prejudiciais para nós mesmos e para as organizações nas quais trabalhamos. Até meio século atrás, a crença geral era de que os julgamentos são baseados em avaliações racionais. Os equipamentos de imageamento cerebral começaram a alterar essa visão e incentivaram uma série de pesquisas sobre os vieses cognitivos, responsáveis por distorções perceptivas, interpretações ilógicas e julgamentos incorretos.

Essa nova visão ganhou musculatura com os trabalhos dos psicólogos israelenses Amos Tversky e Daniel Kahneman, especialmente aqueles que expõem os vícios e ilusões que dão suporte a nossas decisões. É o caso do viés de disponibilidade. Nesse modelo de pensamento, nos baseamos em registros da memória pessoal para avaliar situações, escolher caminhos e formar conceitos sobre fatos ou pessoas. De forma geral, atribuímos maior relevância a eventos recentes e que ocorreram conosco ou com pessoas próximas, mesmo que não sejam regulares. A tendência é, pois, ampliar a abrangência de um fenômeno que é episódico.

Esse efeito é facilmente perceptível no mercado do transporte aéreo, sempre que a queda de um avião ganha as manchetes dos portais noticiosos. Foi o que ocorreu, por exemplo, em março de 2014, depois do misterioso desaparecimento do Boeing 777 da Malaysia Airlines que fazia a rota entre Kuala Lumpur e Pequim.

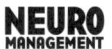

Paul Slovic, professor da Universidade do Oregon e presidente da Decision Research, liderou uma pesquisa[4] que mostrou as percepções públicas acerca do risco. Nas consultas, pediu que os participantes considerassem causas de morte aos pares, indicando a proporção imaginada de ocorrências. Os resultados foram surpreendentes. Para 80% dos consultados, uma morte por acidente era mais provável do que em razão de um derrame. Um equívoco, pois os derrames matam quase duas vezes mais do que todos os acidentes combinados. Os tornados foram considerados mais mortais do que a asma. Outro erro: a disfunção respiratória mata 20 vezes mais do que esses fenômenos meteorológicos. As pessoas também julgaram que morrer em um acidente é tão provável quanto sucumbir a uma doença. Na verdade, a probabilidade de bater as botas em razão de uma enfermidade é 18 vezes maior.

O mundo talvez fosse melhor se julgássemos lastreados pela realidade e não com base nas crenças reforçadas pela seletividade da memória. As pesquisas mostram que os indivíduos tendem a superestimar suas contribuições, seja na família, seja na empresa. Cada um dos cônjuges se lembra mais vivamente de seus próprios feitos do que daqueles do parceiro. E isso não envolve uma intenção deliberada de se autopromover ou de fraudar os estudos. Resultados semelhantes são obtidos nas equipes de trabalho. Não importa a área, os profissionais tendem a considerar que fizeram mais do que lhes era atribuído, além de não se sentirem devidamente agradecidos por seus esforços.

De modo geral, não vemos as coisas exatamente do jeito que são, mas da maneira como somos. Este é um conceito que precisa ser compreendido na gestão de negócios, especialmente no planejamento estratégico, na organização de equipes de trabalho e na avaliação dos comportamentos do público-alvo, nem sempre adequadamente percebidos e avaliados. Em *Administração de Marketing*[5], Philip Kotler e Kevin Lane Keller chamam a atenção para as demandas latentes

---

[4] SLOVIC, Paul. *The Feeling of Risk: New Perspectives on Risk Perception*. Routledge, 2010.

[5] KOTLER, Philip; KELLER, Kevin Lane. *Administração de Marketing*. Pearson, 2019.

do mercado, em referência a consumidores que compartilham uma forte necessidade que não pôde (ainda) ser satisfeita por nenhum produto existente e disponível.

No início deste século, um *case* chamou a atenção. O CEO da Electrolux à época, Hans Stråberg, decidiu diferenciar-se da concorrência ao identificar 20 perfis de consumidores potenciais, de estilo de vida e poder de compra parecidos. Assim, obteve êxito, por exemplo, ao comercializar fornos a vapor para clientes preocupados com a saúde. E também ao vender lavadora de louça compacta para cozinhas menores. Stråberg sempre foi um bom "escaneador" dos cérebros da clientela. Ele sempre insistiu na ideia de satisfazer necessidades reais, mas não declaradas. E essa é a marca de grandes empreendedores. Atribui-se, sem as devidas provas, uma frase lapidar a Henry Ford: "se eu tivesse perguntado às pessoas o que elas realmente queriam, eu teria feito cavalos mais rápidos".

O olho mágico

Em tempo recente, pudemos ver com mais clareza "quem" estava do outro lado da porta da realidade. As tecnologias de escaneamento de cérebros vivos puderam, finalmente, revelar suas funcionalidades, missões e potencialidades. Microscópios potentes, por exemplo, puderam mapear sua complexa anatomia e as trilhas percorridas pela eletricidade do pensamento. A tomografia por emissão de pósitrons (PET), a ressonância magnética funcional (RMF) e a magnetoencefalografia (MEG) revelaram a existência de uma verdadeira galáxia neuronal, multiconectada, capaz de realizar as mais portentosas experiências. Dentro de cada cabeça humana, nos átomos capturados da poeira das estrelas, o universo pensa, sabe que existe e é capaz de refletir sobre si mesmo.

Convém, porém, explicar quais são os recursos tecnológicos que nos fornecem essa visão em detalhe do encéfalo.

A PET mede a atividade metabólica do cérebro ao detectar a emissão de raios gama de radionuclídeos previamente injetados no paciente. A

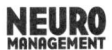

técnica permite detectar reações a diferentes estímulos, como luz, som, dor ou movimento. É usada frequentemente para estudar distúrbios neurológicos e psiquiátricos, como epilepsia, demência e depressão.

A RMF mede a oxigenação do sangue para detectar áreas ativas durante uma tarefa específica. É amplamente utilizada para estudar a resposta a estímulos ou a execução de tarefas. A ressonância nos permitiu desvendar muitos dos segredos associados à geração de emoções, construção da memória e articulação da linguagem.

A MEG, por sua vez, mede a atividade elétrica do cérebro, detectando o campo magnético gerado pelos neurônios quando eles se comunicam uns com os outros. A técnica se caracteriza por alta resolução temporal, ou seja, tem precisão de milissegundos, funcionalidade importante no estudo de processos ultra-acelerados, como a percepção sensorial e a linguagem. A MEG é muito utilizada em pesquisa clínica, no campo dos distúrbios neurológicos, como a epilepsia e a esclerose múltipla.

Obcecado por si mesmo

A pesquisa neurocientífica do cérebro é, de certa forma, uma busca de si mesmo, um autêntico exercício de metalinguagem. São centrais da mente perscrutando outras que foram concebidas à sua semelhança. Trata-se, portanto, de uma jornada dialética, transdisciplinar e que está longe de se concluir. É um longo percurso, que ousei resumir na seguinte linha do tempo.

4000 a.C. Os sumérios já observavam e escreviam sobre a euforia provocada pelas sementes de papoula.

2500 a.C. A trepanação (ou seja, abertura de orifícios no crânio) era um procedimento comum em diversas culturas, possivelmente para tratar transtornos mentais.

1700 a.C. Os papiros médicos de Edwin Smith e de Ebers, que contêm informações sobre a antiga medicina egípcia, revelam que já se estudava o cérebro na época e que sua relevância na regulação das funções orgânicas era reconhecida. Essa parte do corpo, no entanto, não era considerada útil na vida após a morte.

450 a.C. Os gregos antigos começam a reconhecer o cérebro como o centro das sensações humanas. Em 387 a.C., o filósofo grego Platão ministra aulas em Atenas e sustenta que o cérebro é o centro dos processos mentais. Na obra *Timeu*, o pensador advoga que a parte mais divina e imortal da alma, o intelecto, teria o cérebro como sede e governaria o organismo. Estaria ligada ao restante do corpo por um "istmo", o pescoço. O tronco seria domicílio da alma mortal, dividida entre a porção torácica, mais especificamente o coração (coragem e sentimentos); e a região abdominal, entre o umbigo e o diafragma (desejos).

170 a.C. O médico romano Galeno lança a teoria de que o temperamento e o caráter humanos são decorrentes de quatro humores (provenientes de líquidos mantidos nos ventrículos do cérebro). Essa ideia persistiu por mais de mil anos.

1543 Andreas Vesalius, médico europeu, publica o primeiro livro de anatomia moderno com ilustrações detalhadas do cérebro.

1664 O inglês Thomas Willis, professor de Química e Medicina em Oxford, publica o *Cerebri Anatome*, o primeiro atlas do cérebro. A obra descreve a anatomia do encéfalo e trata de questões relacionadas à fisiologia e patologia no sistema nervoso central. O acadêmico é considerado um dos fundadores da neurologia moderna. Foi o primeiro a correlacionar as estruturas do cérebro com funções mentais e comportamentos. De forma pioneira, indicou as áreas específicas envolvidas em sensações,

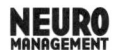

controle de movimentos, visão e audição. É reconhecido como o primeiro cientista a descrever a paralisia progressiva, hoje conhecida como esclerose lateral amiotrófica.

......

1791 Lugi Galvani, físico italiano, descobre a base elétrica da atividade nervosa por meio de um experimento envolvendo uma rã.

......

1774 O médico alemão Franz Anton Mesmer introduz o magnetismo animal, mais tarde chamado de hipnose.

......

1849 O matemático, médico e físico alemão Hermann Von Helmholtz mede a velocidade da condução nervosa e desenvolve a ideia de que a percepção depende de inferências inconscientes.

......

1850 O médico alemão Franz Joseph Gall funda a Frenologia. Trata-se de uma teoria pseudocientífica desenvolvida no século XIX, em parceria com seu discípulo Johann Spurzheim. Segundo eles, o caráter de um indivíduo pode ser determinado pela forma e tamanho das protuberâncias e depressões no crânio, que são chamadas de "órgãos cerebrais" ou "faculdades mentais".

......

A Frenologia, muito popular até o início do século XX, considerava que cada órgão cerebral era responsável por uma determinada habilidade ou traço de personalidade. Os estudos modernos da neurociência e da psicologia, no entanto, mostram que a personalidade e o comportamento humano são determinados por uma complexa interação entre fatores biológicos, psicológicos e sociais, e não por características anatômicas do crânio.

......

1861 O médico e anatomista Pierre Paul Broca localiza o centro da linguagem, em estudo que completará nos anos seguintes.

1871 Em *A Origem do Homem*[6], Charles Darwin mostra as semelhanças entre os humanos e outros primatas, enfatizando o papel do cérebro nessas criaturas. O criador da Teoria da Evolução escreve:

"É notório que o homem é construído no mesmo tipo geral ou modelo que aquele de outros mamíferos. Todos os ossos de seu esqueleto podem ser comparados com os ossos correspondentes de um macaco, morcego ou foca. Assim é com seus músculos, nervos, vasos sanguíneos e vísceras internas. O cérebro, o mais importante de todos os órgãos, segue a mesma lei, conforme demonstrado por Huxley (Thomas Henry) e outros anatomistas."

1873 O médico e neuropatologista Carl Wernicke completa a primeira fase de um estudo sobre a área do córtex cerebral envolvida na compreensão da linguagem falada e escrita. Esse centro, chamado de Área de Wernicke, está situado no setor Brodmann 22, no giro temporal superior do hemisfério cerebral dominante. Danos nessa área podem resultar em afasia fluente. As pessoas afetadas podem encadear palavras com fluência, mas as frases serão incompreensíveis, incorretas ou carentes de sentido.

1878 O médico italiano Cesare Lombroso, inspirado na Frenologia, publica sua famosa obra *L'uomo delinquente*[7]. Consolida-se, assim, como um dos pioneiros da chamada Antropologia Criminal. Eugenista e partidário do darwinismo social, considerava possível detectar traços da personalidade por meio de características físicas do indivíduo. Sustentava que a inclinação para o crime era herdada e que o delinquente nato poderia ser identificado por defeitos físicos congênitos aparentes. No século XX, mesmo sob forte contestação científica, os escritos do italiano seguiram inspirando ações de "limpeza" genética. Lombroso foi

---

[6] DARWIN, Charles. *A Origem do Homem e a Seleção Sexual*. Hemus, 2008.

[7] LOMBROSO, Cesare. *L'Uomo Delinquente*. Passerino, 2009.

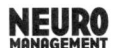

uma referência para o movimento eugenista norte-americano e para o Terceiro Reich, que assassinou 250 mil pessoas consideradas mentalmente incapacitadas ou perigosas à coesão social.

1888 Em maio, em artigo na *Revista Trimestral de Histologia Normal y Patológica*[8], o espanhol Santiago Ramón y Cajal determina que os tecidos cerebrais não são compostos de teias contínuas, mas por unidades básicas e independentes (neurônios) que se comunicam por meio de ligações especializadas (sinapses). Seu trabalho passa a ser nomeado como Doutrina do Neurônio. Cajal se torna o pai da Neurociência.

1906 Como reconhecimento pelo avanço de seus trabalhos no estudo do cérebro, Cajal recebe o Nobel de Fisiologia ou Medicina. Sua contribuição mais destacada é determinar como os neurônios se comunicam. A honra é dividida com o médico e histologista italiano Camillo Golgi, que desenvolveu uma técnica para colorização e visualização dos neurônios. Utilizando nitrato de prata e bicromato de potássio, ele conseguiu fazer com que as partículas da reação aderissem ao tecido nervoso, dando-lhe uma tonalidade escura.

1907 O psiquiatra e neuropatologista alemão Alois Alzheimer descreve a degeneração pré-senil.

1909 O neurologista alemão Korbinian Brodmann publica sua pesquisa original sobre citoarquitetura cortical na monografia *Teoria Comparativa de Localização no Córtex Cerebral*[9], o primeiro mapa da região baseado na diferenciação e catalogação de estruturas funcionais. Brodmann define 52 áreas, posteriormente identificadas em suas funções básicas. Por exemplo, as áreas

---

[8] RAMÓN Y CAJAL, Santiago. *Revista trimestral de histologia normal y patológica*. Ano 1, No. 1. Barcelona: Casa Provincial de la Caridad, 1888.

[9] BRODMANN Korbinian. *Vergleichende localisationslehre der grosshirnrinde in ihren principien dargestellt auf grund des zellenbaues*. Leipzig: Barth, 1909.

41 e 42, no lobo temporal, seriam associadas à audição. As áreas 17 e 18, no lobo occipital, seriam relacionadas ao processamento visual primário.

....

1914 A acetilcolina é o primeiro neurotransmissor a ser descoberto, resultado das pesquisas do fisiologista britânico Henry Hallet. Por seus trabalhos nessa área, ele recebe o Nobel de Medicina de 1936.

....

1919 Baseado na análise de danos cerebrais provocados em soldados durante a 1ª Guerra Mundial, o neurologista irlandês Gordon Morgan Holmes desenvolve um mapa pioneiro do processamento de estímulos visuais. O cientista relaciona a visão ao córtex estriado, depois chamado de córtex visual primário.

....

1924 Surgem os primeiros eletroencefalogramas, desenvolvidos pelo neurologista e psiquiatra alemão Hans Berger.

....

1934 O neurologista português Egaz Moniz executa a primeira cirurgia de leucotomia ou lobotomia, como ficou conhecida mais tarde.

....

1971 O médico sul-africano Allan McLeod Cormack e o engenheiro elétrico britânico Godfrey Newbold Hounsfield desenvolvem o primeiro aparelho de tomografia axial computadorizada, revolucionando as atividades de pesquisa e diagnóstico.

....

1973 O neurocientista britânico Timothy Bliss e o fisiologista norueguês Terje Lomo descrevem a Potenciação de Longo Prazo[10], conhecida como LTP. Trata-se de um fortalecimento das sinapses, constituídas de padrões que potencializam a transmissão de sinal entre dois neurônios. As descobertas abriram um vasto campo de estudo sobre a qualificação da memória e do

---

[10] BLISS Timothy. *Long-term Potentiation: Enhancing Neuroscience for 30 Years*. 1st. Edition. Oxford University Press, 2004.

Capítulo 1 · Entendendo nosso cérebro: funções

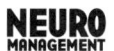

aprendizado. Também inspiraram pesquisas sobre o Alzheimer e síndromes de dependência.

Início dos anos 1980 Introdução do uso clínico da imagem por ressonância magnética (MRI), desenvolvida pelo médico britânico Peter Mansfield e pelo químico norte-americano Paul Lauterbur.

1981 Roger Wolcott Sperry ganha o Nobel de Fisiologia ou Medicina pelo estudo das diferentes funções nos dois hemisférios.

1990 A versão primária da ressonância magnética funcional (fMRI) é desenvolvida pelo biofísico e neurocientista japonês Seiji Ogawa. A técnica se baseia em um tipo de varredura que detecta a resposta hemodinâmica relacionada ao uso de energia pelas células cerebrais. Nos anos seguintes, a fMRI tornou-se dominante na pesquisa de mapeamento cerebral, porque dispensa o uso de cirurgia, ingestão de substância ou exposição à radiação.

1992 Os neurônios-espelho são descobertos, primeiramente em macacos, pelo fisiologista italiano Giácomo Rizzolatti, em Parma.

O jogo da imitação

Os neurônios-espelho são células cerebrais ativadas quando executamos uma ação e também quando observamos o comportamento de outra pessoa. Já foram identificados em vários primatas e em alguns pássaros. Suas funções estão associadas basicamente à visão e ao movimento. Sua especialidade estratégica é o aprendizado por imitação, quando convém reproduzir atitudes de outros seres da mesma espécie.

São fundamentais no desenvolvimento da empatia, ou seja, na compreensão das emoções e sentimentos dos outros. Quando vemos alguém sorrindo, por exemplo, nossos neurônios-espelho são ativados, gerando uma sensação de prazer e um impulso de reciprocidade.

Essas células também desempenham papel fundamental no desenvolvimento de novas habilidades, constituídas a partir da observação. São fundamentais na cognição social, na assimilação da linguagem, nos esportes, nas artes corporais e em qualquer tipo de interação colaborativa ou cooperativa.

Em 1950, o criptoanalista britânico Alan Mathison Turing publicou seu famoso artigo *"Computing Machinery and Intelligence"*[11], no qual incluiu seu *Jogo da Imitação* (também título do filme britânico lançado em 2014). Seu objetivo era estabelecer um exame para verificar se uma máquina pode exibir um comportamento inteligente indistinguível do humano. A proposta era que um avaliador julgasse as conversas entre uma pessoa e uma máquina, a fim de determinar quem era quem. A pergunta do cientista era: "existem computadores digitais imagináveis que se sairiam bem no jogo da imitação?"

Pois bem, esta é a interessante discussão científica e filosófica à qual nos conduz o estudo dos neurônios-espelho. Estas faculdades de percepção e aprendizado serão, para sempre, um privilégio cognitivo humano? Ou equivalentes artificiais poderão realizar o mesmo papel? Será que um dia os cérebros eletrônicos serão capazes de nos replicar de maneira perfeita, até que não sejamos mais capazes de estabelecer a diferença entre máquinas e pessoas? Bom debate para quem assistiu a *Blade Runner* (1982 e 2017) e *Ela* (2013).

Caminhos de histórias cruzadas

Conforme pontuou o norte-americano Jerome Bruner, um dos pioneiros da psicologia cognitiva, um *fato* tem 20 vezes mais chances de ser lembrado se estiver ancorado em uma história. Resumo, portanto, nas

---

[11] TURING, Alan M. *Computing Machinery and Intelligence*. Reclam Phillipp, Jun., 2021.

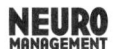

páginas seguintes uma compilação de casos célebres que contribuíram para a elucidação de alguns dos enigmas propostos pelo cérebro humano.

O estranho caso de Phineas Gage

No fim da tarde de 13 de setembro de 1848, o capataz de detonação norte-americano Phineas Gage, de 25 anos, liderava uma equipe de trabalho que removia rochas para o assentamento de uma estrada de ferro, em Cavendish, Vermont, nos Estados Unidos.

Para se efetuar a explosão controlada, era preciso abrir uma fenda profunda, preenchê-la com pólvora, instalar um fusível e compactar o material com argila ou areia. Para isso, o empreiteiro usava um ferro de socar de seis quilos, com 1,1 metro de comprimento e 3,2 centímetros de diâmetro.

Em dado momento, Gage virou-se para checar as atividades de seu grupo, alinhando a cabeça com o buraco. Nesse momento, o metal gerou uma faísca na rocha e, consequentemente, uma explosão, disparando o instrumento contra seu rosto. A barra entrou pela bochecha, passou por trás do olho esquerdo, varou o lobo frontal e saiu pelo topo do crânio.

Surpreendentemente, Gage não morreu. Quando socorrido, continuava a falar e podia até mesmo caminhar. Perdeu muito sangue e, depois, sofreu uma infecção, mas sobreviveu e teve uma espantosa recuperação.

Gage era descrito como um cidadão trabalhador, responsável, cordato e de bom caráter. Após o acidente, no entanto, tornou-se impulsivo, agressivo, incapaz de seguir planos e avesso a tarefas que exigissem muita concentração.

O caso foi importante para evidenciar a especificidade de cada área do cérebro, assim como para mostrar como esse tipo de lesão podia alterar significativamente o comportamento e a personalidade de uma pessoa. A história de Gage foi documentada por John Harlow, o médico que o tratou, e posteriormente se tornou um marco na história da neurociência e da psicologia.

Segundo os estudiosos, as lesões no lobo frontal modificaram a natureza do capataz, que, em parte, perdeu o controle emocional e a capacidade de tomar decisões ponderadas. Seus amigos e parentes relataram que ele passou a dizer tudo que lhe vinha à cabeça, sem qualquer filtro, mesmo que suas palavras assustassem ou ofendessem seus interlocutores. O estudo do caso ajudou a comunidade científica a compreender a importância do lobo frontal para o processamento das emoções, a construção da personalidade e a definição do comportamento.

A linguagem de Tan

Quando tinha 30 anos, em 1839, o fabricante de chapéus francês Louis Victor Leborgne perdeu a capacidade de articular a fala. Foi internado na divisão de psiquiatria do Bicêtre, um hospital nos arredores de Paris, onde se comunicava com uma única palavra monossilábica "Tan". Nessa época, ele não apresentava qualquer trauma físico e suas habilidades cognitivas pareciam intactas.

Louis Victor parecia entender tudo que lhe era perguntado e fazia o possível para responder de maneira coerente. Ainda assim, manifestava-se basicamente em seu código minimalista, normalmente repetindo por duas vezes uma combinação-chave: "Tan-Tan". Depois de dez anos, Leborgne manifestou sinais de angústia e seu braço direito ficou paralisado. O mesmo ocorreu com sua perna direita. Aos poucos, foi também perdendo a visão. Um dia, recusou-se a sair da cama, e assim permaneceria por sete anos.

Em abril de 1861, o paciente desenvolveu gangrena e foi internado para uma cirurgia. No centro médico, ele foi avaliado por um médico chamado Pierre Paul Broca, que se especializava no estudo da linguagem. O pesquisador buscou testar as faculdades mentais do paciente. Encontrou dificuldade, pois Leborgne era destro e não conseguia se expressar pela escrita. Muitos de seus gestos eram incompreensíveis e

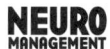

a sílaba restante servia a qualquer tipo de articulação do pensamento. Ainda assim, o paciente se dava bem com números. Sabia ver as horas no relógio e tinha noção de quanto tempo passara em Bicêtre.

Broca emitiu um diagnóstico que determinava afemia, ou seja, a incapacidade de comunicação por meio de discurso articulado. Hoje, essa afecção é conhecida como Afasia de Broca. Às 11 horas de 17 de abril, aos 51 anos, Leborgne veio a falecer. Imediatamente foi realizada uma autópsia e se descobriu uma significativa lesão no giro frontal inferior posterior, uma seção que corresponderia, depois, às áreas 44 e 45 do mapeamento de Brodmann. Broca notou uma cavidade preenchida com líquido seroso na região perisylviana esquerda, do tamanho de um "ovo de galinha". Aparentemente, Leborgne sofreu um acidente vascular cerebral isquêmico que afetou aquela região do cérebro. Outro evento semelhante pode ter causado sua paralisia, anos depois.

O episódio permitiu que a ciência começasse a determinar, com precisão, as áreas do cérebro encarregadas de processar as funções da linguagem. Poucos meses após a morte de Leborgne, Broca manteve contato com Lazare Lelong, um homem de 84 anos que também fora internado em Bicêtre. Sofrendo de demência, o paciente também havia perdido a capacidade de falar. Mantivera, no entanto, cinco palavras em seu vocabulário: sim, não, tês (de três), sempre, e Lelo (para referir-se a si mesmo).

Quando o ancião faleceu, Broca realizou mais uma autópsia e descobriu uma lesão basicamente na mesma área afetada no cérebro de Leborgne. Assim, confirmou sua hipótese de que a função da fala estava localizada numa área específica. Além disso, determinou que outras atividades cognitivas, como a compreensão e a formação de conceitos, poderiam permanecer preservadas.

Essa descoberta foi fundamental para a compreensão moderna das diversas funções cerebrais e, consequentemente, para lançar as bases da neuropsicologia. Os estudos de Broca serviram também de alicerces para estabelecer o campo da neurolinguística, que investiga o papel das regiões cerebrais na elaboração da linguagem.

Wernicke e o mapeamento da fala

Carl Wernicke nasceu em 1848, em Tarnowitz, Prússia, atualmente Tarnowskie Góry, na Polônia. A família esperava que estudasse teologia, mas o jovem resolveu optar por Medicina, na Universidade de Breslau. Depois de terminar o curso, trabalhou como assistente no departamento de oftalmologia, serviu como cirurgião do exército na Guerra Franco-Prussiana e, na sequência, passou a atuar no departamento de psiquiatria. Depois, foi para Viena estudar neuroanatomia. Especializou-se em neurologia, dedicando-se particularmente a determinar as causas da afasia.

Estudioso dos escritos de Paul Broca, Wernicke acreditava que ainda havia muito a se investigar sobre o cérebro e as funções de cada uma de suas centrais de controle e processamento. Em 1873, empenhou-se em estudar um homem que tinha sofrido um derrame. O indivíduo era capaz de falar de maneira fluente, mas seu discurso era confuso e incompreensível. Pouco depois, o paciente morreu e Wernicke realizou uma autópsia, encontrando uma lesão no lobo temporal esquerdo.

Dessa forma, o neurologista determinou que havia uma área específica do cérebro encarregada da produção de uma linguagem coerente e significativa. As pessoas acometidas da Afasia de Wernicke podem se expressar de forma aparentemente normal. Um exame mais acurado do discurso, no entanto, revela palavras inventadas ou fora de contexto na construção da mensagem. O conteúdo, muitas vezes, carece de qualquer significado ou conteúdo lógico.

Na época, muitos cientistas ainda acreditavam que o cérebro funcionava como uma central unificada do pensamento, sem repartições funcionais executivas. Os estudos de Wernicke consolidaram a tese de que determinadas partes controlam habilidades e realizam missões específicas. Várias áreas do cérebro, conectadas de forma colaborativa, contribuem, por exemplo, para tornar possível a comunicação, decifrando os estímulos de sinais, construindo significados e articulando a construção de respostas coerentes.

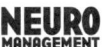

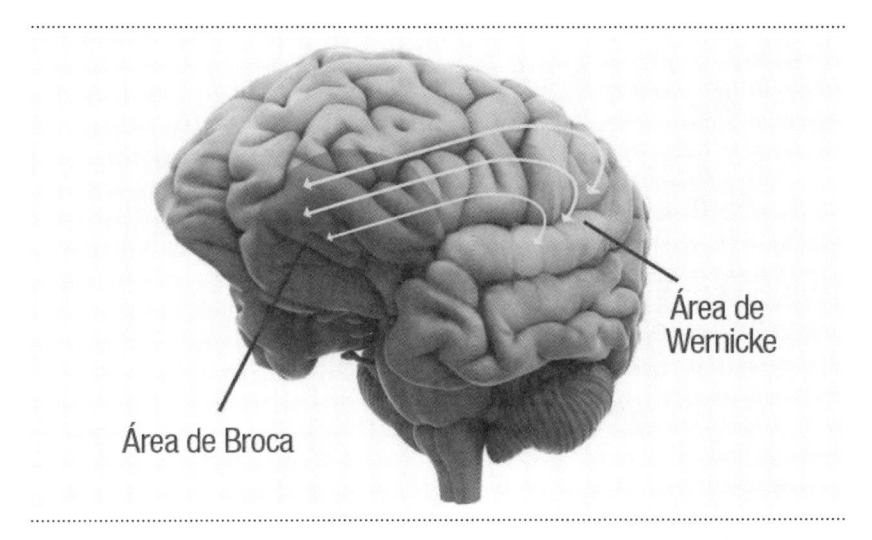

Área de Wernicke

Área de Broca

Área de Broca e Wernicke: fundamentais na construção da linguagem e no processo de comunicação.

Mais do que ficção científica

José Manuel Rodríguez Delgado nasceu em agosto de 1915, em Ronda, na província de Málaga, na Espanha, filho de um oftalmologista. Pretendia seguir os passos do pai, até que se encantou com os escritos do compatriota Santiago Ramón y Caja, já citado neste livro. Cativado pelos mistérios do cérebro, passou a estudar o assunto. Na década de 1930, interrompeu os estudos para lutar contra o fascismo franquista. Após a derrota das forças republicanas, foi mantido por cinco meses em um campo de concentração.

Em 1946, ganhou uma bolsa no departamento de fisiologia da Universidade de Yale e mudou-se para os Estados Unidos. Em 1952, assinou seu primeiro artigo sobre a implantação de eletrodos em seres humanos. Há diversas histórias, não devidamente comprovadas, de que colaborou com a CIA e com o Departamento de Defesa norte--americano em projetos estratégicos de controle da mente, tanto de inimigos quanto de colaboradores internos.

Delgado foi pioneiro na implantação de dispositivos para estimular regiões específicas do cérebro de animais e seres humanos. Desenvolveu uma técnica conhecida como "estimulação profunda", destinada a tratar diferentes disfunções neurológicas, como a doença de Parkinson.

Supostamente interessado em patrocinar a paz e a harmonia social, envolveu-se em pesquisas controversas sobre o controle comportamental, utilizando implantes cerebrais em gatos, macacos e seres humanos. Do ponto de vista ético, seus experimentos foram duramente criticados na comunidade científica.

Em 1965, chocou o mundo ao realizar uma demonstração pública em Córdoba, na Espanha. Usando o "stimoceiver", um eletrodo cerebral controlado por rádio, provocou um touro de 250 quilos e depois inibiu sua fúria, tornando-o inofensivo. Delgado ganhou fama mundial. Para boa parte da opinião pública, entretanto, o *show* o alinhou aos vilões manipuladores da ficção científica.

Entre os anos 1960 e 1970, Delgado realizou implantes em dezenas de seres humanos, a maioria deles em indivíduos que sofriam de esquizofrenia ou epilepsia. De acordo com o médico, seu equipamento estimulava diferentes pontos na amígdala e no hipocampo dos pacientes, produzindo uma variedade de efeitos, incluindo sensações prazerosas, euforia, concentração profunda, super relaxamento e visões coloridas.

Ainda que polêmicos, esses experimentos contribuíram significativamente para a evolução da neurociência e para o tratamento de várias condições neurológicas. Delgado também criou o "chemitrode", um dispositivo que liberava doses controladas de drogas medicamentosas em áreas específicas do cérebro.

Uma gentil mente sem lembranças

O norte-americano Henry Gustav Molaison, nascido em 1926, em Manchester, Connecticut, tornou-se um ícone da história da neurociência a partir de 1953, quando foi submetido a uma cirurgia para reduzir

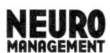

as frequentes convulsões decorrentes da epilepsia. O procedimento experimental foi realizado pelo médico Willian Beecher Scoville.

Foram removidas várias partes do lobo temporal medial de ambos os hemisférios cerebrais, o que incluía dois terços do hipocampo e a amígdala. A ressecção foi parcialmente bem-sucedida no que se referia ao controle da epilepsia. Em compensação, deixou uma sequela grave. Molaison se tornou incapaz de formar novas memórias de longo prazo.

Entre 1957 e dezembro de 2008, quando faleceu, o paciente colaborou gentilmente com os pesquisadores acadêmicos. Essa contribuição rendeu vários estudos consistentes para explicar as funções do cérebro, especialmente no campo da neuropsicologia cognitiva. Essa investigação também auxiliou a elucidar o papel do hipocampo na formação e armazenamento da memória. O caso ainda lançou luzes sobre o processamento das lembranças de curto e longo prazo.

Essas pesquisas em torno de um indivíduo vivo e ativo também foram cruciais para o desenvolvimento de novas técnicas de neuroimagem e para a compreensão da neuroplasticidade, ou seja, a capacidade do cérebro de mudar e se adaptar ao longo do tempo. Ao mesmo tempo, o caso suscitou debates éticos sobre o uso de seres humanos em pesquisas científicas, bem como sobre a adoção de medidas que garantissem a privacidade e a proteção de pacientes voluntários em estudos de longo prazo.

Depois da cirurgia, Molaison voltou a morar com a mãe, em Connecticut. Mesmo com suas limitações, era capaz de cuidar do jardim e de ler livros. Também gostava de assistir à televisão e ouvir rádio. Seu maior problema é que se esquecia rapidamente de eventos recentes e precisava ser lembrado, continuamente, das coisas que já havia feito. Sempre amigável, ele viveu até os 82 anos.

Após a morte, seu corpo foi examinado pelos cientistas do Brain Observatory, em San Diego, na Califórnia. O cérebro foi congelado e cortado em 2.401 pedaços, com a espessura de uma folha de papel. A operação durou 53 horas. Depois de fotografar essas lâminas de tecido, o pesquisador Jacopo Annese e seus parceiros criaram um modelo 3D da estrutura. As conclusões foram publicadas na revista *Nature Communications*, no início de 2014.

Segundo eles, de fato, um resíduo do hipocampo havia sobrevivido. Estava, no entanto, desconectado de outras estruturas envolvidas na consolidação de memórias de longo prazo, como o córtex entorrinal, que fora completamente extirpado. Os exames confirmaram também danos causados pela droga antiepilética fenitoína ao cerebelo do doador.

Parte da seção de fatiamento do cérebro foi assistida por diretores da Analogue, uma companhia de performance e multimídia do Reino Unido. Com base na experiência, eles produziram *2401 Objects*, uma obra de dramaturgia que reconta a história de Molaison, de seus familiares e sua enfermeira. Ao mostrar a angústia da memória em constante erosão, o trabalho gerou grande impacto no público e foi aclamado pela crítica no Festibal de Edimburgo, em 2011.

Sobre o último *hippie*

Trata-se de um caso famoso relatado pelo neurologista Oliver Sacks em sua obra *Um Antropólogo em Marte*[12], publicado em 1995. Ele relata a história de Greg, um jovem nova-iorquino que participou intensamente dos movimentos rebeldes da década de 1960. Amava o *rock*, experimentava drogas e fazia protestos contra o belicoso governo norte-americano. Em 1970, passou a viver em uma comunidade Hare Krishna em busca de evolução espiritual. No segundo ano na casa, no entanto, começou a reclamar de um ofuscamento na visão. Os religiosos lhe disseram que era efeito de seu processo de iluminação interior. Nos anos seguintes, seu estado de saúde se degradou rapidamente.

Em 1975, os pais foram visitá-lo no templo de Nova Orleans e o encontraram obeso, careca, cego e desorientado. Foi internado num hospital onde detectaram um grande tumor destruindo a glândula

---

[12] SACKS, Oliver. *Um Antropólogo em Marte*. Companhia de Bolso, 2006.

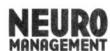

pituitária e a região do quiasma óptico, estendendo-se para ambos os lados do lobo frontal. Para trás, atingia os lobos posteriores e temporais e, em declive, o diencéfalo. Durante a cirurgia, em 1976, determinaram que se tratava de um tumor benigno, mas muito grande. Embora tenham conseguido retirá-lo quase por inteiro, não foram capazes de reparar os estragos. Estava condenado a uma severa incapacidade neurológica e mental.

Sacks o encontrou pela primeira vez em abril de 1977, no Williamsbridge Hospital. Greg manifestava-se de forma vaga e desconexa. Nem mesmo sabia exatamente por qual motivo seguia internado. Parecia afável, mas indiferente. Lembrava-se do templo que frequentara em Nova Iorque, mas não tinha recordações da comunidade de Nova Orleans, onde vivera por anos. Parecia até mesmo ignorar que estivesse cego.

Aos poucos, Sacks percebeu que Greg desconhecia fatos recentes. Não sabia que Jimmy Carter era o presidente do país. Acreditava que ainda fosse governado por Lyndon Johnson, que ficou na Casa Branca entre 1963 e 1969. Quando o tumor cresceu, destruiu o sistema de memória no lobo temporal. Assim, além de perder a capacidade de reter novas lembranças, também sofrera uma erosão de registros existentes, o que configurava uma amnésia retroativa. O mais interessante era a escala do esquecimento. Episódios ocorridos entre 1966 e 1967 eram lembrados na íntegra. Ocorrências entre 1968 e 1969 eram recuperadas parcial e eventualmente. Os fatos posteriores a 1970 quase nunca eram recordados. Daí, o termo "último *hippie*", pois o processo de arquivamento mental de Greg havia sido encerrado naquela época, trancando-o para sempre naquele compartimento temporal da vida.

O caso mostrou a especialização, mas também a grande complexidade do cérebro no registro, construção e manutenção de memórias. O tumor havia destruído estruturas do lado interno ou mediano de ambos os lobos temporais, em especial o hipocampo e o córtex adjacente, áreas fundamentais à formação de novas memórias. Assim, a capacidade de reter informação sobre fatos novos foi praticamente eliminada. Outras formas de memória, entretanto, estavam preservadas. Greg ainda se recordava de fórmulas geométricas e mantinha sua habilidade de tocar guitarra, até mesmo ampliando seu repertório, aprendendo novas técnicas e posições.

Logo, aprendeu a orientar-se dentro do hospital. Era um aprendizado lento, mas cujos registros mnemônicos podiam ser mantidos. Acontecimentos ou encontros, no entanto, caíam rapidamente no fosso profundo do esquecimento. Greg se valia de uma memória inconsciente ou implícita em suas ações cotidianas. Amnésicos se utilizam dela, recorrendo a processos mais primitivos, como nos sistemas de condicionamento e habituação. O curioso caso do último *hippie* mostrou a importância de setores especializados no cérebro na retenção de lembranças. E confirmou que é possível preservar determinadas seções de um arquivo de recordações. É o que ocorre quando um incêndio devora um museu, mas não consome a coleção mantida numa sala blindada.

Para tristeza de Sacks, um homem generoso e construtor de empatias, as terapias experimentais de consolidação de novas memórias não surtiram efeito. Greg manteve-se encarcerado na realidade dos anos 1960. Mesmo assim, na dimensão do tempo presente, desenvolveu habilidades funcionais e manteve sua personalidade afável e cativante.

Somos mesmo responsáveis por nossas decisões?

Nos anos 1980, o norte-americano Benjamin Libet (1916-2007) tornou-se uma das mais famosas e controversas figuras do campo da neurociência. A polêmica foi instaurada pelos experimentos que realizou para investigar como as decisões são tomadas no cérebro e, em última análise, se temos ou não livre-arbítrio na tomada de decisões.

Os assistentes de pesquisa colocavam cada participante em uma mesa, em frente ao cronômetro do osciloscópio. Prendiam eletrodos no couro cabeludo e, na sequência, instruíam o colaborador a

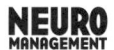

realizar alguma atividade motora simples, como flexionar um dedo ou pressionar um botão. O que se descobriu foi que a atividade cerebral relacionada à ação precedeu em até 300 milissegundos a percepção consciente da vontade de agir.

Esses resultados levaram Libet a concluir que a sensação de livre--arbítrio pode ser uma ilusão. Segundo ele, nossas decisões são, em grande parte, determinadas pelo cérebro inconsciente, antes que a mente racional apresente uma justificativa e uma ordem expressa de ação. Essa ideia desafiou conceitos tradicionais no campo da filosofia e da própria neurociência. As rodas do cérebro estariam girando antes que a pessoa, de forma consciente, decida mover um dedo ou dar um passo.

As experiências foram, no entanto, contestadas por outros pesquisadores. Ao questionar o método utilizado, argumentaram, por exemplo, que a atividade elétrica registrada não era necessariamente um indício de causa precedente. Em 2010, Aaron Schurger, do Instituto Nacional de Saúde e Pesquisa Médica, em Paris, estudou flutuações da atividade neuronal, algo como a agitação espontânea regular de milhões de neurônios conectados. Esse ruído eletrofisiológico sobe e desce em marés, como a superfície do mar.

Dois anos depois, Schurger e seus colegas Stanislas Dehaene e Jacobo Sitt propuseram uma explicação para a charada do livre-arbítrio. Segundo eles, Libet não fornecia aos participantes sugestões e evidências externas do mundo exterior. Para mover um dedo, os participantes agiam sem estímulo ou controle. De acordo com os cientistas, esses momentos "espontâneos" provavelmente coincidiram com o fluxo e refluxo da atividade cerebral dos voluntários. Ou seja, o barco da decisão estaria mais propenso a se mover quando o oceano de atividades elétricas atingisse a praia das vontades. De acordo com essa teoria, se não houver qualquer estímulo exterior, os ciclos de agitação cerebral nos tornam propensos a tomar alguma decisão.

Esses estudos, no entanto, também foram contestados. O tema segue em debate no campo da filosofia e da neurociência. Um dos primeiros pensadores a tratar do tema foi o grego Aristóteles. Ele argumenta em favor do livre-arbítrio, destaca as razões de natureza ética, mas separa a natureza dessas decisões. Escreveu:

"Dos atos voluntários, praticamos alguns por escolha e outros não; por escolha, os que praticamos após deliberar, e por não escolha os que praticamos sem deliberação prévia".

O filósofo alemão Gottfried Wilhelm Leibniz tratou do tema em vários de seus escritos. É dele a famosa frase "o melhor de todos os mundos possíveis", cunhada em 1710, na famosa obra *Ensaios de Teodiceia sobre a bondade de Deus, a liberdade do homem e a origem do mal*[13]. Seu objetivo é conciliar a liberdade humana com o determinismo inerente às leis que governam o universo. Segundo ele, considerando o bem, o mal e o livre-arbítrio, Deus criou o melhor de todos os possíveis mundos. A livre escolha humana é definida pela capacidade de cada indivíduo em reagir a cada situação, de acordo com seus conhecimentos, habilidades e inclinações. As perfeições do mundo dependem, pois, dos efeitos bons ou ruins decorrentes das escolhas humanas.

Outra perspectiva sobre o livre-arbítrio é o determinismo, que argumenta que todas as nossas ações são definidas por forças externas e internas, como nossa biologia, ambiente e experiências passadas. Segundo essa visão, não temos livre-arbítrio real, mas apenas a ilusão de que fazemos escolhas livres.

Nesse extenso debate há opiniões que buscam convergências. Por exemplo, os partidários do "compatibilismo" argumentam que o livre-arbítrio pode ser compatível com o determinismo, porque mesmo que nossas ações sejam determinadas por fatores externos e internos, ainda podemos fazer escolhas morais e tomar decisões autônomas baseadas na ética.

Finalmente, existem visões mais recentes que examinam o livre-arbítrio do ponto de vista da ciência. Algumas pesquisas em neurociência

---

[13] LEIBNIZ, Gottfried Wilhelm. *Ensaios de Teodiceia*. Martins Fontes, 2023.

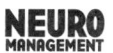

sugerem que nossas ações são determinadas por processos cerebrais inconscientes antes do registro consciente, como o experimento de Libet que mencionei anteriormente. Não sabemos, no entanto, se essa programação cerebral de fundo, que precede as decisões, está condicionada a crenças, aprendizados e convicções pessoais. Nesse caso, o interesse humano, definido por livre escolha, estaria definindo as relações entre o *hardware* e o *software* cerebral. Dessa forma, até mesmo as marés elétricas de Schurger poderiam estar envolvidas num sistema extremamente complexo de processamento decisório.

Do ponto de vista neurológico ou filosófico, esse é um debate destinado a durar. Se durante uma viagem de férias um amigo cai num lago gelado, podemos decidir se saltamos na água para tentar salvá-lo. Há, no entanto, inúmeras condicionantes dessa escolha. Algumas são baseadas nos afetos. Gosto tanto do sujeito para arriscar a vida nessa operação? Outras dependem de lógica. Será que somos fortes o bastante para suportar o frio, nadar e ainda realizar o salvamento? Outras são baseadas na ética. Tentar a proeza é uma obrigação, porque toda vida deve ser preservada. Como poderei ter paz de consciência se minha omissão contribuir para a tragédia?

A questão subjacente é que mesmo essas categorias de pensamento estão subordinadas a condições anteriores ao evento. A ética da solidariedade, por exemplo, pode derivar de uma criação familiar baseada na empatia. Sem ela, essa construção de valores, o impulso de intervir pode ser menos intenso. Do ponto de vista biológico, outros fatores podem fazer a diferença. A ação dos neurotransmissores, como a adrenalina, a noradrenalina e a serotonina, pode nos lançar à missão heroica ou pode nos paralisar em um ataque de pânico.

Artes e afetos mudando a química cerebral

Poucas pessoas entenderam tão bem a psique humana quanto a médica psiquiatra alagoana Nise da Silveira. Em 1921, aos 16 anos de idade, ela ingressou na Faculdade de Medicina da Bahia, única mulher entre os 157 estudantes da turma. Em 1926, publicou um estudo pioneiro sobre mulheres infratoras, abordando temas como prostituição e alcoolismo. Especializou-se em psiquiatria e, em 1933, no Rio de Janeiro, passou a trabalhar no antigo Hospício Nacional de Alienados, já com um viés modernizador e humanista.

Por suas ideias e métodos, acabou presa pelo regime de Getúlio Vargas. Passou um ano e meio na cadeia, período em que conheceu o célebre escritor Graciliano Ramos. Ao ganhar a liberdade, refugiou-se no interior da Bahia. Nesse período, investigou a fundo a obra do filósofo holandês Baruch Spinoza e sua dinâmica dos afetos. Depois de julgada e absolvida, retomou seu cargo no serviço público, iniciando uma atividade de vanguarda no Centro Psiquiátrico Nacional Pedro II, na Zona Norte do Rio de Janeiro.

Mesmo desacreditada pela direção da instituição, utilizou um espaço do almoxarifado para criar uma seção de terapia ocupacional e reabilitação. Criou uma sala das artes, em que os pacientes podiam se exercitar na pintura, na escultura, no desenho e na costura. A ideia era mudar o paradigma de tratamento vigente, em que predominava o encarceramento, o uso de camisas de força e agressões físicas. Nessa fase inicial, teve o apoio da enfermeira Ivone Lara, que depois se tornaria uma célebre sambista. Foi dela a iniciativa de criar uma sala com instrumentos musicais para os pacientes.

Em 1952, Nise fundou o Museu de Imagens do Inconsciente, um centro dedicado à reflexão sobre os trabalhos artísticos produzidos pelos internos da instituição. Ao mesmo tempo, movia esforços contra as práticas violentas de tratamento de doenças mentais, como a lobotomia e a eletroconvulsoterapia (ECT).

Fernando Diniz, conhecido como "Pequeno Hans", diagnosticado com esquizofrenia, foi um dos pacientes mais célebres de Nise da Silveira. Conheceram-se no Pedro II, em 1949, quando ele tinha 30 anos. O tratamento experimentou notável avanço quando Diniz começou a pintar e trabalhar com esculturas. Seu estilo variava entre

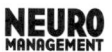

o figurativo e o abstrato e se tornou conhecido pelo filme *Imagens do Inconsciente*, do cineasta Leon Hirszman.

Outro trabalho destacado foi o de Adelina Gomes, que começou a desenvolver suas habilidades artísticas no mesmo Pedro II, em 1946, quando recebia tratamento para um quadro de esquizofrenia. Como pintora, escultora, florista e artesã, concebeu 17.500 obras até seu falecimento, em 1984.

Aluna e interlocutora do psiquiatra e psicoterapeuta suíço Carl Jung, Nise da Silveira desafiou a ortodoxia médica de sua época, trabalhando com linguagens simbólicas alternativas, expressões artísticas de memórias e valorização da subjetividade. Seu propósito era compreender cada história de vida, cada experiência e buscar nas artes uma transformação possível das relações dos pacientes com o mundo interno, mental; e o mundo externo, social.

Profunda conhecedora do cérebro e de seus segredos, Nise da Silveira empregou esses saberes para potencializar capacidades criativas, recuperar a autoestima dos internos e transformá-los em protagonistas do próprio destino.

Uma experiência *in company*

Na época da conclusão deste livro, ministrei uma palestra para uma empresa multinacional que atua no setor da saúde. Ora, que tipo de informação eu poderia partilhar com o pessoal daquela empresa de vanguarda? Refleti e cheguei basicamente a dez temas de relevância: empatia, comunicação, autoconsciência, motivação, pensamento criativo, pensamento analítico, *"human e digital" skills*, aprendizado permanente, flexibilidade e futuro.

É fundamental que a empresa, pela rede mental de seus empregados, conheça sua natureza e seu propósito. É necessário que estejam motivados, buscando a inovação, resolvendo problemas, aprimorando produtos e aprendendo cotidianamente com erros e acertos. Por fim, em uma época também marcada por negacionismo e aversão à ciência, que sejam capazes de driblar obstáculos, dobrar sem quebrar e perseverar na missão de suprimir dores e constituir felicidade duradoura.

Pois bem, tudo isso depende de adequada interpretação de sinais sensoriais, de gerenciamento de emoções e, por fim, de processos cognitivos direcionados à construção de soluções exponenciais no campo da saúde. Lembrei, inicialmente, da frase do psicólogo norte-americano John Broadus Watson:

> "Qualquer pessoa, independentemente de sua natureza, pode ser treinada para ser qualquer coisa".

Em razão de um cérebro sofisticado, somos versáteis aprendizes, naturalmente curiosos e formidavelmente mutantes. E o melhor de tudo: nossa central cognitiva não tem uma versão final. A plasticidade neuronal garante-nos uma potenciação de longo prazo, na qual a construção de memórias e o aprendizado geram novos circuitos. Quando há incentivos, desafios e estímulos, as redes sinápticas se tornam maiores, mais densas e mais ramificadas. Essa ginástica do pensar pode renovar o sistema, gerar novos neurônios e adaptá-los à realização de tarefas mais complexas.

O trabalho científico, em geral, prospera em modelos de sinergia, por meio de indivíduos habilitados à comunicação cooperativa. Na palestra, frisei que nosso cérebro é também um constructo social, moldado para sensibilizar-se diante da dor ou do júbilo dos semelhantes. Na história humana, prosperaram as comunidades integradas e coesas. Aquelas marcadas pelo conflito e pela dissonância, ao contrário, tiveram existência efêmera.

O estabelecimento desses laços, destaquei, depende de um programa customizado que roda no *hardware* cerebral: a linguagem. Esse fenômeno cognitivo mobiliza praticamente todas as áreas do nosso engenho pensante. Exige o processamento rápido de emoções, o acesso seletivo aos arquivos de memória e a ativação de funções executivas

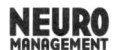

altamente evoluídas, destinadas a identificar contextos, decifrar mensagens e articular respostas coerentes.

A linguagem surgiu há milhares de anos e segue em metamorfose. Não são apenas os idiomas e as ideias que mudam, mas também os meios pelos quais são compartilhados. O mundo viveu a revolução do telégrafo, do telefone, do rádio e da televisão. Hoje, é alterado em velocidade vertiginosa pelos dispositivos cibernéticos e pelas redes sociais.

Por esse motivo, em empresas de alta performance, tornou-se exigência o desenvolvimento também de habilidades digitais. Trata-se de criar valor baseado na tecnologia, o que envolve, primeiramente, uma absorção crítica de conteúdos, na qual emoções negativas ficam retidas na malha-fina da razão. Não é fácil para um cientista que virou noites e mais noites no laboratório ler uma mensagem de WhatsApp na qual se afirma que sua vacina pode disseminar o vírus da AIDS. Essa sensação de injustiça é particularmente dolorosa para os seres humanos. Em certa medida, na dimensão social, não somos o que achamos que somos, mas a figura construída na imaginação dos demais.

Quando tentam manchar nossa reputação, uma série de áreas nobres do cérebro, no lobo frontal, são imediatamente acionadas. Elas detectam o que está equivocado na crítica do detrator. Com essa informação confirmada, o sistema límbico se incendeia. A amígdala, que é uma rebelde nata, promove a sedição por toda a cidade encefálica. É o que sentimos, por exemplo, quando levamos a culpa pelo delito cometido por outra pessoa. Ou quando vemos outro ser premiado por um feito que é nosso.

Em seu livro *Why We Snap: Understanding the Rage Circuit in Your Brain*[14] (*Por que explodimos: entendendo o circuito da raiva em seu cérebro*), o neurocientista norte-americano R. Douglas Fields elencou as causas da ira e, entre elas, destacou o "insulto". O interessante é que, além da agressão verbal, há muitas formas de se ofender alguém: indiferença, falsa acusação, maledicência, humilhação e também

---

[14] FIELDS, R. Douglas. *Why We Snap: Understanding the Rage Circuit in Your Brain*. Dutton, 2016.

desmerecimento. Fields sublinha que a "explosão" ocorre muito rapidamente, porque as porções primitivas do cérebro identificam uma ameaça e se mobilizam instantaneamente para a defesa. De acordo com os cientistas, no entanto, o mesmo instinto que nos revolta diante de um *hoax* (notícia falsa) de internet também pode nos engajar, com coragem e determinação, para salvar alguém ou impedir um desastre.

Sempre digo, portanto, que o potencial do cérebro não está somente nas ações que consegue realizar, mas também nas reações que logra inibir. Um bate-boca não gera benefício à vítima de calúnia e difamação. É o trabalho sério, a argumentação racional e a comunicação responsável que, ao longo do tempo, eliminam dúvidas e honram a verdade.

Essas reflexões servem para empresas de todos os setores. E esse aprendizado é fundamental para que os gestores graduados estabeleçam relações de empatia com todos os subordinados. Cada indivíduo tem sua própria história e, portanto, sua própria subjetividade. Uma brincadeira ingênua e provocativa, especialmente em público, pode disparar dopamina nos circuitos neuronais da Marina. E ela vai relaxar e sentir-se estimulada a prosseguir na conversa. Mas a mesma pilhéria pode inundar o Cláudio de adrenalina. Ele pode enervar-se, reagir de forma hostil e interromper o diálogo. Daí, a importância de que os profissionais, especialmente aqueles em cargos de liderança, desenvolvam a inteligência emocional. Que saibam observar, ouvir e respeitar os parceiros de trabalho.

Nessa palestra, tratei brevemente também de pesquisas recentes que revelam a importância de novas vivências e exercícios mentais na preservação da saúde e no desenvolvimento do cérebro. Montar um castelo de peças de lego, tocar flauta ou fazer crochê podem ajudar na modulação de um cérebro que, no horário comercial, busca desenvolver uma nova droga para controlar a hipertensão. Na exposição, citei o líder britânico Winston Churchill, que se dedicava à pintura enquanto traçava estratégias para derrotar Hitler e Mussolini.

Termino este capítulo citando outras celebridades que recorreram à pluralidade de fazeres para controlar emoções e refinar suas habilidades

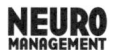

cognitivas. O grande presidente norte-americano Abraham Lincoln, que por acaso já citei, sofria tremendamente com a depressão, como atesta seu biógrafo Joshua Wolf Shenk. Aos 26 e aos 31 anos, chegou a cogitar o suicídio. Aos 32 anos, escreveu: "hoje, sou o mais miserável homem vivo". Mas qual era o antídoto desse nobre homem público para o desconsolo? O humor! Quando se via arrastado para o buraco negro da melancolia, ele se punha a contar piadas e anedotas engraçadas, muitas vezes zombando de si mesmo. Essa conduta não somente lhe ofereceu refúgio contra as tempestades da alma como também o conectou emocionalmente com as pessoas, inclusive seus inimigos. Lincoln também se serviu de outro remédio para a tristeza: dizia a si mesmo que sua vida tinha um propósito maior, e que deveria empenhar-se em sua missão transformadora. Certamente, funcionou!

Franz Kafka, famoso escritor tcheco, mostrou como poucos a angústia humana em ambientes de indiferença, hostilidade e burocracia massacrante. Talvez porque sofresse de depressão, ansiedade, fobia social e hipocondria. Ele adorava Felice Bauer, de quem ficou noivo. Segundo Mauro Nervi, biógrafo do escritor, a jovem acabou por abandoná-lo e contrair matrimônio com outro homem. Ele expõe a razão: "ela o amava, mas não conseguia mais suportar suas crises de depressão e seus episódios maníacos".

Em vários momentos da vida, no entanto, Kafka obteve avanços. Formou-se em Direito e publicou livros que impactam a civilização ocidental até hoje. Mas quais foram os seus antídotos? O escritor se dedicou à natação, a caminhadas nas montanhas e à equitação. Outro fator importante para sua saúde mental foram as animadas conversas com suas três irmãs mais novas, muito afetuosas, com quem costumava passar as férias.

Albert Einstein raciocinava o tempo todo sobre os mistérios do universo, muitas vezes sem encontrar respostas para suas dúvidas. Ao mesmo tempo, sofria com uma estruturada oposição política e ideológica. Por muitos anos, os cientistas nazistas tentaram desacreditá-lo e ridicularizá-lo. Nessas horas de sufoco, o eminente cientista recorria ao violino, que começou a tocar aos seis anos. Para ele, aquela atividade era uma fonte de relaxamento e inspiração. Quando a situação apertava, ele deixava o ambiente de trabalho e partia para velejar, muitas vezes de forma solitária. A água o acalmava e reorganizava seus pensamentos.

Nikola Tesla, um dos maiores gênios da humanidade, também encontrou muita oposição, especialmente de seu antigo empregador, Thomas Edison, que tentou desacreditá-lo na chamada Guerra das Correntes. Mesmo depois desse episódio, ele permaneceu sob severa vigilância das agências governamentais norte-americanas. Nessas horas de angústia, Tesla encontrava conforto ao tocar piano e ouvir música clássica. Ele também desenvolveu profundo afeto pelos pombos de Nova Iorque, e creditava a um deles a inspiração para várias de suas mais notáveis invenções.

A rainha Vitória, que pode nos parecer moralista, sisuda e rabugenta, vivia realmente estressada com assuntos de estado, em uma época de profundas mudanças culturais, políticas e econômicas no Império Britânico. Mas servia-se de vários antídotos para manter a sanidade mental. Foi uma *early adopter* da fotografia e, usando suas câmeras primitivas, registrava no detalhe o mundo em transformação. Ela também colecionava e estudava insetos, especialmente borboletas. Por muito tempo, correspondeu-se com os maiores entomologistas de sua época. A soberana também pintava e mantinha um diário com relatos de sua vida pessoal e dos eventos políticos da época.

Nosso imperador Pedro II tinha gostos semelhantes e se destacava pelo refinamento intelectual. Além dos assuntos políticos, dedicava-se diariamente ao estudo de outros idiomas. Com diferentes níveis de fluência, podia falar alemão, inglês, italiano, espanhol, francês, latim, hebraico e, sim, tupi-guarani. Lia em grego, árabe, sânscrito e provençal. Traduziu, por exemplo, *As Mil e Uma Noites* do árabe para o português. Como polímata, interessava-se por todos os assuntos e, numa de suas viagens, estimulou Graham Bell a aprimorar seu aparelho telefônico. Adorava novidades tecnológicas e trouxe várias delas

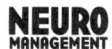

para o Brasil. Assim, ganhamos a telegrafia já na década de 1850. Pedro II também estudava filosofia, história, botânica e astronomia. Tinha até mesmo um observatório particular, no terraço do Paço de São Cristóvão. O imperador não era terraplanista e, mesmo sob protestos de parte da imprensa e do parlamento, liberou por decreto generosas verbas para diversas missões científicas nessa área, como o eclipse do Sol de 1857 e o Trânsito de Vênus, em 1882.

E você, leitora ou leitor, como exercita ou pretende exercitar seu cérebro? Saiba que ele pode mais. Muito mais!

Um resumo da ópera

Neste primeiro capítulo, começamos a decifrar os enigmas do cérebro e empreendemos uma bela viagem pela história das ciências aplicadas da mente. Você, leitor, no entanto, deve estar se perguntando: quando o autor vai relacionar estas informações com o mundo da gestão? Na verdade, tudo que dissermos sobre o cérebro, a rigor, será um discurso sobre processos sofisticados de governança. Acordados ou mesmo dormindo, percebemos o mundo exterior, controlamos a complexa indústria do organismo, decodificamos e processamos informação, selecionamos e estocamos memória, estabelecemos aprendizados e, por fim, tomamos decisões que promovem impactos em nosso destino, na organização das corporações e, de forma geral, no ecossistema global da vida.

A partir dessa perspectiva holística, a pedagogia neurocientífica é totalmente dedicada à compreensão e potencialização desse fantástico engenho neuronal que nos define e que determina o fracasso ou o sucesso de qualquer empreendimento humano. O fantasma do medo na amígdala, a diva da memória no hipocampo e o grande comunicador na Área de Broca e Wernicke são personagens desse formidável teatro de cognições cruzadas. Juntos, eles nos permitiram avançar do osso convertido em ferramenta, lá da Idade da Pedra, às missões espaciais que, nas próximas décadas, devem alcançar Marte e lá estabelecer colônias humanas.

Nos dias atuais, a compreensão dos processos neurais já otimiza o aprendizado na lida empreendedora, desenvolve a criatividade, auxilia na tomada de decisões e permite organizar modelos de sinergia para o pleno aproveitamento das diferentes habilidades dos colaboradores. Muitas empresas malogram mesmo quando detentoras de capital, instalações adequadas, equipamentos de última geração e recursos humanos qualificados. Por quê? Frequentemente, porque são incapazes de constituir uma nova inteligência de gestão em tempos de impermanência. Em geral, a formação tradicional acadêmica educa as pessoas para compreenderem o passado, analisando e refletindo sobre o que já passou. Novas empresas, ágeis e competitivas, precisam conhecer a realidade pretérita e, ao mesmo tempo, exercitar sua rede neural coletiva em exercícios de construção futura.

Esse é um dos trunfos do cérebro humano: sua capacidade de analisar acontecimentos e projetar-se na aventura do devir. Esse tema gerava grandes polêmicas na Grécia antiga. Heráclito, lá no século 500 a.C., pronunciou o famoso aforismo: "nenhum homem se banha duas vezes no mesmo rio". Segundo ele, nada nesta dimensão é permanente, exceto a própria mudança. Sua doutrina é a do fluxo radical. Por este motivo, lá na introdução, citei o poeta Píndaro e sua frase lapidar: "torna-te quem tu és". O dedicado homem das letras costumava escrever odes que celebravam os triunfos nos festivais pan-helênicos. Nessas façanhas atléticas, por exemplo, ele via exatamente a conclusão dessas obras pessoais de transformação, em que homens comuns e limitados desenvolviam todas as suas habilidades para maravilhar a massa de espectadores.

A frase se tornou popular na obra do filósofo alemão Friedrich Nietzsche, mais especificamente em *Ecce Homo*[15]. Para ele, essa busca consiste na reunião de um grande número de vivências, de forma a

---

[15] NIETZSCHE, Friedrich. *Ecce Homo: How One Becomes What One Is*. LRP, 2017.

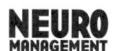

se identificar a própria natureza. A ideia é que o sujeito se aproprie das forças natas que o constituem, expanda-se na compreensão de suas virtudes, canalize suas energias e tome parte no movimento de autossuperação. Esse conceito, segundo ele, manifestaria uma oposição a outro famoso aforismo grego, o "conhece-te a ti mesmo", inscrição no templo de Apolo, em Delfos, que se tornou um dos lemas de Sócrates. Essa ideia, na visão nietzscheana, parece sugerir uma busca pelo que o indivíduo já é, uma postura de renúncia diante de uma ordem natural já estabelecida. No caso do "tornar-se", a postura é ativa, sediciosa, ou seja, dirigida para a construção do melhor ser possível a partir de suas capacidades latentes.

Ora, "quem" afinal é capaz de realizar essas travessias e converter-se no melhor de si mesmo? É justamente o ser consciente que habita a megalópole cerebral, com suas usinas de pensamentos, suas indústrias de processamento e seus sistemas logísticos, capazes de estocar memórias, enviar e receber sensações, constituir humores e integrar os saberes transformadores da realidade.

A aplicação dos conhecimentos da neurociência pode, portanto, constituir um diferencial competitivo estratégico para os profissionais e também para as empresas. Compreender emoções, motivações e comportamentos, por exemplo, é fundamental na criação de ambientes de trabalho mais produtivos e saudáveis. Considerada a exigência do "vir a ser" nas empresas, o estudo do cérebro é fundamental para uso racional de recursos na obra sem fim de transformação, aprimoramento e inovação, seja ela gradual ou disruptiva.

A prestigiada consultora Roselinde Torres, reconhecida por seus estudos sobre os desafios da liderança, tem algo relevante a testemunhar sobre esse fenômeno. Depois de décadas de trabalho na observação de mais de 4 mil empresas, ela concluiu que os grandes líderes não esperam acontecer. Ao contrário, exercitam suas capacidades mentais para detectar os sinais da mudança e gerar protagonismo na construção do futuro. Segundo ela, essas figuras impacientes conectam-se à dimensão da diversidade humana, dialogando com os diferentes enquanto procuram convergências. São também corajosos a ponto de abandonar as cômodas práticas de gestão que deram certo no passado. Miram o movimento nas bordas, identificam tendências, correm riscos e resistem emocionalmente quando as pessoas gritam que suas ideias são imprudentes, inocentes ou tolas. Em geral, montam suas equipes de vanguarda com pessoas dispostas a alterar paradigmas de pensamento, acionando centrais cerebrais inativas e constituindo redes neuronais incomuns. Esses rebeldes não se movimentam em passos, mas em saltos.

Neste momento de metamorfose no modelo de produção capitalista, portanto, o pensar evoluído se constituiu em ativo estratégico nas organizações. É preciso igualmente considerar que força, energia e perícia técnica especializada são menos importantes do que a habilidade de gerir a mudança permanente. Nas unidades de produção, os macacões azuis são cada vez mais raros. E até no chão de fábrica o que conta mais é o aperfeiçoamento constante de processos e pessoas, ou seja, a ginástica mental que poupa recursos, agiliza a manufatura e maximiza o rendimento dos aparatos eletromecânicos.

Concebido esse novo contexto, acumula valor quem mais se destaca na relação contributiva com a instrumentação inteligente, seja ela no parque fabril, na teia de comércio ou nas incumbências de suporte ao negócio, como vendas, controle financeiro, *marketing* e relações públicas.

Voltamos, pois, a Phineas Gage, aquele excelente profissional de detonação que teve a cabeça varada por uma barra de compactação. Depois do dano, suas capacidades técnicas foram mantidas. Sabia realizar cálculos e executar seu ofício. Sua desdita, no entanto, foi perder a capacidade interagir adequadamente com seus iguais. O neurocientista António Damásio definiu bem as razões da angústia do capataz: "Sua capacidade de tomar decisões racionais em questões pessoais e sociais foi invariavelmente comprometida, assim como o processamento de suas emoções".

Em 1994, António e Hanna Damásio, atuando na Universidade de Iowa, radiografaram o crânio de Gage e utilizaram um modelo 3D

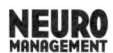

para determinar a trajetória da barra de ferro em seu cérebro[16]. Assim, comprovaram uma lesão pré-frontal e, por associação com outros casos, determinaram que o trabalhador provavelmente sofreu com um déficit acentuado no processamento de emoções e na tomada de decisões.

Damásio também definiu outro conceito importantíssimo para a moderna neurociência. Usando a ressonância magnética para avaliar cérebros em tempo real, postulou que nossas escolhas não são definidas pelas centrais evoluídas do sistema, orientadas pela razão. Na verdade, há uma interação entre o centro de controle emocional, ou seja, o sistema límbico, especialmente a amígdala, e a área "nobre" de cognição complexa, no córtex pré-frontal. No livro *O Erro de Descartes*, Damásio sentencia:

"Não somos máquinas pensantes. Somos máquinas de sentir que pensam".

Quando falamos de *neuromanagement*, há outro elemento relevante nos estudos de Damásio: o "marcador somático". O cérebro cola uma etiqueta emocional na memória de cada situação vivida. Imagine que você bebeu demais na festa da firma, verbalizou piadas impróprias, foi levado para casa por um amigo e acordou, no dia seguinte, com uma tremenda ressaca. A ideia de humilhação social e a sensação de enjoo vão se agregar indelevelmente num rótulo para aquele tipo de situação. No próximo fim de ano, é provável que você receba esses estímulos desagradáveis assim que lhe servirem a primeira taça de champagne. Esse alerta, obviamente, vale para os cérebros sadios. Não funcionaria, por exemplo, para Greg F., o último *hippie*, que perdeu seu "HD" interno, ou seja, o hipocampo na cirurgia de 1976.

A construção de marcadores somáticos tende a evoluir com a experiência. Imagine que, numa trilha, você sinta uma coceira no pescoço e, de

---

[16] DAMÁSIO, Hanna; DAMÁSIO, António. *The Return of Phineas Gage: Clues About the Brain from the Skull of a Famous Patient*. Science, 20 May 1994, Vol. 264. Issue 5162. https://www.science.org/doi/10.1126/science.8178168. Acesso em 15/09/2023.

canto de olho, perceba uma presença arredondada e marrom. Seus sensores, em contato com o centro da memória, identificam uma taturana. A amígdala aciona todos os alarmes. Você é inundado de adrenalina para fugir ou combater. De repente, olhando bem, você percebe que aquilo é uma flor de amaranto que se desprendeu da planta. Então, demora um pouco, mas você começa a se acalmar, com os "conselhos" sóbrios do córtex pré-frontal ventromedial. Nesse momento, imprime-se outro marcador somático, aquele que associa essa experiência de pavor ao inofensivo contato com uma espécie vegetal. Servirá para reduzir seu drama quando fato semelhante se repetir numa nova incursão pela floresta.

Experiências equivalentes ocorrem todos os dias no ambiente de trabalho. Você não consegue trabalhar, por exemplo, se acha que alguém visualiza a tela por cima de seu ombro. E, por vezes, se assusta quando o diretor da unidade entra na sala. Era o mesmo que sentia quando o diretor da escola aparecia na sua classe da quinta série. Muitas vezes, o profissional tem medo do cliente. Preferiria vê-lo distante, pois ele pode criticar o produto, ser exigente demais ou simplesmente reclamar do preço estipulado. O dono de um restaurante de estrada pode entrar em pânico ao presenciar a chegada dos membros de uma torcida organizada de futebol. Que fazer? Constituir aprendizado. Controlar emoções. Gerar os melhores marcadores somáticos. Padronizar respostas estratégicas para cada desafio. Empoderar o sábio mestre Yoda que habita as profundezas do córtex pré-frontal. Nas próximas páginas, vamos conhecer melhor o cérebro e, assim, aprender a administrar melhor essa formidável central de gestão da inteligência humana.

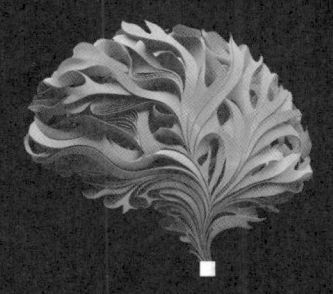

CAPÍTULO 2

ESTRUTURAS & ANATOMIA

Nosso cérebro nos mantém prontos para responder aos desafios da existência. Ele é o centro de uma vasta e complexa rede de comunicação que constantemente busca e colhe informações provenientes do restante do corpo e do ambiente externo. Sua missão primária é a de um maestro de bateria de escola de samba. Mantém o ritmo dos batimentos cardíacos e a cadência da respiração, como surdos e tamborins em perfeita harmonia. Multitarefa, simultaneamente varre o ambiente externo, como um controlador de radar. À medida que interpreta os sinais captados, gera experiências sensoriais, como aquelas proporcionadas por um sorvete de limão ou por calabresa apimentada. Esses registros são tão bem guardados que, neste momento, com um pouco de esforço, você certamente pode reproduzir mentalmente essas aventuras do paladar. Tente! Um, dois, três... Bem, acho que você conseguiu! Ou seja, criou mentalmente coisas que não estavam ao seu alcance imediato.

Perceba o seguinte: "azedo", "apimentado", "gelado", "quente" são referências semânticas que somente existem, de fato, enquanto projeções mentais. O que você define como o "azedinho" nas raspas de limão no bolo é uma formulação neuronal para a reação complexa ao coquetel químico em que se destacam o ácido cítrico e o ácido ascórbico. Enfim, pode parecer estranho, mas o paladar é uma invenção do cérebro para reagir a um estímulo físico-químico. Essas rotinas interpretativas vão sendo aprendidas com o tempo. É o caso da temperatura. Quando crianças, depois da primeira experiência dolorosa com o fogo, nos abstemos de tocá-lo. Ao mesmo tempo, porém, sabemos instintiva-mente o quão agradável é estar a uma distância segura dele. Até hoje, promovemos saraus em volta de uma fogueirinha, na montanha, na praia ou até em casa, ao redor de uma pira. Essa atividade evoca uma poderosa memória ancestral gregária, de quando vivíamos em clarei-ras ou cavernas. No breu da noite, se havia lenha queimando, o clã estava protegido de animais ferozes, suportaria a friagem e, possivel-mente, estaria assando uma carne, método de preparo que facilitaria a digestão. Esse foi o cenário das primeiras experiências humanas de transmissão oral de histórias e ensinamentos, o que explica seu amigo Paulo, dedilhando o violão e cantando Zeca Baleiro ou Legião Urbana, enquanto você se aquece diante das brasas de um festejo junino.

Voltemos, no entanto, ao mundo do paladar. Imagine que, nessa prazerosa atividade, você esteja provando um bolo de milho ou uma paçoca de amendoim. Nos primatas, incluindo nós, tudo começa com a estimulação de células receptoras agrupadas em papilas gustativas, distribuídas pela superfície da língua e do palato. Elas se valem de di-ferentes métodos para converter a informação da estrutura química em estímulos elétricos. Comidas salgadas e azedas, por exemplo, são detectadas diretamente por canais iônicos específicos na membrana das células receptoras. Impressões de iguarias doces, amargas ou umami (aquele gosto do glutamato monossódico) são convertidas em informa-ção por receptores acoplados à proteína G. Esses pacotinhos de sinais são, então, enviados ao sistema nervoso central por mensageiros (nervos cranianos) identificados como VII, IX e X. Eles são responsáveis pela formação de sinapses em áreas muito específicas das células receptoras.

Na sequência, esses sinais são repassados à divisão rostral do *nu-cleus tractus solitarius* da medula, onde fibras aferentes as projetam para o núcleo ventral póstero-medial do tálamo. O córtex gustativo inclui a região média da ínsula-opérculo e se estende à região caudo-lateral do córtex orbitofrontal. Para completar a decodificação, há também atividade no córtex somato-sensório primário, região do giro pré-cen-tral. Mas ainda estamos no meio do caminho. Não perca o fôlego!

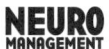

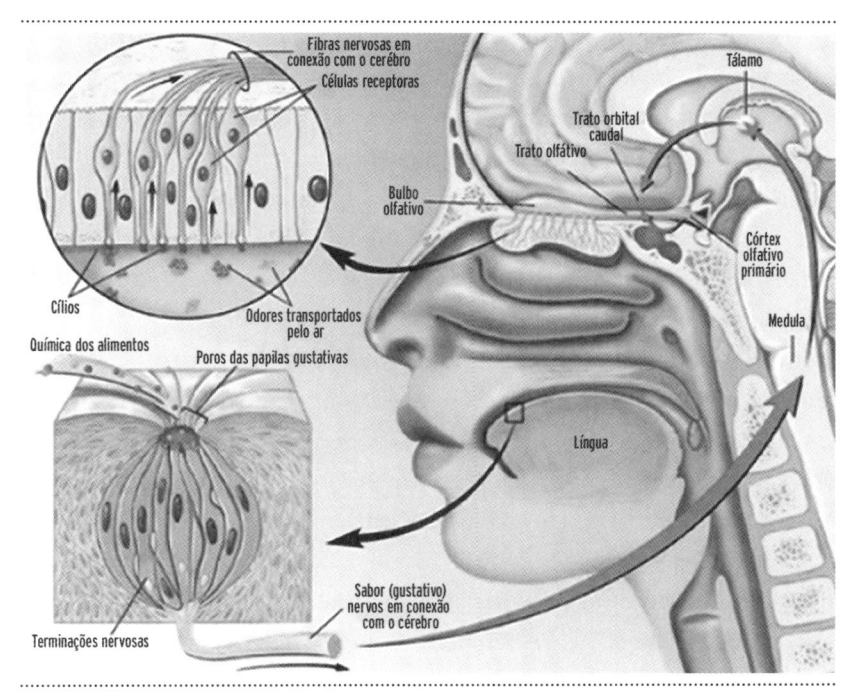

Sabores e perfumes: sistema complexo de decodificação cruzada cria prazeres e aversões.

Aquele prazer em degustar um camarão, uma goiabada ou uma *pizza* de alho também depende do antigo sistema de decodificação olfativa. Acima, vimos basicamente a ginástica para reagir ao quinteto azedo, amargo, doce, salgado e umami. Agora, entram em ação cerca de 10 milhões de quimiorreceptores olfatórios que permitem a distinção entre aproximadamente 10 mil diferentes odores. Nessas operações complexas, moléculas voláteis, geralmente lipossolúveis, promovem um estímulo que se propaga até o bulbo olfatório, na parte ínfero-anterior de cada hemisfério cerebral. Inúmeras operações interneurais ocorrem ali, até que as informações são conduzidas para o trato olfatório e, finalmente, entregues na "caixa de entrada" do córtex cerebral. Na área piriforme e periamigdaliana ocorre a percepção consciente dos odores. O tubérculo olfatório está envolvido diretamente na regulação de comportamentos associados à ingestão de alimentos. E tudo isso é completado pelo córtex entorrinal de transição, que se projeta para o hipocampo, onde a memória dos cheiros é consolidada.

Você não precisa saber de neurociência para ter certeza de como a memória olfativa é fundamental para a vida cotidiana. Por este motivo, quando suspeitamos de alguma trama em curso, costumamos dizer: "isto não está me cheirando bem". Mas os aromas também são fundamentais na construção de nossas memórias afetivas. O perfume culinário do bolinho de chuva ou da rabanada nos remete imediatamente à gentil vovó Romilda e até mesmo às tardes cálidas das férias vividas em Montes Claros. Os eflúvios do peru assado nos transportam de volta aos natais da infância. E aquele perfume de lavanda pode nos restituir o prazer amoroso que, um dia, nos foi proporcionado por Mário ou Maria. Os cheiros são armazenados numa espécie de superbiblioteca com ótimo sistema de indexação, nos quais há *links* para emoções específicas. O sistema límbico nos deixa felizes com o cheiro de pipoca doce, associado ao parque de diversões. O cheiro de eugenol, em si, não é desagradável, mas pode ativar as memórias do dia em que aquele sujeito mascarado, de jaleco branco, enfiou uma agulha no seu combalido "38", o terceiro molar esquerdo inferior. O medo de dentista é facilmente ativado por esse corriqueiro estímulo.

Mas ainda não acabou. O encanto nos pratos de uma Helena Rizzo ou do *chef* português Eduardo de Castro ainda depende de mais estímulos. Não bastam o gosto e o aroma. Há outras sensações envolvidas nessa experiência, que podem ser táteis, térmicas ou químicas. Tomemos um único exemplo, a sensação de picante. Acredite: picante é uma sensação de dor! Trata-se do efeito rebelde da piperina e da capsaicina no contato rude com as terminações nervosas da boca. O cérebro, no entanto, considera que essa é uma dor suportável e promove um truque ao percebê-la. Determina ao setor de "redução de danos" que libere endorfina, caracterizada pela ação analgésica. Bem, esse neuro-hormônio também é distribuído quando corremos pelo parque, comemoramos um golaço do Santos ou quando atingimos

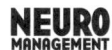

o orgasmo na relação sexual. Há uma agitação, dor, e, na sequência, a euforia, o prazer e o relaxamento. Agora, você entendeu o porquê de se dizer que *Cinquenta Tons de Cinza* tem um conteúdo "picante".

Detalhe: para quem não aguenta uma malagueta, o antídoto não é água, mas leite. A caseína, proteína desse líquido branco secretado pelas glândulas mamárias das fêmeas dos mamíferos, atua como um detergente para a capciosa capsaicina. Outra substância que funciona: o chocolate ao leite. Aí, você compreende a boa parceria de chocolate com pimenta, que até rendeu o título de uma divertida novela global de Walcyr Carrasco.

Nesse teatro de fantásticas enganações, vale tudo. O mentol, por exemplo, promove uma reação química com nossos receptores de temperatura. Então, aquela gosminha dentro do chiclete não é propriamente fria. Somente parece que é. De modo que a hortelã oferece um bom exemplo do ilusionismo envolvido nas peças encenadas pelo cérebro. Segundo estudos recentes, uma parcela de 4% da população mundial cruza as rotas dos estímulos sensoriais. São os sinestetas (do grego, *syn* = juntos + *aisthesis* = percepção). Elas enxergam sons, cheiram palavras e, acredite, até escutam uma feijoada. Hoje, estão catalogadas 60 variantes de sinestesia. Muita gente, por exemplo, sente cada dia da semana numa cor específica. E outros se deliciam com a contemplação de um arco-íris ao ouvir Pink Floyd, Rihanna ou Gilberto Gil, especialmente quando ele canta *Cores Vivas*. A poesia, de alguma forma, é um meio não científico de expressar essas maravilhosas sensações cruzadas. Há quem considere o parnasiano Olavo Bilac entediante, mas ele seduziu até Paula Toller e o descolado grupo Kid Abelha, que, em 1998, musicou sua obra. Segue abaixo, na íntegra, a versão original dessa joia sinestésica, publicada em 1888.

> Ora (direis) ouvir estrelas! Certo,
> Perdeste o senso!" E eu vos direi, no entanto,
> Que, para ouvi-las, muita vez desperto
> E abro as janelas, pálido de espanto...

E conversamos toda a noite,
enquanto a Via-Láctea, como um pálio aberto,
Cintila. E, ao vir do sol, saudoso e em pranto,
Inda as procuro pelo céu deserto.

Direis agora: "Tresloucado amigo!
Que conversas com elas? Que sentido
Tem o que dizem, quando estão contigo?"

E eu vos direi: "Amai para entendê-las!
Pois só quem ama pode ter ouvido
Capaz de ouvir e de entender estrelas.

Ensaio de orquestra

Em 1978, o cineasta italiano Federico Fellini cativou o público com mais um fascinante filme, que exibe no detalhe a complexa trama de relações que determina o sucesso de uma experiência musical coletiva. Em *Ensaio de Orquestra*, diferentes talentos se reúnem em uma antiga igreja, agora convertida em conservatório, com o intuito de se prepararem para uma apresentação pública. Cada um se sente único e fundamental. Uma única participação equivocada pode arruinar toda a execução da peça. No conjunto de excêntricas figuras, destacam-se a harpista desiludida, o violoncelista ativista, os percussionistas entediados e a pianista lasciva. Cada um com suas funções e idiossincrasias. E, por fim, lá está o maestro, carregando a imensa responsabilidade de harmonizá-los e organizar o projeto filarmônico. Ora, trata-se de uma bela metáfora das relações sociais, da necessária convergência entre divergentes, mas também das funções orgânicas combinadas que mantêm o corpo vivo. Não é fácil contemplar todas as necessidades de cada instrumentista dessa orquestra.

Vejamos o caso do coração. Ele não pode descansar. Nunca! Precisa funcionar constantemente, bombeando sangue pelos vasos

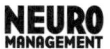

sanguíneos de forma a transportar oxigênio e nutrientes para todas as partes do corpo. A cada minuto, ele precisa bater, em média, 70 vezes, e movimentar cerca de quatro litros de sangue. Na verdade, são duas bombas conjugadas. Uma delas, do lado direito, recebe o sangue e o conduz até os pulmões, para a coleta de oxigênio. A outra, do lado esquerdo, recebe essa seiva renovada e a envia para o resto do corpo. Para executar sua função a contento, o coração precisa de quatro câmaras e de quatro válvulas, além de um sistema de condução elétrica para orientar o ritmo das contrações. E, lógico, é preciso que os vasos sanguíneos estejam desimpedidos para alimentar o próprio complexo. Se houver uma pane, geralmente os efeitos são catastróficos e, muitas vezes, irreversíveis.

Pois bem, o cérebro está atento a todas as necessidades desse percussionista. Mas existem inúmeras outras funções e demandas. Vamos agora voltar os olhos para aquele órgão que muitos chamam de "segundo cérebro", o intestino. Estendendo-se do estômago ao ânus, mede entre sete e nove metros, dividindo-se entre o delgado e o grosso. É o conduto inteligente responsável pela digestão, captação de nutrientes, absorção de água e eliminação de resíduos.

O intestino comporta a maior coleção de neurônios fora do cérebro. Assim, dá para entender o porquê da expressão "frio na barriga", por exemplo, quando Lionel Messi vai bater uma falta contra o Brasil ou quando o relógio aponta que chegou a hora daquela entrevista de emprego. Esses neurônios são responsáveis pelas funções autônomas do sistema digestivo. Em seu trabalho de doutorado na Universidade de São Paulo (USP), Ilana Gabanyi, em parceria com Frederico Costa-Pinto, descobriram que neurônios mais próximos do interior do tubo digestivo "alertam" os macrófagos sobre a ameaça de algum micro-organismo causador de enfermidade[17]. De acordo

---

[17] GABANYI, Ilana; COSTA-PINTO, Frederico, et al. Neuro-immune Interactions Drive Tissue Programming in Intestinal Macrophages. Pubmed, 2016. https://pubmed.ncbi.nlm.nih.gov/26777404/. Acesso em 15/09/2023.

com o artigo, os protagonistas dessa patrulha são neurônios do Sistema Nervoso Simpático (SNS), justamente aquele famoso por desencadear respostas a situações de estresse, como gritar ou empreender fuga.

O intestino é um lugar muito especial de encontros biológicos. A microbiota intestinal, também chamada de flora intestinal, é um vasto complexo de manutenção de micro-organismos. O cólon acolhe entre 300 e mil comunidades microbianas, como fungos e protozoários. Os habitantes principais dessas colônias são as bactérias, divididas em cerca de 30 a 40 espécies. Vale lembrar que esses "alienígenas" são trilhões dentro de nós, e realizam uma quantidade enorme de tarefas, como fermentação de substratos de energia não utilizados, manutenção do epitélio local, combate ativo a patógenos (invasores do mal), produção de vitaminas e regulação de comportamentos por meio do eixo intestino-cérebro. Essas relações entre-mundos são tão fundamentais que configuram uma forma de mutualismo. Para alguns cientistas, nosso organismo é, na verdade, um complexo plural de formas de vida em processo dinâmico de cooperação.

Você deve estar se perguntando sobre o eixo intestino-cérebro. Pois bem, hoje é bem conhecida essa via de comunicação bidirecional entre o trato gastrointestinal e o sistema nervoso central. Desequilíbrios nesse sistema podem resultar em uma série de alterações de comportamento. Reflita sobre o termo "enfezado". Se existe diversidade microbiótica é maior a chance de que o organismo seja saudável, pois esses hóspedes exercem papel importante na síntese de uma expressiva variedade de neurotransmissores, importantes nas funções neurais e na regulação geral das funções orgânicas.

Michael D. Gershon, chefe do departamento de anatomia e biologia celular da Columbia University, afirma que o sistema nervoso entérico não é escravo do cérebro, mas um espírito independente na organização nervosa do corpo humano. "É um rebelde, o único elemento do sistema nervoso periférico que pode optar por não

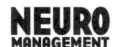

seguir as ordens do cérebro ou da medula espinhal", salienta. E vai mais longe:

> "O sistema nervoso entérico, portanto, é um local independente de integração e processamento neural. É isso que o torna o segundo cérebro. O sistema nervoso entérico jamais pode compor silogismos, escrever poesia ou se envolver em um diálogo socrático, mas continua sendo um cérebro. Controla seu órgão, o intestino; e se sua atividade for paralisada (como ocorre em milhões de pessoas cujo funcionamento dos nervos vagos é interrompido por meio de cirurgia), pode fazer tudo sozinho. Quando o sistema nervoso controla bem o intestino, o corpo se alegra. Quando o sistema entérico falha e o intestino funciona mal, silogismos, poesia e diálogo socrático parecem desaparecer no vazio"[18].

Optei por essa digressão para mostrar como o cérebro lida com imensos desafios, não a cada dia, mas a cada segundo. Como compatibilizar as relações entre suas partes sofisticadas e suas partes primitivas? Como gerenciar seu vasto conjunto de unidades industriais biológicas? Como manter boas relações com um sistema coligado que tem sua própria rede neuronal e que abriga uma imensa população de imigrantes, intrusos e forasteiros exóticos?

Vamos imaginar uma situação corriqueira, que talvez você já tenha experimentado. Imagine a briga que se dá, dentro do próprio cérebro, entre as facções envolvidas na decisão de tomar ou não mais uma taça de vinho. É noite de sexta-feira, e os partidos mentais estão alvoroçados. Os grupos militantes da fruição afirmam que não há nada de errado em vivenciar os prazeres de Baco. Afinal, depois de uma semana de redação de relatórios, palestras e conferências, o corpo e a alma merecem a alegria etílica. Noutro lado do congresso mental, um grupo

---

[18] GERSHON, Michael D. *The Enteric Nervous System: A Second Brain*. IMHLK, 2018. https://www.imhlk.com/wp-content/uploads/2018/02/The-Enteric-Nervous-System-A-Second-Brain-Michael-D.-Gershon.pdf. Acesso em 15/09/2023.

de prudentes neurônios, eleitos pelo córtex pré-frontal, acusa a imensa irresponsabilidade daquele excesso. A embriaguez tende a provocar danos ao estômago, sobrecarregar o fígado e, por fim, comprometer seriamente o projeto de uma caminhada na serra, na manhã seguinte.

A tarefa primordial do cérebro é manter todo o corpo em constante equilíbrio físico e químico, reagindo de forma adequada aos diferentes estímulos ambientais. Chamamos de homeostase esse estado dinâmico interno de estabilidade. Para mantê-lo, o corpo humano utiliza mecanismos que controlam diversos parâmetros fisiológicos, como temperatura, pH, nível de glicose no sangue e pressão arterial. Sinais neurais e hormonais se completam nesse processo de regulação.

Quando a temperatura do corpo aumenta, por exemplo, o organismo desencadeia uma série de respostas fisiológicas para reduzi-la, como o aumento da sudorese, a dilatação dos vasos sanguíneos periféricos e a diminuição da produção de calor pelo metabolismo. Da mesma forma, quando a concentração de glicose no sangue aumenta, o corpo libera insulina para estimular sua captação pelas células.

A homeostase é fundamental para a sobrevivência e o bom funcionamento do organismo, garantindo que as células recebam os nutrientes e o oxigênio necessários para realizar suas funções, ao mesmo tempo em que assegura a eliminação eficiente de resíduos e substâncias tóxicas. Alterações significativas no equilíbrio interno podem levar a condições patológicas e doenças.

Vamos entender exatamente o que o cérebro faz: recebe dos órgãos dos sentidos uma corrente constante de informações. Os neurônios, unidades básicas do Sistema Nervoso Central (SNC), transmitem sinais elétricos e se comunicam uns com os outros, por meio das já conhecidas sinapses. A informação, finalmente, é processada numa espécie de central de vigilância, que separa eventos corriqueiros de acontecimentos relevantes. Imagine que você está em Bariloche, no sul da Argentina, e tome uma sopa de *pollo* quentinha. As sentinelas neuronais não reportarão nada de muito anormal ou perigoso. Não há, portanto, necessidade de qualquer ajuste significativo. Agora, suponhamos que você, numa crise

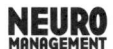

de sonambulismo, deixe seu aquecido chalé no meio da noite e, usando roupas íntimas, resolva caminhar na neve, enfrentando as intempéries. Logo será acionado um alarme e o rádio interno divulgará a mensagem: "atenção, chamando todas as unidades". Há algo de muito errado ocorrendo, com sérios riscos para o controle homeostático.

De acordo com a situação, os sinais são amplificados e representados em diversas regiões cerebrais. Se o estímulo for mantido por determinado período de tempo, será desencadeada uma experiência consciente. Forma-se um pensamento e o corpo é instruído a agir em autodefesa. "As sensações de frio são medidas por terminais nervosos — termorreceptores — que são excitados pelas baixas temperaturas e pelo mentol", explicam Félix Viana, Elvira de la Peña e Carlos Belmonte, do Instituto de Neurociências da Universidade de Alicante, Espanha[19].

Veja bem como somos limitadíssimos em relação a condições de temperatura. Na superfície de Vênus, a temperatura média é de 461 graus Celsius. Ou seja, você viraria churraquinho em minutos. Já em Marte, que os bilionários da tecnologia pretendem colonizar, a temperatura média é de – 60 graus Celsius, o que pode transformá-lo em picolé, caso não disponha de um iglu espacial e de trajes adequados. O corpo humano funciona bem numa faixa muito estreita de variação. Internamente, varia de 36 a 37 graus Celsius. No caso do ambiente, preferimos algo entre 21 e 24 graus, que é a temperatura mantida na maior parte das aeronaves comerciais.

Mas quem é o regente-chave nesse processo de regulação? É o hipotálamo, um sistema do tamanho de uma amêndoa que se coloca na região central do diencéfalo. Ele conecta o sistema nervoso ao sistema endócrino, de modo a organizar a secreção de neuro-hormônios. Ele coordena, por exemplo, a produção de GnRH, o hormônio liberador de gonadotropina, fundamental na atividade sexual e no ciclo

---

[19] VIANA, Félix; PEÑA, Elvira; BELMONTE, Carlos. *Specificity of cold thermotransduction is determined by differential ionic channel expression*. Pubmed, 2002. https://pubmed.ncbi.nlm.nih.gov/11836533/. Acesso em 15/09/2023.

reprodutivo. A zeladoria lotada no hipotálamo também toma decisões relativas à fome ou sede, sempre buscando manter o equilíbrio no sistema. Agora, voltemos a você, andando de moto no escuro sob a nevasca argentina. O hipotálamo tem uma espécie de termostato que detecta as variações na temperatura do sangue. Convencido de que você literalmente entrou numa fria, ele vai tomar uma série de providências: vasoconstrição periférica, tremores musculares (que são exercícios de aquecimento involuntário) e pode até mesmo liberar hormônio tireoidiano, para aumentar o metabolismo e gerar calor. Se, ao contrário, você estivesse perdido no Saara, ao meio-dia, ele ativaria a vasodilatação periférica, elevaria o ritmo da respiração e lhe proporcionaria um refrescante suadouro. Sim, creia, o hipotálamo é uma espécie de socorrista do SAMU, pronto a lhe prestar assistência quando necessário. Esse controlador sabe que ambientes quentes ou frios demais afetam o próprio cérebro. Em caso de hipotermia, o sistema começa a dar "tilt". Reduz-se a atenção, cria-se confusão mental e sua capacidade de tomar boas decisões é drasticamente reduzida.

Você, obviamente, deve estar espantado com a quantidade de processos automatizados presente no cérebro. Em seu famoso livro *Em Busca de Espinosa: prazer e dor na ciência dos sentimentos*[20], o já citado António Damásio trabalha didaticamente com o conceito de homeostase. E ele começa com uma distinção fundamental, entre emoção e sentimento. Segundo ele, as emoções ocorrem no teatro do corpo. Os sentimentos ocorrem no teatro da mente. As emoções têm papel importante nos mecanismos básicos de regulação e preservação da vida. Os sentimentos também, mas em um nível mais alto, menos automático e, obviamente, mais lento.

Os estudos neurocientíficos revelam que as emoções vêm primeiro; os sentimentos, depois. Por quê? Porque as emoções guiam as atividades urgentes das equipes de preservação. A vida é frágil e precária, e não

---

[20] DAMÁSIO, António. *Em busca de Espinosa: prazer e dor na ciência dos sentimentos*. Companhia das Letras, 2004.

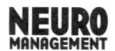

pode depender de longas elucubrações. Se quisermos permanecer neste mundo, necessitamos do piloto automático para uma série de tarefas. São elas: encontrar fontes de energia; incorporar e transformar essa energia; manter, no interior do organismo, o equilíbrio químico; substituir imediatamente os subcomponentes que envelhecem; defender o organismo de causadores de doenças e impedir a ocorrência de lesões físicas. Essa é a base de procedimentos capazes de garantir a homeostase.

Em estudos de laboratório, o neurocientista Ralph Adolphs mostrou que os neurônios da região pré-frontal ventromedial respondem de modo diferente a conteúdo visual agradável ou desagradável[21]. No caso de imagens capazes de causar emoções negativas, esses neurônios começam a reagir cerca de 120 milissegundos depois da apresentação do estímulo. Acredite: você não tem como medir conscientemente esse intervalo de tempo. Menos neurônios, e com menor intensidade, respondem aos estímulos geradores de emoções positivas. Provavelmente, porque não ativam as nossas defesas contra o perigo. Assistir a um acidente de automóvel nos mobiliza para evitar situação equivalente. Afinal, também trafegamos por ruas e avenidas e aquela situação de sofrimento e dano pode, eventualmente, ameaçar nossa existência. Acompanhar uma festa de aniversário de crianças contentes, ao contrário, não exige nenhuma reação, tampouco a ativação de um plano de contingência.

Mas, e os "sentimentos"? Imagine-se numa praia, num fim de janeiro, observando o sol descer sobre um promontório. Você tem a percepção de que seu corpo funciona da maneira adequada. Sua pressão arterial parece seguir o padrão 12 por 8. Seus batimentos cardíacos estão em 72 por minuto. Sua temperatura corporal é de 36,2 graus Celsius. Externamente, você percebe 25 graus Celsius. Você está alimentado e hidratado. Subjetivamente, pode ocorrer o reforço da segurança, por meio de boas companhias, como o esposo e uma sobrinha querida.

---

[21] ADOLPHS, Ralph. *The Social Brain. Engineering & Science*, 2006. https://calteches. library.caltech.edu/4155/1/Brain.pdf. Acesso em 15/09/2023.

Diversas funções homeostáticas estão em ação para garantir essa sensação de bem-estar. Como diz Damásio, "os sentimentos traduzem o estado da vida na linguagem do espírito". Estão, evidentemente, associados a emoções, mas de um modo conscientemente detectável, que se consolida no pensamento. Experimentar um sentimento é também perceber que estamos pensando.

Logicamente, preferi começar com um exemplo de situação confortável e feliz. Mas essa sensação do "estado do corpo", no teatro do espírito, pode ser igualmente angustiante. Foi o que você sentiu, ainda criança, na alta madrugada, num velório, diante do corpo inerte do tio Adamastor. Você sentia sono, tinha uma náusea provocada pelo odor das velas e das flores. Sentia ainda, como se fosse sua, a tristeza de sua mãe, que perdera repentinamente o irmão favorito. Naquele momento, sua mente representou inequivocamente um mal-estar real, físico, que reverberava nas seções mais elevadas do cérebro.

Puxe pela memória, e você resgatará uma situação equivalente. Qual é a sua? Segundo Damásio, a tristeza não diz respeito somente ao mal-estar. Refere-se também a um modo particularmente ineficiente de pensar, concentrado em um conjunto de ideias de perda, distribuídas como pedras pelo caminho. A poesia ajuda a nos explicar do que se trata. Com a palavra, Carlos Drummond de Andrade:

No meio do caminho tinha uma pedra
Tinha uma pedra no meio do caminho
Tinha uma pedra
No meio do caminho tinha uma pedra

Nunca me esquecerei desse acontecimento
Na vida de minhas retinas tão fatigadas
Nunca me esquecerei que no meio do caminho
Tinha uma pedra
Tinha uma pedra no meio do caminho
No meio do caminho tinha uma pedra.

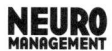

Se percorremos um caminho, qualquer que seja, as emoções acontecem, pronto, geram uma resposta imediata de socorro ao organismo frágil. Os sentimentos, não! Muitas vezes, não constituem uma percepção passiva. No caso de alegria ou tristeza, provocam reações variadas no corpo, numa relação de envios e recebimentos que alteram a construção cognitiva do evento. Damásio alerta que, por vezes, existe uma luta aberta entre as alterações do corpo iniciadas pela emoção e a resistência oferecida a esses estímulos. Um signo de comunicação quase imperceptível, num anúncio publicitário de internet, pode nos proporcionar uma emoção positiva. Exemplo: três segundos de luzes coloridas e corpos dançantes numa balada em Ibiza.

Como somos máquinas de sentir, um evento mínimo também pode nos tirar o sossego. Num passeio noturno na rua, seu coração pode disparar de repente, sem que saiba a razão. Foi a respiração ofegante do pastor alemão do vizinho. Você já foi mordido por um cão na infância e sabe como essa experiência pode ser dolorosa e apavorante. Saiba, portanto, que o corpo reage muito antes que seu cérebro promova uma intelecção consciente do desconforto. E resigne-se, porque em muitas ocasiões você nunca saberá que impressão sutil desencadeou aquele surto de ansiedade ou aquele ataque de pânico. Aquilo que muitos chamam de intuição pode ser, na verdade, a interpretação de um tênue sinal indicador de perigo ou oportunidade.

O cérebro aprende o tempo todo com as experiências, a ponto de gerar sentimentos que induzem ao uso da razão. Muitos anos depois da ascensão do tio Adamastor, foi-se, já bem idosa, sua esposa, a tia Suzana. E você, novamente, precisou estar presente. Obviamente, seu hipocampo trouxe de volta impressões desagradáveis de 20 anos antes, mas agora existe uma sabedoria agregada ao infortúnio. E o seu espírito educado e preparado para a perda é capaz de gerar uma resposta de relacionamento social afetivo. Assim, você abraça a prima Carla, oferece-lhe palavras de consolo e conforto. Em dado momento, mesmo no recato da situação, podem rir juntas das pantomimas que a finada protagonizava nas festas familiares. E, sem muito esforço, resgatarão o sabor e o cheirinho gostoso do frango e da polenta que eram servidos nesses encontros no sítio da família.

Um sistema requintado e delicado

Dizem por aí, com sapiência, que a vida imita a arte. Em *A Guerra dos Mundos*[22], de 1898, H. G. Wells previu o uso do raio *laser*, retratado numa arma superpoderosa dos alienígenas que invadem a Terra. Em seu livro *The World Set Free*[23], de 1914, o escritor também alertou para a construção da bomba atômica e seus devastadores efeitos. Arthur C. Clarke, que coescreveu o roteiro do filme *2001: Uma Odisseia no Espaço* (1968), em parceria com Stanley Kubrick, também se notabilizou como um grande profeta. Em uma entrevista de 1964, decretou:

> "Estou falando sério quando digo que, um dia, teremos neurocirurgiões em Edimburgo, na Escócia, operando pacientes na Nova Zelândia".

Em 2001, foi realizada a primeira cirurgia remota bem-sucedida, quando médicos de Nova Iorque operaram um paciente a 6 mil quilômetros de distância, em Estrasburgo, na França. Em 1974, o mesmo Clarke previu o desenvolvimento dos computadores pessoais e a criação da internet. Em uma entrevista, disse que até 2001 todas as residências teriam acesso a um computador compacto e que todos estariam integrados a uma rede pela qual poderiam realizar transações bancárias, adquirir ingressos e trabalhar a distância. Esse sonho começou a se concretizar dez anos antes, com a estreia oficial da World Wide Web, criação do cientista da computação britânico Tim Berners-Lee.

Em várias de suas entrevistas, ele compara a internet a um sistema

---

[22] WELLS, H. G. *A guerra dos mundos*. Suma, 2016.

[23] WELLS, H. G. *The World Set Free*. Createspace Independent Publishing Platform, 2018.

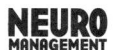

neural. Foi o que ocorreu, por exemplo, nessa entrevista ao jornal britânico *The Guardian*, em 2019.

> "Dado que existem mais páginas da web do que neurônios em seu cérebro, é uma coisa complicada. Você constrói o Reddit (agregador social de notícias) e as pessoas nele se comportam de uma maneira particular. Por algum tempo, todos se comportam de maneira muito positiva e construtiva. E então você encontra um subreddit (fórum sobre tópicos específicos) no qual eles se comportam de maneira desagradável."

De fato, parece mesmo uma representação digital de funções cerebrais superpostas. O cérebro é, de fato, como uma cebola pensante, com diversas camadas, nem sempre agregadas por padrões de concordância. Vários programas rodam simultaneamente no sistema. Por este motivo, no ambiente de tensão e sofrimento de refugiados afegãos, um socorrista voluntário está mentalmente "ouvindo" a alegre *Girls Just Want to Have Fun*, de Cindy Lauper, sucesso de 1983.

Bem, se você passa por isso, tranquilize-se: você não está perdendo a razão. E quase todos nós convivemos com esses *deep thoughts* "grudentos". Ocorre dessa forma: por vezes, um grupo de neurônios acaba criando uma espécie de fã-clube de uma ideia ou sequência de código informativo. Em dado momento, reforçam um circuito de memória e estabelecem uma rotina sináptica. E aí começa o *replay*. O fenômeno é chamado de Imagem Musical Involuntária pelos neurocientistas, mas costumam chamá-lo popularmente de "*earworms*" (vermes de ouvido).

Em uma entrevista à CBS News, Kelly Jakubowski, pesquisadora da Universidade de Durham[24], no Reino Unido, relatou as descobertas de sua pesquisa sobre o tema. "Os humanos gastam até 40% dos dias envolvidos em cognição espontânea e estão começando a entender por

---

[24] JAKUBOWSKI, Kelly. *Investigating Temporal and Melodic Aspects of Musical Imagery*. Golsmiths, University of London, 2015. https://www.all-about-psychology.com/earworms-why-some-songs-get-stuck-in-our-heads-more-than-others.html. Acesso em 15/09/2023.

qual motivo o cérebro gasta tanto tempo com pensamentos não relacionados à tarefa do momento", explicou. Normalmente, são músicas rápidas, com melodia genérica e conjuntos de notas repetitivos, que "enfeitiçam" uma comunidade de neurônios. Os cientistas sugerem cuidado com alguns vermes sonoros muito poderosos, como *"Bad Romance"*, de Lady Gaga, e *"Can't Get Out of My Head"*, de Kylie Minogue, este último com um título bem sugestivo, não?

Efetivamente, não sabemos quais subprogramas estão rodando no cérebro enquanto estamos assistindo a uma partida de basquete da NBA ou ouvindo as 29.551 palavras de *Hamlet*, de William Shakespeare. Mas por qual motivo ainda nos encantamos por tramas tão antigas e tão conhecidas? Em 2006, o professor Philip Davis, da Universidade de Liverpool, começou a estudar os efeitos da obra shakespeariana no cérebro humano, utilizando técnicas de varredura de eletroencefalograma e ressonância magnética funcional.

Segundo a pesquisa, as mudanças funcionais na sintaxe das peças promovem um impacto nos caminhos neuronais, ou seja, recompõem o cenário do teatro interno da mente. Determinadas construções que subvertem a gramática convencional carregam-se de energia simbólica e, na sequência, provocam poderosas respostas neurológicas. Alguns desses recursos literários, segundo a ressonância magnética, parecem ativar áreas de processamento visual no córtex, ou seja, no olho da mente.

O estudo é particularmente interessante, porque mostra como o discurso pode programar ou desprogramar o cérebro. Shakespeare recorre a "erros" deliberados, como mudar a classe gramatical de uma palavra. Aqui vão alguns exemplos: um adjetivo transformado em verbo (*thick my blood*), em *Conto de Inverno*; um pronome convertido em substantivo (*the cruellest she alive*), em *Noite de Reis*; e um substantivo assumindo a função de verbo (*he childed as I fathered*), de *Rei Lear*.

Conscientemente ou não, Shakespeare sabia como provocar excitação neural e elevar o nível de atenção do público. Fazia isso em sua época, e seus truques narrativos continuam encantando multidões. O escritor e dramaturgo não somente mudava classes gramaticais, como

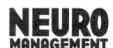

acrescentava prefixos e sufixos e até inventava palavras, muitas vezes recorrendo a outros idiomas. Tinha também a enorme capacidade de sintetizar alguns comandos que definem o próprio *software* cerebral humano, como "há mais coisas entre o céu e a terra (Horácio) do que sonha a nossa vã filosofia" e "ser ou não ser, eis a questão", ambas de *Hamlet*.

Muito tempo depois, em 1984, o escritor norte-americano William Gibson publicou *Neuromancer*[25], uma intrigante obra literária do gênero *cyberpunk* em que trata do reconhecimento das redes neurais e de estratégias de expansão do potencial cognitivo humano. O protagonista Henry Case é um tipo de vigarista cibernético que é flagrado roubando seus patrões. É punido com um dano intencional em seu sistema nervoso central, que se torna incapaz de acessar dados da central de realidade virtual, a "matriz". Ele tenta, sem sucesso, buscar uma cura, mas acaba desempregado e sem dinheiro. Até que encontra uma controversa heroína, Molly Millions, uma mercenária que promete curá-lo em troca de seus serviços.

A obra é apenas ficção científica, mas antecipa a *matrix* (que serviria de referência para a famosa trilogia cinematográfica das irmãs Wachowski), as atuais redes de controle das *big techs*, os metaversos e até mesmo as inteligências artificiais avançadas. Nem todo mundo sabe, no entanto, que Gibson era um dedicado estudioso da neurociência, ávido consumidor de artigos científicos sobre o assunto. Pesquisar o tema permitiu-lhe escrever vários livros sobre as conexões possíveis entre o cérebro humano e as tecnologias de *machine learning*.

Em princípio, é preciso admitir que Gibson tinha razão em vários dos postulados que sustentam suas ficções. É possível intervir nas teias neurais de diversas formas, a fim de promover recuperações, restaurações ou *upgrades*. No capítulo anterior, por exemplo, já tratamos das experiências do espanhol José Manuel Rodríguez Delgado e seu Stimoceiver. Há, no entanto, avanços bem mais recentes. Em

---

[25] GIBSON, William. *Neuromancer*. 5ª. Edição. Aleph, 2016.

maio de 2023, por exemplo, um artigo na revista *Nature*[26] contou do holandês Gert-Jan Oskam, que 12 anos antes, quando vivia na China, sofrera um acidente de bicicleta e perdera o movimento das pernas. Ele, então, se ofereceu como voluntário para uma técnica experimental desenvolvida pelo Instituto Federal de Tecnologia da Suíça, em Lausanne. O líder da equipe de cientistas, Grégoire Courtine, explicou que, para caminhar, o cérebro tem que enviar um comando para a região da medula espinhal responsável pelo controle dos movimentos. Como resultado da lesão de 2011, essa comunicação foi interrompida e configurou-se um quadro supostamente irreversível de paraplegia.

"Nosso objetivo era restabelecer essa conexão por meio de uma ponte digital entre o cérebro e a região da medula ainda intacta", explicou Courtine. A neurocirurgiã Jocelyne Bloch informou que foram necessários dois procedimentos para instalar os dispositivos[27]. Os médicos abriram duas fendas no crânio, uma de cada lado na cabeça, para inserção dos eletrodos. Depois, a operação foi repetida na área da medula espinhal responsável pelo movimento dos membros inferiores.

O cientista Guillaume Charvet, que participou do desenvolvimento da interface, ofereceu à imprensa uma descrição resumida do equipamento.

> "Graças a algoritmos baseados em métodos adaptativos de inteligência artificial, as intenções de movimento são decodificadas em tempo real pelo cérebro. Em seguida, são convertidas em sequências de estimulação elétrica da medula espinhal, que, por fim, ativam os músculos das pernas para alcançar o movimento desejado. Essa ponte digital opera sem fio, permitindo ao paciente se movimentar de forma independente."

---

[26] LEWIS, Dyani. *Brain-spine interface allows paralysed man to walk using his thoughts*. Nature, 24 May 2023. https://www.nature.com/articles/d41586-023-01728-0. Acesso em 15/09/2023.

[27] KATHE, Claudia; BLOCH, Jocelyn; et al. *The neurons that restore walking after paralysis*. Nature, 09 November 2022. https://www.nature.com/articles/s41586-022-05385-7. Acesso em 25/09/2022.

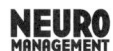

Depois das cirurgias, Oskam passou por sessões de treinamento para aprender a lidar com a ponte de sinais cerebrais. Em dois dias, ele foi capaz de movimentar novamente as pernas e anunciou que já podia tomar cerveja em pé, com os amigos, diante do balcão de um bar. O tratamento gerou resultados ainda limitados, pois alguns nervos da medula seguiam danificados e inativos. Na época da publicação do artigo, no entanto, Oskam já conseguia andar e até subir alguns lances de escada. E o mais incrível: aos poucos, recuperou essas habilidades mesmo quando o dispositivo se encontrava desligado. Em resumo, a tecnologia revelou que é possível reabilitar circuitos nervosos deteriorados.

Casos oriundos de traumas são, ainda, de difícil tratamento, mas os testes científicos atestam que eventos regenerativos são possíveis por meio de neurogênese e implantação de dispositivos biônicos. O cérebro é capaz de se recompor em certa medida, de acordo com a região afetada e o tipo de neurônios envolvidos. Alguns tipos de células encefálicas, como as gliais, conquistam excelentes resultados nessas tarefas e podem efetivamente reparar danos no sistema. A reposição dos neurônios é mais limitada. Em parte considerável dos casos, uma vez danificados ou destruídos, não podem ser reconstituídos.

Determinadas áreas do cérebro, entretanto, são capazes de fabricar novos neurônios, mesmo na idade adulta. Esse fenômeno ocorre principalmente no hipocampo, importante para a memória e a aprendizagem, e no bulbo olfatório, sobre o qual já discorri no capítulo anterior.

Além disso, o cérebro é capaz de mudar sua estrutura e função em resposta a experiências e estímulos do ambiente. A intervenção na plasticidade pode ser orientada para constituir um evento regenerativo e compensar, por exemplo, as perdas decorrentes de um acidente vascular cerebral (AVC) ou de um processo degenerativo. Não se trata apenas de reconstruir, mas também de traçar novas rotas. Imagine que você está no Museu do Amanhã, no Rio de Janeiro, e precise se deslocar até o Bosque da Barra. Às 20h25 de uma sexta-feira de junho, o caminho mais rápido, de 41 minutos, passaria pelo Centro, Rio Comprido, Lagoa Rodrigo de Freitas, São Conrado, Joá e Avenida das

Américas. Agora, suponha que um grave acidente interditou o trajeto ali nas proximidades da Rocinha. Pois bem, há outro caminho, um pouco mais demorado, de 47 minutos, que passa pelo Maracanã, pelo Engenhão e pela Avenida Carlos Lacerda (Linha Amarela). Enfim, com o cérebro também é assim que funciona. Se uma trilha neuronal foi desfeita ou obstruída, frequentemente é possível construir outra que conduzirá ao mesmo destino. O grande desafio é perseverar no exercício e aprender a trafegar por novas vias.

Uma lupa sobre as redes neuronais

A formação do sistema nervoso começa nas primeiras semanas de gestação, quando o embrião é composto por apenas algumas células, e continua durante toda a gravidez e mesmo após o nascimento. A maioria dos neurônios é gerada durante as primeiras fases do desenvolvimento fetal, com um pico de produção entre a 10ª e a 28ª semana de gestação.

Durante essa fase, conhecida como período neurogênico, o cérebro fetal produz cerca de 250 mil novos neurônios por minuto. Essa alta taxa de produção é necessária para a formação das estruturas cerebrais e para o estabelecimento das conexões sinápticas.

Em seguida, ocorre a migração, diferenciação e organização dessas células em regiões específicas do cérebro, com a composição de circuitos neurais complexos. A plasticidade sináptica, que se converte em adaptabilidade e eficácia, é uma das bases da aprendizagem e da memória. Fará a diferença em todas as fases da vida de um indivíduo.

Existem vários tipos de neurônios, que diferem em forma, função e localização no sistema nervoso. São estes os principais:

Neurônios sensoriais: responsáveis por captar informações sensoriais do ambiente ou do próprio corpo, como a visão, o tato, o olfato, o paladar e a audição. Enviam essas informações para outros neurônios do sistema nervoso.

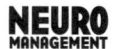

Neurônios motores: responsáveis por enviar informações do sistema nervoso para os músculos ou glândulas, provocando uma resposta, como a contração muscular ou a liberação de um hormônio.

Interneurônios: atuam como conexões entre outros neurônios, facilitando a comunicação entre eles. São encontrados em grande quantidade no cérebro e na medula espinhal.

Neurônios de projeção: estendem-se por longas distâncias no sistema nervoso, conectando regiões distantes do cérebro ou da medula espinhal.

Neurônios de associação: atuam na integração de informações provenientes de várias fontes e em diferentes níveis do sistema nervoso, permitindo a realização de funções complexas, como o pensamento crítico e a tomada de decisões.

Cada tipo de neurônio desempenha um papel importante no sistema nervoso e na transmissão de informações pelo corpo, permitindo que nos adaptemos às mudanças ambientais. Construções muito refinadas deram a Pelé uma coordenação motora espetacular. Outras delas permitiram que o já citado Tesla concebesse sua famosa bobina (aquela dos raios), um transformador ressonante usado para produzir energia elétrica em alta voltagem. Quanto mais desenvolvidas são essas teias neuronais, mais capazes nos tornamos de fazer fogueiras, aplicar a fórmula de Bhaskara, botar ordem num RH bagunçado, dançar sincronicamente ao som *pop* de Lady Gaga, curtir os romances de Gibson e interpretar as provocações literárias de Shakespeare.

Embora seja uma rede de conexão unificada, o Sistema Nervoso está dividido em três seções estruturais: o Sistema Nervoso Central (SNC), o Sistema Nervoso Periférico (SNP) e o Sistema Nervoso Autônomo (SNA). O SNC é o principal sistema de coordenação do corpo. Engloba o encéfalo e a medula espinhal, que são protegidos pelo crânio e pela coluna vertebral. O SNP é uma complexa rede de nervos que se estendem por todo o corpo. Sua base é composta por 12 pares de nervos cranianos (olfatório, óptico, oculomotor, troclear, trigêmeo, abducente, facial, vestibulococlear, *glossofaríngeo*, vago, acessório e hipoglosso) e 31 pares de nervos espinhais (oito cervicais, 12 torácicos, cinco lombares, cinco sacrais e um coccígeo). Permite a comunicação entre o encéfalo e o corpo numa pista de mão dupla. Pela divisão aferente, as mensagens são enviadas do corpo para o cérebro. Pela divisão eferente, ocorre o inverso.

Por fim, temos o SNA, que compartilha estruturas com os outros dois sistemas. Suas ações têm caráter involuntário, ou seja, não temos controle consciente sobre suas decisões. Ao coordenar as funções glandulares e viscerais, ele desempenha papel fundamental na manutenção da homeostase, sobre a qual já discorremos em detalhe. Divide-se em três setores funcionais, de fundamental importância para a manutenção da vida. O sistema simpático prepara o corpo para lidar com o esforço físico, "recalibrando" os vasos sanguíneos, definindo a frequência cardíaca e estabelecendo parâmetros para a pressão arterial. O sistema parassimpático atua na conservação de energia, na digestão e no peristaltismo. Essa última função é importantíssima, porque rege os movimentos que, no aparelho digestivo e nas vias urinárias, possibilitam o avanço do bolo alimentar e da urina. Também está muito envolvido na excitação sexual e no choro. Por último, há o sistema entérico, no trato gastrointestinal, controlando ações muito complexas naquela área mista, humana e alienígena. Basicamente, é a central do "segundo cérebro", sobre o qual já falamos anteriormente.

Neste ponto, a leitora ou leitor pode imaginar que temos uma equipe transdisciplinar competente para cuidar de todas as situações que afetam a manutenção da vida. Ora, sim e não. Se cuidar de tudo exigisse uma intervenção consciente, não faríamos mais nada. Passaríamos o dia deitados, muito concentrados, analisando dados e enviando comandos para o fígado, a bexiga, o pâncreas, o esôfago, sem pausa. Vamos nos deter num exemplo: imagine o trabalho que daria

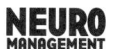

cuidar de uma agência de produção, controle e liberação de fluidos, como o suor, a saliva, o muco nasal, a lágrima, o sêmen e os líquidos lubrificantes genitais que, nas mulheres, são liberados pelas glândulas de Skene e Bartholin. Difícil, não? A verdade é que não daríamos conta de tantos complicadíssimos encargos.

Ao mesmo tempo, no entanto, não temos filtros suficientemente desenvolvidos para nos proteger de todos os estímulos negativos externos. Lembra da distinção entre emoções e sentimentos? Pois bem, um jogador na função de líbero no vôlei (aquela ou aquele com uniforme diferente) pode perfeitamente interceptar a bola com uma cortada, que viaja a mais de 100 quilômetros por hora. Para muitas questões do cotidiano, no entanto, não contamos com um defensor tão rápido. Nos neurônios mielinizados, por exemplo, a velocidade de propagação do impulso pode atingir 720 quilômetros por hora, o que equivale a 200 metros, dois campos de futebol por segundo. Os pesquisadores da Universidade de Glasgow, na Escócia, descobriram que o cérebro gasta apenas 200 milissegundos (um quinto de um segundo) para analisar uma expressão facial e determinar o estado emocional da pessoa[28].

O estudo, liderado pelo professor Philippe Schyns, mostrou que o cérebro começa avaliando os olhos. Em seguida, olha o rosto todo. E, antes de uma piscada, já examinou outros detalhes, como a testa franzida ou a boca sorridente. "Nossa pesquisa revelou como o cérebro usa detalhes faciais para fazer julgamentos sociais cruciais", avaliou Schyns. O mais atordoante nisso tudo é a rapidez de processamento. Antes de qualquer palavra, já podemos decifrar as pessoas à nossa volta: o desprezo do chefe, a inveja do colega de trabalho e o pavor daqueles que inseriram uma estatística errada no relatório de fim de ano da empresa.

---

[28] UNIVERSITY OF GLASGOW, *Brain Takes Just 200 Milliseconds To Interpret Facial Expressions*. https://www.gla.ac.uk/news/archiveofnews/2009/may/headline_119871_en.html. Acesso em 15/09/2023.

Em uma situação tensa como essa, um simples nariz crispado ou lábios amarfanhados para cima exibem desagrado, enfado ou desconsideração. É o suficiente para que a pessoa-alvo se sinta desvalorizada, repreendida ou mesmo ameaçada. Pronto, não adiantou todo o treinamento. Pane geral no sistema límbico e catástrofe emocional. Quando somos aviltados nessa área, sofremos abalos devastadores na área tripla do conhecimento, habilidade e atitude (CHA). É quando não conseguimos acessar os arquivos de nosso repertório de competências. Em situações de estresse e pressão, o grande craque pode falhar catastroficamente. Vimos o que se passou com o italiano Roberto Baggio, no fim da Copa do Mundo de 1994, nos Estados Unidos. E dramas parecidos já tinham sido vividos, oito anos antes, por dois grandes craques brasileiros, Zico e Sócrates, no México.

A metáfora do pênalti é excelente para explicar o medo humano do fracasso. A meta no futebol tem 7,32 metros de largura por 2,44 de altura. E mesmo assim, de uma distância mínima de 11 metros, muitos chutam para fora. Atribui-se ao folclórico Antonio Franco de Oliveira (Neném Prancha), massagista e roupeiro do Botafogo, a famosa frase: "Pênalti é coisa tão importante que devia ser batido pelo presidente do clube". Em 1972, o celebrado cineasta alemão Wim Wenders produziu *O Medo do Goleiro Diante do Pênalti*, um bom drama com o mesmo mote. Na verdade, muitos desses tiros livres são perdidos muito antes que o pé toque a bola. São desperdiçados por antecipação, em algum tropeço neuronal.

Não se trata de especulação. Max Slutter, Nattapong Thammasan e Mannes Poel, da Universidade de Twente, na Holanda, divulgaram, em 2021, um curioso estudo científico sobre o tema[29]. Utilizando um avançado equipamento de espectrografia funcional de infravermelho próximo (fNIRS) investigaram o que se passa na cabeça de quem é

---

[29] SLUTTER, Max; THAMMASAN, Nattapong; POEL, Mannes. *Exploring the Brain Activity Related to Missing Penalty Kicks: an fNIRS Study*. University of Twente. Research of Information. https://research.utwente.nl/en/publications/exploring-thebrain-activity-related-to-missing-penalty-kicks-an. Acesso em 15/09/2023.

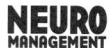

exposto ao martírio de cobrar um pênalti. Analisaram 22 voluntários, entre homens e mulheres, 10 deles atletas experientes. Alguns
erraram mais; outros, menos. Mas o interessante é a conclusão do
estudo. A região cerebral relevante para a tarefa, o córtex motor, era
mais ativada quando os jogadores não apresentavam ansiedade relativa ao desempenho. Ou seja, o aprendizado adquirido funcionava
automaticamente, sem grandes interferências. Mas e os ansiosos que
erravam as cobranças? Neles, foi detectada uma maior ativação geral
do córtex pré-frontal, ou seja, uma área de consciência, que processava
as consequências relativas ao erro ou ao acerto. No caso dos jogadores
experientes, a ansiedade era marcada por uma ativação do córtex temporal esquerdo, uma indicação de que pensavam demais na situação
e negligenciavam suas habilidades automatizadas.

Diga se você já não passou por situação semelhante na vida, na
hora de recitar um versinho na celebração escolar do 7 de Setembro,
numa entrevista de emprego ou na primeira noite de sexo com a
pessoa amada. Nesses casos, todas as habilidades desenvolvidas e
todos os saberes acumulados acabam trancados numa sala mental
cuja chave se perdeu. Por vezes, no mundo corporativo, é exatamente
assim que tudo se passa. O "estádio" está cheio, há muita cobrança e expectativa, tememos o julgamento da plateia, de modo que
trememos, suamos, perdemos as palavras certas e aquela esperada
apresentação se converte num fiasco.

Explorando o território

Até agora, trabalhamos com uma série de informações sobre o
funcionamento do cérebro, mas julgo importante constituir aqui,
para efeito didático, uma cartografia de nosso objeto de estudo. Em
um adulto, o órgão central do sistema nervoso tem por volta de 1,4
quilo. Seu tecido é formado pelas substâncias cinzentas e brancas,
que consistem em neurônios, células gliais e vasos sanguíneos. Em

sua composição, é rico em água, presente no citoplasma dos neurônios e das células gliais, e em lipídios, moléculas de gordura que
formam a membrana celular. As cavidades ventriculares são preen-
chidas pelo líquido cefalorraquidiano.

É, de longe, o órgão que mais consome energia. Tem apenas 2%
do peso corporal, mas consome 20% do total da glicose presente no
organismo, obtida por meio dos carboidratos da nossa dieta. Gasta,
pois, cerca de 420 kcal (quilocaloria) por dia. Como esse "combustível"
não é armazenado, precisa estar permanentemente disponível, em
entregas providenciadas pela irrigação sanguínea.

Em outras palavras, o cérebro suporta cerca de 10 minutos
sem oxigênio ou glicose. Depois disso, sofrerá uma lesão irrepará-
vel. O encéfalo conta com várias estratégias de proteção. O crânio ósseo
age como uma caixa dura de proteção, evitando lesões por traumatis-
mo. As meninges são compostas de três camadas de membranas, um
revestimento adicional entre o crânio e o encéfalo. O sistema vale-se
ainda do liquor, produzido, sobretudo, nos plexos coroides dos ventrículos laterais. Esse fluido ocupa o espaço entre o crânio e córtex
cerebral. Serve como uma espécie de amortecedor, uma barreira mecânica e imunológica que protege o Sistema Nervoso Central (SNC).

O cérebro é dividido em dois hemisférios, direito e esquerdo, interligados pelo corpo caloso (um conjunto de fibras nervosas).
Estruturalmente, parecem muito similares. Na maioria das pessoas, entretanto, a porção esquerda se ocupa do processamento
da fala, do pensamento racional, do processamento analítico de
informações e da percepção temporal. O direito, em geral, se ocupa
de orientação espacial, controle postural, organização de movimentos ritmados, reconhecimento facial, identificação de figuras
geométricas e habilidades criativas. É importante frisar, no entanto, que existe uma interconexão ativa entre os dois hemisférios, de
modo que questões de natureza racional não se resolvem somente
no lado esquerdo; ao mesmo tempo em que desafios inventivos
não são vencidos somente pelo lado direito.

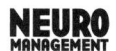

O MICROUNIVERSO DAS CÉLULAS

A célula é a unidade básica da vida, capaz de realizar todas as funções necessárias à sobrevivência e reprodução de um organismo. Podemos dizer que representa o bloco de construção fundamental dos tecidos e órgãos do corpo. Uma membrana plasmática a separa do ambiente externo. No interior, abriga várias organelas, como o núcleo, as mitocôndrias, o retículo endoplasmático e o aparelho de Golgi. Além disso, carrega material genético na forma de DNA, que contém as informações necessárias para a produção de proteínas e outras moléculas necessárias ao funcionamento do microssistema.

As células são capazes de realizar processos fundamentais, como a produção de energia, a síntese de proteínas e a emissão de respostas a estímulos ambientais. Também são capazes de se comunicar umas com as outras por meio de sinais químicos, permitindo a coordenação de funções e a integração de atividades em tecidos e órgãos.

Existem vários tipos de células no corpo humano, cada uma com uma estrutura e função específica. Alguns dos principais tipos de células incluem:

Células nervosas, também conhecidas como neurônios, são especializadas na transmissão de impulsos para permitir a comunicação entre diferentes partes do sistema nervoso.

Células musculares, que se dividem em três tipos:

1. **Musculares esqueléticas** — presas aos ossos, estão associadas à contração e ao relaxamento do tecido muscular.
2. **Musculares cardíacas** — formam o miocárdio.
3. **Musculares lisas** — presentes nos órgãos internos, encarregam-se de controlar o fluxo de fluidos e a movimentação do alimento pelo trato digestivo.

Células sanguíneas, divididas em três grupos principais: glóbulos vermelhos (ou eritrócitos), que transportam oxigênio pelo corpo; glóbulos brancos (ou leucócitos), que ajudam a combater infecções e doenças; e plaquetas, que ajudam a coagular o sangue para prevenir sangramentos excessivos.

Células da pele: os queratinócitos formam as cinco camadas da epiderme e servem como revestimento de proteção do corpo. Os melanócitos realizam a síntese da melanina, garantindo um escudo contra a radiação solar. As células de Langerhans fazem parte do sistema imunitário, processando e acumulando antígenos cutâneos. As células de Merkel estão localizadas na camada basal, especialmente na ponta dos dedos e mucosa oral.

Células do sistema imunológico: além dos glóbulos brancos, o sistema imunológico inclui outras unidades de proteção, como as células T e células B, que ajudam a combater infecções e doenças.

Estas são apenas algumas das células no corpo humano. Há muitas outras, com funções específicas, por exemplo, no fígado, no pâncreas e nos rins.

Lugares da sensação e do pensamento

Córtex cerebral: É uma fina camada acinzentada que cobre os dois hemisférios. Tem como padrão circunvoluções (giros), ranhuras menos pronunciadas (sulcos) e mais profundas (fissuras). Os principais sulcos são considerados limites para definir as regiões do cérebro.

Córtex pré-frontal: É a parte que se desenvolveu por último no córtex, no lobo frontal, bem atrás da testa. Está fortemente associado ao planejamento e ao controle de outras regiões do cérebro.

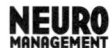

Lobo frontal: É o maior dos lobos cerebrais e o último a se desenvolver (o córtex pré-frontal é sua parte anterior). Tem como incumbência cuidar das funções cognitivas superiores, como planejar ações, resolver problemas e tomar decisões. O córtex motor é encarregado de coordenar movimentos voluntários. Também abriga a Área de Broca, fundamental para a fala.

Giros Orbitofrontais: Estão localizados na região inferior e medial do córtex pré-frontal, logo acima das órbitas dos olhos. Têm conexões com regiões do sistema límbico, como o hipocampo e a amígdala. Desempenham um papel importante na tomada de decisões, regulação emocional e comportamento social.

Córtex cingulado anterior: Está localizado na região anterior e medial do córtex pré-frontal, acima do corpo caloso. Tem conexões com outras regiões do córtex pré-frontal e com regiões do sistema límbico, como a amígdala e o hipotálamo. Desempenha papel importante na tomada de decisões, monitoramento de conflitos e avaliação de recompensas e punições.

Ínsula: Está situada na parte mais profunda do cérebro, entre os lobos frontal e temporal. É responsável pelos sinais sobre o estado interno do corpo, como batimentos cardíacos, temperatura e estímulos de dor. Faz parte do sistema límbico, de forma que tem um importante papel nas emoções.

Lobos Temporais: São as estruturas responsáveis pelo gerenciamento da memória declarativa (semântica e episódica). Está associado a quatro funções básicas. A primeira é a atribuição de significado ao que ouvimos, pelo córtex auditivo primário. A Área de Wernicke, que já conhecemos, está ligada à compreensão da linguagem falada e escrita. A parte ventral está envolvida no processamento de estímulos visuais, como reconhecimento de rostos e cenas. Em áreas limítrofes, processa-se o reconhecimento de objetos. Os hipo-campos (um de cada lado) estão na base dessas áreas, constituindo uma ligação primordial no estabelecimento de memórias de longo prazo, em eventos mediados pela amígdala.

Gânglios da Base: Estão localizados no meio de cérebro. Deles fazem parte o núcleo caudado, o putâmen e o globo pálido. São con-glomerados de substância cinzenta cercados por substância branca. Estão ligados ao córtex, ao tálamo e ao tronco encefálico e associam-se ao controle motor e à tomada de decisões.

POR QUE CINZA E NÃO ROSA?

A área do cérebro é chamada de substância cinzenta porque é composta principalmente de corpos celulares de neurônios, que possuem uma coloração cinza-rosada quando observados a olho nu. Esses matizes são característicos das camadas mais externas do córtex, mas também de regiões profundas, como os gânglios de base e o tálamo.

A substância branca, por sua vez, é encontrada abaixo da superfície da substância de tonalidade cinza. É composta principalmente por fibras nervosas mielinizadas, que conectam diferentes regiões do cérebro e transmitem informações entre elas. A mielina é uma substância gorduro-sa, de tom esbranquiçado, formada por lipídios e proteínas. É composta de camadas de membrana plasmática. A chamada "bainha de mielina" se forma ao redor dos axônios e incrementa a velocidade de condução dos impulsos nervosos.

É importante destacar que, apesar de serem chamadas de "substância cinzenta" e "substância branca", essas áreas não são completamente homogêneas em termos de cor ou composição. Há sensíveis variações na tonalidade e na distribuição das células e fibras em diferentes partes do cérebro.

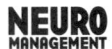

Amígdala: Estrutura localizada na região medial do lobo temporal, desempenha papel fundamental no processamento de emoções, especialmente de medo e ansiedade. É responsável por avaliar o significado emocional das informações sensoriais que recebemos e enviar respostas apropriadas ao corpo, como aumentar a frequência cardíaca, acelerar a respiração e liberar hormônios de estresse, como a adrenalina. Essas ações nos permitem reagir rapidamente a situações potencialmente perigosas e tomar decisões de sobrevivência em tempo real. Além disso, está envolvida em processos de aprendizagem e memória emocional, auxiliando a consolidar o registro de experiências marcantes. Está implicada em transtornos psiquiátricos, como ansiedade, transtorno de estresse pós-traumático e fobias.

Hipocampo: Esta área da nossa máquina de pensar merecerá atenção especial em qualquer palestra sobre neurociência, devido à sua complexidade e múltiplas funções. Na verdade, são dois, ao longo do eixo longitudinal do cérebro, nas partes mediais dos lobos temporais. A palavra tem origem nos termos gregos *hippos* (cavalo) e *kampos* (monstro), pois a estrutura guarda semelhança com um cavalo-marinho. É um "departamento" pequeno na empresa cerebral, mas desenvolve uma série de funções fundamentais, como regulação das emoções, atividade hormonal e formação da memória. É absolutamente imprescindível na aprendizagem porque junta saberes, associa emoções e, por fim, consolida as lembranças de longo prazo. Tem um papel importante também na memória espacial, auxiliando-nos a saber onde as coisas estão e, mais importante, como estão distribuídas no espaço. A ativação do polo temporal, área próxima da amígdala, está associada a comportamento predatório ou beligerante.

Área de Broca: Situada na parte inferior do giro frontal inferior no hemisfério esquerdo, tem como função principal constituir o componente expressivo da fala, que envolve o processamento gramatical-sintático e a fluência verbal. Além desse componente motor da comunicação oral, também atua na compreensão da linguagem, de modo particular na decodificação de mensagens complexas.

Tálamo: Localizado no diencéfalo, entre o córtex cerebral e o mesencéfalo, compõe um par de estruturas complexas, formadas por mais de 20 núcleos. Funciona como uma estação de retransmissão de impulsos motores e sensitivos, estabelecendo a comunicação entre o sistema nervoso central e a periferia. Entre suas funções, destaca-se também a regulação dos períodos de sono e vigília.

Tronco encefálico: Une o diencéfalo à medula espinhal e é composto pelo mesencéfalo, pela ponte e pelo bulbo. Tem papel especial no controle das funções básicas do corpo, como a regulação da respiração, dos batimentos cardíacos e da pressão arterial. Também retransmite sinais provenientes do cérebro aos músculos e repassa sensações de todas as partes do corpo ao cérebro.

Lobo Parietal: Localizado atrás do lobo frontal e acima do lobo temporal, tem uma variedade de funções importantes. Destaca-se a integração dos sinais sensoriais de diferentes partes do corpo, incluindo a pele, músculos e articulações, criando uma percepção unificada do ambiente. É também responsável pela orientação espacial e pela precisão dos movimentos, permitindo que possamos reconhecer a posição de objetos em relação ao nosso próprio corpo. Está envolvido em funções mais complexas, como a linguagem, a percepção do tempo e a tomada de decisões.

Giro pré-central: Encarrega-se de integrar os impulsos nervosos de diferentes regiões do cérebro, a fim de coordenar a função motora. Os pés, por exemplo, são ligados por fibras nervosas que partem de sua região medial.

Giro pós-central: Contém neurônios sensitivos e nele está estabelecido o córtex somatossensorial primário, sistema ligado ao planejamento e execução de movimentos. Nessa área se encontra o homúnculo (homem pequeno), uma representação distorcida do corpo investigada em detalhe pelo neurocirurgião Wilder Penfield. De acordo com esses estudos, essa região constitui um mapa modelar das funções motoras de diferentes partes do corpo.

Córtex auditivo primário: Aqui, via tálamo, os sinais provenientes dos ouvidos chegam ao córtex. Situa-se no topo do giro temporal

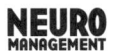

superior, na fissura entre o lobo temporal e parietal. Ao lado dele está a área de Wernicke, onde os sons são compreendidos e, posteriormente, transformados em palavras pela Área de Broca.

Giro Fusiforme: Fica na parte inferior do lobo temporal. Com o giro temporal inferior (que fica na mesma região), é responsável pelo reconhecimento de objetos. Outra importante função é a identificação de expressões faciais.

Cerebelo: Também conhecido como "o pequeno cérebro", localiza-se na parte posterior e inferior do encéfalo. Relaciona-se ao controle motor fino e ao *timing* dos movimentos. São muitas as conexões entre o cerebelo e o córtex motor.

Lobo occipital: Está quase exclusivamente relacionado com a visão. Situa-se na parte posterior da cabeça. Ali, são analisadas características como cor e forma. Depois, as informações são enviadas ao córtex temporal inferior, onde são analisadas no reconhecimento de objetos.

Córtex visual primário: Localiza-se na parte posterior do cérebro, em boa parte na área interna dos dois hemisférios. É o primeiro ponto do córtex ao qual chegam os sinais provenientes dos olhos, via tálamo.

Pré-cúneo e *córtex singular posterior*: Situam-se entre os dois hemisférios. Estão na região mais misteriosa do cérebro. Provavelmente exercem um papel na memória, em especial as memórias sobre o "eu".

Corpo caloso: É o que liga os hemisférios e é composto por mais de 200 milhões de fibras nervosas.

Hipotálamo: Pesa apenas quatro gramas e se localiza na parte inferior do diencéfalo. Tem a responsabilidade de controlar funções vitais do corpo, mantendo-se em conexão com o sistema límbico, o Sistema Nervoso Autônomo e o sistema endócrino. Ao atuar no consumo de energia e na definição de padrões de alimentação, colabora de forma fundamental na homeostase.

Hipófise: Localizada na base do cérebro, essa glândula desempenha papel importante no sistema endócrino do corpo. É dividida em duas partes distintas: a adeno-hipófise e a neuro-hipófise. A adeno-hipófise secreta vários hormônios que regulam a atividade de outras glândulas endócrinas no corpo, como a tireoide, as glândulas adrenais, os ová-rios e os testículos. Entre eles, destacam-se o hormônio do crescimento e a prolactina, que estimula a produção de leite em mulheres. Já a neuro-hipófise armazena e libera dois hormônios produzidos no hi-potálamo, a oxitocina e a vasopressina. A oxitocina está envolvida em processos sociais, como o vínculo materno, a lactação e a contração uterina durante o parto. A vasopressina regula a retenção de água pelos rins e também desempenha papel na regulação do humor e do comportamento social.

A USINA DE HORMÔNIOS

O sistema endócrino é um sistema complexo de glândulas e hormônios que regulam e coordenam diversas funções corporais. Além da hipófise, outras glândulas endócrinas incluem a tireoide, as glândulas adrenais, o pâncreas e as gônadas (ovários e testículos). Essas glândulas produzem e secretam hormônios que regulam o crescimento, o metabolismo, a reprodução e outros processos biológicos importantes.

Os hormônios atuam como mensageiros químicos, enviando sinais para as células e órgãos do corpo para que realizem corretamente suas funções. As ações dos hormônios podem ser reguladas também por *feedback* negativo, ou seja, quando os níveis de um determinado hormônio estão altos, o corpo é induzido a produzi-lo em menor quantidade para manter o organismo em equilíbrio.

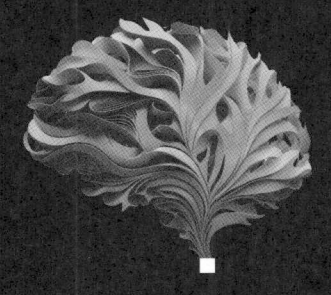

CAPÍTULO 3

O SISTEMA LÍMBICO E O REINO DAS EMOÇÕES

Está namorando no "escurinho do cinema", como curtia Rita Lee? Está, finalmente, assistindo ao clássico *O Império dos Sentidos* (1976), de Nagisa Oshima? Viu um anúncio e ficou com vontade de almoçar na Casa do Porco, restaurante eleito como um dos melhores do mundo? Sentou-se na beira da cama e, finalmente, começou a pensar fortemente em produzir herdeiros? Chorou ao assistir a *Mães Paralelas*, de Almodóvar, e lembrar-se da vovó Consuelo?

Pois bem, todas as situações e emoções correspondentes passam por programas que rodam no Sistema Límbico (SL), uma central muito especial, na qual desejos e emoções ganham significado e se transformam em impulsos de vontade. Esse é um domicílio da fome, do instinto materno, das memórias comoventes, das respostas emocionais mais genuínas e também dos desejos lascivos. Ali, sem muita filosofia, é onde o eu se expressa de forma mais transparente na construção dos comportamentos.

Localiza-se entre o hipotálamo e o cérebro. Daí, o termo "límbico", originário da palavra latina *limbus*, que designa "borda". Como quase tudo no encéfalo, tem suas subdivisões. O componente cortical engloba o neocórtex, o córtex orbitofrontal, o hipocampo, o córtex insular, o giro do cíngulo, o giro subcaloso e o giro para-hipocampal. A área subcortical inclui a amígdala, o bulbo olfatório, o núcleo septal, o hipotálamo e também os núcleos anterior e dorsomedial do tálamo.

Mas o SL não é apenas instinto e paixão. Ele estabelece canais de "diálogo" muito evoluídos com os centros de consciência superiores, no córtex cerebral. É também composto por microcentrais sensoriais, em especial, o sistema do olfato. As fibras nervosas ligam intimamente todas essas partes e as conectam a outras áreas do encéfalo, em particular o córtex frontal inferior. Daí, o forte papel dessa estrutura na criação de expectativas, na ideia de recompensa e na tomada de decisões.

Vamos, portanto, conhecer a anatomia do SL:

Fórnix: É um trato de fibras nervosas que conecta os corpos mamilares e o hipocampo.

Giro do cíngulo: É uma região do córtex cerebral que se estende ao longo do hemisfério cerebral. Desempenha papel importante na regulação das emoções, na tomada de decisões, no controle da atenção e no processamento da memória. Uma de suas funções principais é a regulação da resposta emocional a estímulos externos e internos. Quando detectamos uma ameaça, por exemplo, o giro do cíngulo é ativado e pode desencadear uma reação de luta ou fuga. Além disso, é ativado durante a escolha entre opções conflitantes. Desperta a atenção e ajuda a avaliar a relevância das informações disponíveis, contribuindo na definição do comportamento mais vantajoso e conveniente. Finalmente, tem função fundamental no processamento da memória, em particular na recuperação de registros emocionais e na catalogação e indexação dos arquivos autobiográficos.

Corpos Mamilares: São pequenos blocos de células nervosas que retransmitem sinais ao tálamo, contribuindo para a prontidão e formação da memória.

Bulbos olfatórios: Conjunto de células nervosas sensoriais que se estendem da cavidade nasal até o encéfalo. Processam a informação relativa à percepção de odores, antes mesmo que o estímulo se torne conscientemente perceptível.

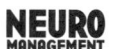

Giro para-hipocampal: Área do córtex contígua ao hipocampo ativada quando observamos cenas e lugares.

Mesencéfalo: Conecta a ponte e o cerebelo com o prosencéfalo. Abriga estruturas fundamentais para o bom funcionamento do organismo. Lá estão, por exemplo, núcleos de transmissão encarregados do processamento da informação visual e auditiva. É o "bairro" encefálico onde estão estabelecidos os núcleos de três nervos cranianos: o oculomotor, o troclear e o trigêmeo. São fundamentais para controlarmos os movimentos dos olhos e mantermos a sensibilidade da face.

Amígdala: Localizada na região temporal do cérebro, desempenha papel importante na regulação das emoções, principalmente aquelas associadas ao medo e à ansiedade. É responsável por avaliar o contexto emocional do ambiente e desencadear uma resposta emocional adequada. Está também envolvida na formação e na recuperação de memórias emocionais, e pode ser ativada por estímulos visuais, auditivos ou olfatórios. Associa essas sensações a experiências pretéritas positivas ou negativas. Além disso, tem conexões com outras regiões do cérebro, como o córtex pré-frontal e o hipotálamo, o que permite uma resposta coordenada do organismo diante de uma situação emocionalmente desafiadora. Em resumo, trata-se de uma estrutura essencial para a regulação das emoções e a adaptação do organismo às metamorfoses no ambiente.

Você já assistiu ao filme *Um dia de Fúria* (1993), de Joel Schumacher, estrelado pelo ótimo Michael Douglas? Não?! Então, assista. Conta a desventura de um certo William Foster, divorciado e desempregado, que atinge um ponto de exaustão e descontrole emocional, promovendo uma agitação violenta na cidade de Los Angeles. A caminho do aniversário da filha, ele vandaliza automóveis e gera terror numa loja de *fast-food*, revoltado com as convenções sociais, com o mundo opressor do trabalho e com as regras competitivas do sistema capitalista.

De acordo com o famoso neurocientista norte-americano Robert Sapolsky, os "dias de fúria" são mais comuns do que imaginamos e resultam de um coquetel de causas biológicas, psicológicas e culturais. Sim, a amígdala está fortemente envolvida, mas tem cúmplices nesses eventos explosivos. Há um caso interessante no estudo da raiva[30]. Em 1966, Charles Whitman matou a mãe, a esposa e, depois, abriu fogo na Universidade do Texas. Antes de suicidar, ele matou 16 pessoas e feriu outras 32.

Alguns anos antes de se tornar um assassino, no entanto, Whitman era um cidadão pacato, feliz no casamento e um engenheiro com boas ideias e excelente em resolver problemas. De repente, começou a ceder a impulsos violentos sempre que era contrariado. Um chefe antipático ou sarcástico já o tirava do sério. Na carta de suicídio, pediu uma autópsia para investigar seu cérebro, no que foi atendido. E os médicos, de fato, encontraram um tumor que pressionava sua amígdala.

Segundo Sapolsky, seu terrível ato final tem relação com a disfunção cerebral, mas conjuga outros fatores ambientais. Ele sofrera abusos quando criança, julgara-se maltratado quando serviu a Marinha e sofrera grande abalo quando o irmão foi morto em uma briga de bar. O neurocientista descreve muito bem a conjunção de fatores explosivos em seu livro *Behave: The Biology of Humans at Our Best and Worst*.

Como sabemos que estamos aqui

Como percebemos o mundo? Nosso cérebro entra em contato com o ambiente externo por meio dos órgãos dos sentidos, que respondem a diversos estímulos, como ondas sonoras, feixes de luz, lufadas de ar fresco, odores e sabores. A informação é transmitida por sinais elétricos a áreas muito especializadas no córtex cerebral, ou seja, à camada

---

[30] SAPOLSKY, Robert M. *Behave: The Biology of Humans at Our Best and Worst Hardcover.* Penguin Press, 2017.

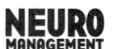

externa do cérebro, que também chamamos de neocórtex. Esses dados em código são, então, processados e se convertem em sensações significantes. É quando você, finalmente, pode manifestar sua senciência, numa atividade complexa de percepção e interpretação consciente de situações. É quando, numa manhãzinha de domingo, você abre a janela do hotel, expõe-se aos primeiros raios do sol, ouve os bem-te-vis e, mais adiante, percebe a renda alva das ondas quebrando na praia. Quando, encantada, você pronuncia a frase "Mauro, venha ver isso aqui", completa um circuito complexo, fascinante e ainda não totalmente compreendido de percepção, decifração e reação às maravilhas do cosmo. Respondendo à pergunta de Hamlet, que citamos anteriormente, experiências exultantes desse tipo podem justificar a primeira opção: sim, "ser", como não?! E geram adeptos para o filósofo francês René Descartes, também já referido nesta obra, autor da célebre frase "Penso, logo existo" (*cogito, ergo sum*), publicada originalmente em *O Discurso do Método*, de 1637[31].

Nessas situações, entram em jogo os neurônios sensoriais, que respondem as informações enviadas pelos órgãos específicos dos sentidos. Descobriu-se, por exemplo, que os neurônios visuais respondem melhor a sinais luminosos fracos, caso sejam acompanhados por sons, o que sugere que as centrais de decodificação também são ativadas por informações provenientes dos ouvidos. Estudos demonstram que, em pessoas cegas, por exemplo, neurônios que normalmente processariam estímulos visuais são "sequestrados" por outros sentidos, como a audição.

Somos o tempo todo bombardeados por informações. Imagine-se na segunda-feira, depois da revigorante escapada no fim de semana. Agora, é segunda-feira e você se prepara para um dia cheio, em regime de *home-office*. São 7 horas da manhã e o dedo indicador desligou o despertador do relógio digital. Meio "zumbi", é hora de rumar para a cozinha e preparar o café. Descalça, no entanto, a lajota gelada do

---

[31] DESCARTES, René. *Discurso do Método*. 1ª. Edição. L&PM, 2005.

corredor gera uma sensação de choque desagradável. Enquanto ferve a água, desloca-se ao banheiro. Senta-se no vaso enquanto consulta o *smartphone*. Alguma notícia relevante nos portais jornalísticos? Uma bomba explodiu num prédio na Ucrânia. Antes, era motivo de grande assombro. Mas, agora, você já se acostumou a esses diários da guerra. No WhatsApp, ainda não há novidade. A mensagem mais recente é das 23h34 do dia anterior. É sua mãe, lembrando-a de parabenizar o tio Virgílio, que hoje "completa 60 voltas em torno do astro-rei". Você ri. Mamãe é dada a transformar cada evento em uma construção poética. De repente, você escuta um chamado. Não, não é o Mauro, que só se levanta às oito. É o Fellini, o gato, que reclama sua ração e, lógico, um carinho dengoso. Você se ergue, olha o xixi para checar se está tudo *ok* (o que é natural e todo mundo faz), higieniza-se e volta para preparar o *breakfast*. A rigor, nada de muito relevante aconteceu, mas o cérebro já promoveu um enorme esforço para processar e representar a sua realidade. Afinal, pouco antes, a equipe do turno da noite estava relativamente tranquila, exibindo na tela mental um sonho tranquilinho, em que você nadava com golfinhos no mar de Fernando de Noronha.

É certo, portanto, que não valorizamos adequadamente o esforço da indústria encefálica na leitura da realidade. Na verdade, apenas uma parte desse labor alcança a consciência. Quase tudo funciona no automático. Agora, você despeja no potinho o sachê de frango, para alegria de seu pet, mas nem se dá conta de que está respirando e de que "alguém", lá nas profundezas de sua cabeça, está comandando uma operação de vasoconstrição. Afinal, a temperatura na casa é de 15 graus Celsius, o que não agrada muito o organismo humano.

Vamos investigar no detalhe tudo que está ocorrendo. Foquemos nos dois padrões de processamento, ascendente e descendente, também conhecidos como *bottom-up e top-down*. As sensações externas são deflagradas por algo que impacta um dos órgãos dos sentidos; já as sensações internas, pela memória ou imaginação. A primeira

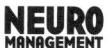

ocorrência é conhecida como processamento ascendente ou *bottom--up*; a segunda como descendente ou *top-down*. Esses dois processos se mesclam para criar a experiência da realidade. A vivência de cada pessoa em relação a um evento é única, ou seja, diferente. Vamos imaginar o texto que você leu rapidamente sobre a treta sem fim entre Putin e Zelensky. O processamento ascendente vem de baixo para cima, da tela para os olhos, e é caracterizado por um comportamento de recepção dinâmica, mas de viés passivo. É o tempo e o lugar de fala do universo exterior. Em seguida, vem o processamento descendente, de cima para baixo, dos olhos para o objeto de interesse, caracterizado por um exercício cognitivo, no qual o texto é alvo do crivo crítico. Agora, o lugar e o tempo de fala são seus. Você pode sentenciar: "já estou farto desse assunto" ou refletir "será que eles não pensam nas crianças inocentes que sofrem com esse conflito?"

Ofereci um exemplo muito elevado. Mas essa relação dual está presente em todos os eventos mediados pelo cérebro. Estudos de monitoramento do movimento ocular, por exemplo, mostram que observamos com mais atenção as partes de uma cena relacionadas a pessoas. Essa seleção é determinada por funções cerebrais superiores, envolvidas com preocupações sociais, em vez de insignificâncias, mas não temos ciência plena da exclusão mental das insignificâncias.

Convido você, portanto, para um exercício prático de atenção sensorial e esforço cognitivo. Veja, na página seguinte, o quadro *O Casal Arnolfini*, de 1434, do fantástico pintor flamengo Jan van Eyck, que viveu entre 1390 e 1441.

Bem, basicamente, quem admira a obra, na National Gallery, em Londres, fecha o foco de atenção no exótico casal, exposto à posteridade pela tinta a óleo. São os humanos que chamam nossa atenção e despertam a nossa curiosidade. A obra, no entanto, é muito mais do que isso. Trata-se de um documento complexo, com inúmeras mensagens codificadas. Supostamente, está retratado o enlace romântico do rico comerciante Giovanni di Nicolau Arnolfini com Giovanna Cenami.

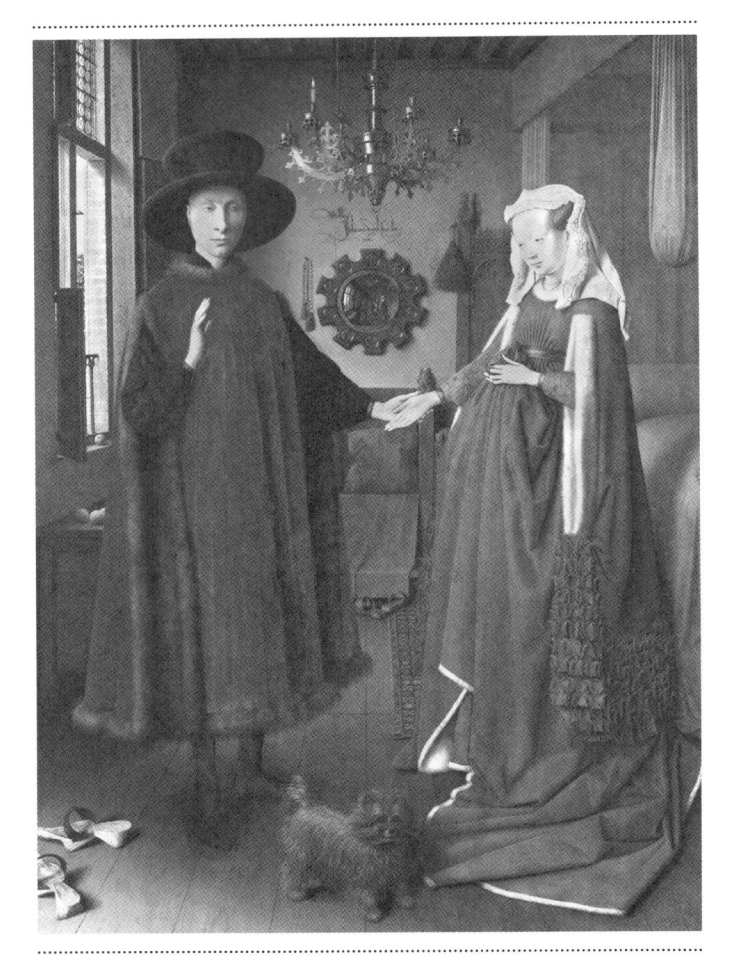

Jan van Eyck, 1434. National Gallery, Londres.

Um olhar de perscrutação, no entanto, pode nos revelar muito mais dessa criação. Pela cerejeira, do outro lado da janela, podemos inferir que é o começo do verão. O quarto, como era costume na época, também servia como sala de visitas. Sim, as camas viravam sofás. Há fausto, consideradas as vestes luxuosas da dupla, tingidas em caros pigmentos. Há outros indícios de riqueza. O lustre de latão deve ter exigido um grande investimento. As laranjas envernizadas também

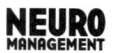

oferecem sinais de ostentação. Enfim, trata-se de uma radiografia da cultura de uma época na vida íntima e privada.

Mas é somente isso que vemos? Não! Se invocarmos a curiosidade dos centros superiores de cognição cerebral, vamos descobrir muito mais. Há, por exemplo, um estranho espelho que dobra o campo de visão. E, veja só, o próprio pintor e talvez um sacerdote estão refletidos atrás do casal. A obra está assinada e datada na parede. A inscrição é "Jan van Eyck esteve aqui em 1434". Ora, mas o cérebro dos detetives da arte encontrou mais curiosidades na peça. Em 1997, uma busca em arquivos de Bruges revelou que Arnolfini e Cenami se casaram em 1447, ou seja, 13 anos depois da data da pintura e seis anos após a morte do pintor. Como decifrar esse enigma?

Primeiramente, peço licença para voltar os olhos para a curiosidade, que é um dos traços distintivos dos primatas e de outros animais que prosperaram no processo evolutivo. Em 2012, o estudo *Mecanismos Neurais Subjacentes à Indução e Alívio da Curiosidade Perceptiva*, desenvolvido por Marieke Jepma e outros cientistas, na Universidade de Leiden, na Holanda, mostraram que a curiosidade é fundamental nos processos de descoberta, aprendizado e desenvolvimento. Muitas partes do cérebro se ativam quando queremos solucionar um problema. O uso da ressonância magnética funcional (fMRI), no entanto, mostrou que a indução da curiosidade perceptiva ativou imediatamente a ínsula anterior e o córtex cingulado anterior dos voluntários.

Veja que interessante! A ínsula está ligada também à compaixão, empatia e experiência interpessoal. Projetar-se generosamente nos outros, portanto, pode ser uma faceta construtiva da curiosidade. De alguma forma, ela também processa estímulos relativos ao paladar. Então, a gente pode ter uma ideia da razão de dizermos coisas como: "eu tive o *gostinho* de descobrir toda a trama". Mas e o córtex cingulado anterior? Ele é o "cara" mais técnico dessa dupla. Está ligado a padrões de atenção, antecipação de recompensas e, de forma especial, na detecção de erros. Tudo a ver, certo? Mas não para por aí. Enquanto está tentando descobrir alguma coisa, parece que o hipocampo aciona um estado tenso de espera. Na pesquisa holandesa, quando a curiosidade era satisfeita, o hipocampo emitia sinais inequívocos de atividade. Lógico, estava processando tudo, embalando e guardando nos arquivos da memória. Há um detalhe importante nesse processo. A neurociência sabe, há muito tempo, que o aprendizado por recepção passiva é muito menos eficiente do que o aprendizado por descoberta. Quando concluímos uma investigação bem-sucedida, ativamos as centrais da emoção e conferimos grau de excelência à memória registrada. É o que ocorre, por exemplo, no estudo de línguas. Você pode ler um dicionário mil vezes e se esquecer de uma palavra específica. Se a registrou, porém, numa situação de necessidade, numa viagem ao exterior, dificilmente irá esquecê-la.

Voltemos, no entanto, ao caso Arnolfini. É provável, então, que a moça retratada não seja Giovana, como se acreditou durante tanto tempo. Nesse caso, a figura pode ser Costanza Trento, a primeira mulher do homem de negócios, que morrera em trabalho de parto, em fevereiro de 1433. Se isso for verdade, a obra é um memorial, que exibe uma pessoa viva e outra morta. Mas quais evidências reforçam essa tese? Há uma vela acesa sobre o homem e outra apagada sobre a mulher. Há cenas da morte de Cristo ao lado dela e as vestes do homem são escuras, indício possível de luto. Talvez o casal já estivesse unido, dado o arranjo na cabeça da mulher. Uma solteira provavelmente teria o cabelo solto na época. Na cabeceira da cama, é possível que esteja retratada Santa Margarida, invocada para curar a infertilidade e auxiliar na gravidez e no parto. Além do casal, há um cão no ambiente. É, provavelmente, um terrier griffon, e tem seu protagonismo cênico. Aparentemente, é o único personagem que está olhando para você, para nós, aqui no século XXI.

Depois deste exercício simples, já mudou a sua plasticidade cerebral. Creia-me, foi exatamente isso que ocorreu. Se for passear no parque, ainda hoje, é bem provável que veja o mundo de forma um pouco diferente. Se você é um gerente comercial, é bem possível que, na visita ao campo, perceba coisas que nunca haviam despertado sua atenção. Faça o teste e depois me conte.

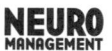

Ah, você gostou? Ficou aquela sensação de "quero mais". *Ok*, vamos lá, mas numa experiência mais curtinha. Observe o quadro seguir.

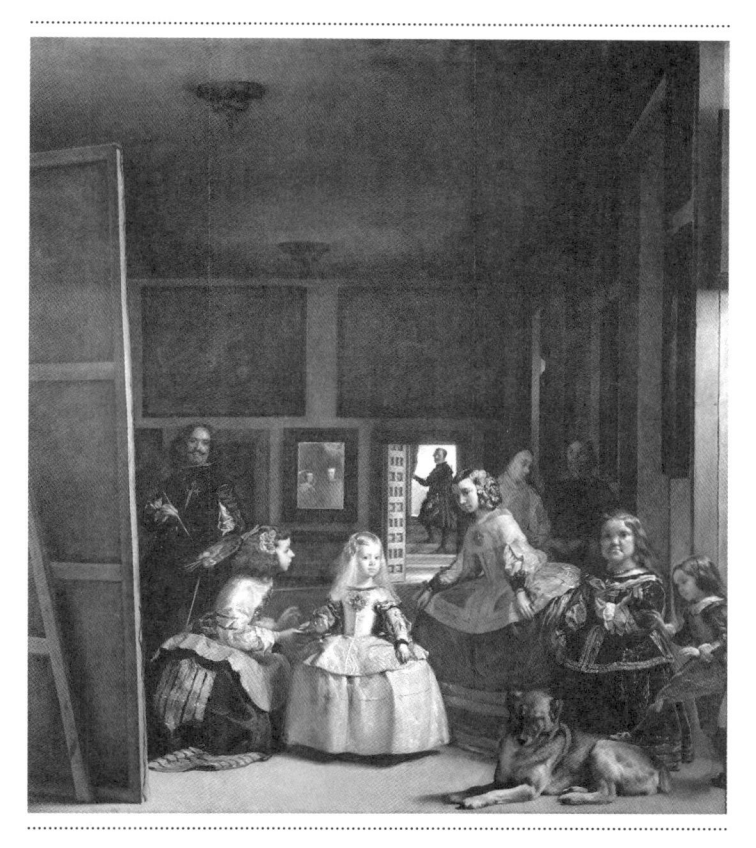

As Meninas. Diego Velázquez, 1656.
Museu do Prado, Madri.

Trata-se de *Las Meninas*, pintura de 1656, produzida pelo mestre Diego Velázquez, que viveu entre 1599 e 1660. Está no Museu do Prado, em Madri, mas os observadores frequentemente relatam a sensação de que viajaram no tempo e no espaço e penetraram na câmara real do Real Alcázar de Felipe IV. Pode parecer uma foto de família, um instantâneo, mas também um vídeo, porque, por vezes, temos a impressão de que os personagens se movem. A infanta Margarida Teresa, em seus cinco anos de idade, está tenuemente iluminada e cercada por um comitê de damas de honra, um suposto segurança, uma anã e um cão caramelo resignado.

Ok, ativou a ínsula e o córtex cingulado anterior? Veja, então, que o próprio Velázquez aparece no quadro, diante de uma imensa tela, trabalhando com seus pincéis e mirando os olhos dos espectadores. Num espelho ao fundo, ainda são exibidas as imagens do rei e da rainha, que estariam, portanto, lado a lado com os observadores do museu (e com você), três séculos e meio depois da seção artística. Até dá um arrepio, não é? Se ocorreu, não por frio, mas por excitação emocional, é porque há uma tempestade elétrica nas regiões do sistema de recompensa, ou seja, no núcleo accumbens, no córtex orbitofrontal e, como não poderia deixar de ser, no córtex insular. Agora, você pode entender melhor o porquê da palavra *frisson*, também nomeada "calafrio estético". Enfim, a arte é fundamental para ativar e refinar nossos sentidos. No próximo fim de semana, visite um museu ou galeria. Contemple, sem fixar-se no óbvio. Deixe-se levar pela magia da subjetividade. No dia seguinte, tenho certeza, você estará mais atento a detalhes no ambiente de trabalho. Se a experiência for profunda, é bem provável que consiga exercitar-se ainda mais na empatia, percebendo as sutilezas que, no quadro da vida, definem seus interlocutores.

A observação de uma cena complexa ativa processos que distinguem os objetos-alvos, tais como pessoas, do plano de fundo e depois selecionam cada parte do alvo para centrar o foco. Os detalhes são analisados enquanto o cérebro consciente reúne as peças. Essa interpretação, no entanto, depende de uma ginástica sensorial e mental. Enxergamos melhor com paciência e gentileza. E vemos o que os outros não veem quando, no plano superior do pensamento, nos despojamos do preconceito. Os fanáticos e ignorantes, muitas vezes agressivos, estão cegos para a realidade. Aos poucos, embotam os sentidos e desligam suas centrais de decodificação. É assim que se fabrica um indivíduo alienado.

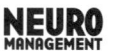

Os principais sentidos

Nosso olho é uma extensão do cérebro. Contém cerca de 125 milhões de células nervosas sensíveis à luz, ou seja, fotorreceptoras, que geram sinais elétricos, permitindo assim, a formação de imagens. Mas qual seria a sequência da visão? A claridade passa pela córnea e penetra pela pupila, que se retrai diante de brilho forte e expande-se no escuro. Raios luminosos passam pelo cristalino. Se a lente mira um objeto próximo, condensa-se para aumentar a refração. Se o foco está distante, torna mais plana sua superfície. Em seguida, a luz atinge os fotorreceptores na retina, que disparam sinais elétricos ao cérebro, via nervo óptico.

Entra, então, em ação o "córtex visual", ou seja, o conjunto de áreas visuais do encéfalo que se localizam em sua parte posterior. Assim, a informação que vem dos olhos percorre toda a profundidade do cérebro antes mesmo de começar a ser processada e convertida em imagens significativas. A informação visual pode ser percebida em um quinto de segundo, mas leva cerca de meio segundo para que registremos um objeto de forma plena e consciente.

Por esse motivo, precisamos de apoio da tecnologia para tomar decisões importantes no esporte. O Assistente de Árbitro de Vídeo (VAR) é acionado, hoje, em quase todos os jogos de futebol. Por mais atentos que sejam apitadores e bandeiras, é muito difícil saber se, nos lances de gol, o atacante está atrás ou à frente do penúltimo defensor adversário. Em 2023, no histórico sexto jogo da decisão da Conferência Leste norte-americana de basquete, o time do Miami Heat batia o Boston Celtics por 103 a 102. Faltavam três segundos para terminar a partida. O resultado determinava o fim da série e o triunfo do clube da Flórida. Num lance rápido e milagroso, no entanto, Derrick White aproveitou um rebote e encestou a bola. A princípio, não houve muita comemoração nem decepção. Simplesmente, porque nenhum olho humano foi capaz de definir a validade ou não do lance. O olhar eletrônico, então, mostrou que a bola saiu das mãos do atleta antes que o cronômetro fosse zerado. Assim, mesmo passando pelo aro depois do tempo limite, os dois pontos foram consignados. Final: virada de 104 a 103.

O córtex visual é dividido em diversas áreas funcionais, especializadas em determinados aspectos da visão, algo parecido como uma produção em série. O material bruto é verificado na entrada pela área V1 (temos seis áreas do córtex visual, de V1 a V6) e depois é enviado a outras áreas, que registram forma, cor, profundidade e movimento. Todos esses componentes se combinam para formar uma imagem completa. Se uma área for lesionada, portanto, o produto final da exibição é prejudicado.

Um caso bem documentado de agnosia visual para o movimento envolveu um paciente conhecido como LM, estudado pelos médicos J. Zihl e D. Von Cramon, do Departamento de Neuropsicologia do City Hospital München-Bogenhausen, Alemanha[32]. LM sofreu uma lesão no lobo occipital do cérebro, que é responsável pelo processamento visual, e desenvolveu deficiência visual associada à percepção do movimento. Não era capaz de realizar a natureza cinética do trânsito, por exemplo. Seu mundo se tornou confuso e perigoso.

Outro caso é o de um paciente identificado como MT, descrito em 2003 pelo cientista japonês Shin'ya Nishida e sua equipe. MT sofreu uma lesão na região do córtex visual responsável pela percepção do movimento, e desenvolveu uma visão estática do mundo[33]. Sua realidade parecia "fracionada", numa sequência apavorante de imagens congeladas. Esses casos ilustram a importância das diferentes áreas do cérebro na percepção visual do movimento, e como lesões nessas áreas podem afetar a forma como vemos e interagimos com o ambiente.

---

[32] ZIHL, J. et al. *Disturbance of movement vision after bilateral posterior brain damage. Further evidence and follow up observations.* Pubmed, 1991. https://psycnet.apa.org/record/2012-14029-001. Acesso em 15/09/2023.

[33] NISHIDA, S. *Motion based analysis of spatial patterns by the human visual system.* Current Biology, Vol. 14, 830–839, May 25, 2004. https://www.cell.com/current-biology/pdf/S0960-9822(04)00306-9.pdf . Acesso em 15/09/2023.

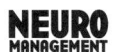
Vamos entender melhor as áreas e funções do córtex cerebral:

VAMOS ENTENDER MELHOR AS ÁREAS E FUNÇÕES DO CÓRTEX VISUAL

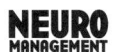

Tela mental de "cinema": cortex visual e outras estruturas corticais envolvidas na visão. Introduction to Connectivity: resting-state and PPI (Francuzz, 2014)

A visão consciente requer que o cérebro reconheça o que vê. Para isso, a imagem é enviada do lobo occipital para outras áreas cerebrais ligadas à emoção e memória. Aí, obtém-se informação relacionada a função, identidade e significado emocional. Uma das primeiras etapas acontece na área de reconhecimento de objetos, ao longo da borda inferior do lobo temporal. Rostos humanos, por exemplo, são avaliados numa sub-região particular que se desenvolveu para fazer distinções finas (giro-fusiforme). A capacidade de distinguir diferenças sutis entre os indivíduos nos torna especialistas em reconhecermos uns aos outros.

É preciso salientar que existem duas vias de processamento que são bem importantes: a via dorsal e a via ventral. Os dois tipos de visão são processados em vias separadas no cérebro; a rota superior (dorsal) é inconsciente e guia a ação, enquanto a rota inferior (ventral) é consciente e permite o reconhecimento de objetos.

COELHOS NA CARTOLA

Os grandes mágicos, como David Blaine e David Copperfield, são mestres em criar ilusões e exibir imagens que parecem desafiar a lógica e a física. Fazem com que objetos desapareçam, reapareçam, flutuem ou mudem de forma. Para realizar essas apresentações, geralmente usam uma combinação de habilidades manuais, técnicas de palco, iluminação, efeitos sonoros e até hipnose. A maioria, porém, tem como melhor instrumento o conceito de "enquanto". Normalmente, desviam o olhar do espectador para uma determinada atividade enquanto realizam outra, responsável pela façanha impossível. Os ilusionistas podem fazer duas ou três coisas ao mesmo tempo, mas nossos olhos lentos raramente conseguem acompanhar essas operações simultâneas. Quanto mais você empregar o cérebro em processos racionais de intelecção, procurando compreender o roteiro do embuste, menos será capaz de perceber os movimentos de fundo utilizados pelo artista.

Fala que eu te escuto

Bem, agora vamos ao ouvido! Ele capta ondas sonoras e traduz essa informação em impulsos nervosos, que são enviados ao cérebro para processamento. Também percebe movimento e a posição do corpo, permitindo ao cérebro regular o equilíbrio. A informação sonora, na forma de impulsos, como mencionei, percorre todo o nervo auditivo até o córtex auditivo, que fica no lobo temporal, debaixo das têmporas. No córtex auditivo primário, diferentes neurônios respondem a frequências sonoras específicas, como aquelas que definem uma explosão ou o latido de um cão. Acredita-se que o córtex auditivo secundário exerça um papel no processamento da harmonia,

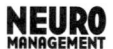

do ritmo e da melodia, enquanto o terciário integra a diversidade dos sons para uma impressão completa.

Resumindo, o som entra pelos ouvidos, passa pelo tronco encefálico e pelo tálamo, até chegar ao córtex auditivo. Ali, é processado pelas áreas de associação, como a Área de Wernicke, envolvida na interpretação da fala.

Vamos agora explorar o olfato! Embora a visão tenha se tornado o sentido dominante nos humanos, o olfato permanece importante para a sobrevivência, por ser capaz de nos alertar para substâncias perigosas no ambiente. Como já vimos anteriormente, olfato e paladar estão fortemente associados.

O olfato é um sentido químico. Receptores especializados na cavidade nasal detectam moléculas que penetram no nariz e se ligam às células receptoras. A inspiração absorve mais moléculas permitindo assim, que se "experimente" um aroma. Depois de milênios de experiência, o cérebro detecta com apreensão o cheiro de fumaça ou de comida estragada. Vamos repetir: o bulbo olfatório, no setor límbico do cérebro, estabelece forte associação entre aromas e fatos emocionalmente relevantes, logo convertidos em memórias consolidadas.

Há oito odores primários: canforáceo, písceo, maltado, mentolado, almiscarado, espermático, sudoríparo e urinário. Os cheiros, em geral, são produzidos por meio de uma combinação de diferentes tipos de moléculas odoríferas. Na comparação entre categorias, no entanto, percebem-se similaridades. Os compostos com cheiro mentolado, por exemplo, organizam-se em estruturas similares. Minúsculas distinções na composição química podem, entretanto, produzir odores muito diferentes. É o caso do álcool graxo octanol, que cheira a laranja. O ácido etanoico, que dele difere por apenas um átomo de oxigênio, cheira a suor.

As áreas olfatórias cerebrais se desenvolveram há muito tempo e estão conectadas ao cérebro primitivo, sugerindo que esse sentido foi vital para a preservação da espécie. O olfato foi ultrapassado em sua importância pela visão quando começamos a andar sobre duas pernas. Ainda hoje, no entanto, recorremos a esse sentido para tomar decisões e fazer escolhas. Imagine que você esteja trafegando na

Marginal do Tietê, em São Paulo, e caia um toró de verão. No meio do congestionamento, sente-se no meio de um rio marrom. Você abre a janela e sente o odor infecto de esgoto. Pronto, está ali a informação fundamental: esse coquetel pode deixá-lo doente. Assim, você abandona o plano de andar até o canteiro elevado. Enquanto puder, mesmo que empoleirado no teto, vai aguardar o escoamento da água.

O olfato também está relacionado ao sexo em vários aspectos. O cheiro corporal é uma forma de comunicação não verbal decisiva no flerte. Pesquisas mostram que as pessoas são mais atraídas pelo cheiro de alguém que tenha um sistema imunológico diferente do seu próprio, o que pode ajudar a garantir uma prole mais saudável.

Além disso, certas substâncias químicas, como os feromônios, podem desempenhar um papel fundamental no jogo da conquista, afetando o comportamento e as respostas fisiológicas de outro indivíduo. Certos aromas, como aqueles de manjericão, patchouli, baunilha ou jasmim, podem aumentar a excitação e o desejo sexual.

A título de curiosidade, seriam estes os seis piores odores do mundo: carne em decomposição, 3-metilbutanotiol (substância presente na secreção do gambá), vômito, fezes, alimento estragado e isonitrilos (compostos orgânicos nitrogenados que apresentam o grupo cianeto ligado a radicais orgânicos, utilizados em armas supostamente não letais). Acredito que a simples menção dessas palavras já lhe trouxe algum desconforto. Peço desculpas. Pense em lavanda e acalme-se.

Assim como o olfato, o paladar tem grande importância para a sobrevivência. Substâncias perigosas tendem a ter um gosto ruim (amargo ou azedo) enquanto as nutritivas têm um sabor mais agradável (doce ou aromático). Juntos, o paladar e o olfato permitem que os animais, incluindo nós, humanos, avaliem e reconheçam o que comem e bebem. Esse sentido possibilita que exploremos ao máximo a variedade de alimentos disponível.

Uma curiosidade é que cerca de um quarto da população é formado por superdegustadores. Essas pessoas são particularmente sensíveis a uma substância chamada propiltioracil (PROP), que é bem amarga, o que as faz perceber substâncias amargas, como o café, como muito

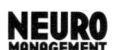

fortes. Aparentemente, eles têm mais papilas fungiformes na língua, o que pode explicar essa condição.

SENSAÇÕES AUMENTADAS

Somos todos iguais, mas felizmente muito diferentes. E isso se traduz também nos distintos níveis de sensibilidade a cada tipo de estímulo. É o caso dos donos de um "ouvido absoluto", capazes de identificar as notas musicais exatas que compõem qualquer mensagem sonora. Há, no entanto, uma condição particular que tem merecido especial atenção de todos os profissionais que lidam com a mente. De acordo com neurocientistas, psiquiatras e psicólogos, entre 15% e 20% da população mundial — em maior ou menor grau — se encaixa na categoria de *High Sensitive Person* (HSP). São pessoas que têm em comum uma sensibilidade sensorial, emocional e cognitiva acima da média.

As pessoas HSPs tendem a sentir mais intensamente as emoções, perceber os estímulos sensoriais com mais acuidade, processar informações de forma mais profunda e se exercitarem mais facilmente na alteridade. Pode ser tanto uma vantagem quanto uma desvantagem, dependendo da situação. Por um lado, as pessoas HSPs tendem a ter uma maior capacidade de empatia, criatividade e percepção, o que pode ser útil em várias áreas, como na liderança de pessoas, na expressão artística e nas atividades de comunicação. Por outro lado, essa alta sensibilidade também pode tornar essas pessoas muito mais vulneráveis ao estresse, à sobrecarga sensorial e ao esgotamento emocional.

É importante lembrar que a alta sensibilidade não é uma doença ou um transtorno, mas sim uma forma de ser e de perceber o mundo. Deve ser compreendida e os HSPs devem ser respeitados nessa singularidade. Quando agregados às funções certas nas empresas, de acordo com suas capacidades e afinidades, podem gerar imensos benefícios para as equipes de trabalho.

Bem, vamos ao "tato"! Existem muitos tipos de sensibilidade tátil. Incluem o tato fino, a pressão, a vibração e a temperatura. É por meio dele que sentimos a "dor", sabemos a posição do corpo no espaço e reconhecemos objetos e superfícies. A pele é o principal órgão do sentido para o tato.

Há por volta de 20 tipos de receptores táteis, que respondem a diversos tipos de estímulos. O tato fino, por exemplo, é detectado por quatro espécies diferentes de células receptoras:

1. **Terminações nervosas livres** (encontradas na epiderme).

2. **Discos de Merkel** (encontrados nas camadas mais profundas da pele).

3. **Corpúsculos de Meissner** (comuns na palma das mãos e sola dos pés, pálpebras, genitais e mamilos).

4. **Folículo piloso** (sensível ao movimento dos pelos).

Existem também os corpúsculos de Pacini e de Ruffini, que respondem a uma pressão mais intensa. A sensação de coceira é produzida pelo estímulo repetitivo e de baixo nível das fibras nervosas da pele, enquanto as cócegas envolvem outro mais intenso, em que o impulso se move pela pele.

Vamos entender a via do tato. Quando um receptor sensorial é ativado, envia dados sobre o estímulo em forma de impulsos elétricos até a raiz nervosa da medula espinhal. O processamento é iniciado por núcleos na coluna superior (dorsal) da medula. Daí, os dados sensoriais vão para o tálamo, onde segue o processo. Depois, movem-se até o giro pós-central do córtex cerebral, onde fica o córtex somatossensorial. Nessa área, a informação é traduzida em uma percepção tátil.

As sensações táteis são transformadas em percepções no córtex somatossensorial, da espessura de um fio de cabelo, que se enrola

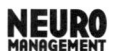

ao redor do cérebro. Dados provenientes do lado esquerdo do corpo terminam no lado direito e vice-versa. Cada parte do córtex processa informações oriundas de uma região diferente do corpo. É possível mapear o córtex cerebral, dividindo-o em regiões correspondentes às partes do organismo. Esse mapeamento foi feito pelo cirurgião canadense Wilder Penfield, já citado, mas cujo trabalho merece ser detalhado.

UM "GEÓGRAFO" DO CÉREBRO

Wilder Penfield foi um neurocirurgião canadense conhecido por seus estudos pioneiros sobre a estrutura e a função do cérebro humano. Nasceu em 26 de janeiro de 1891, em Spokane, Washington, nos Estados Unidos, e faleceu em 5 de abril de 1976, em Montreal, Quebec, no Canadá. Durante sua longa carreira, desenvolveu técnicas de mapeamento cerebral que permitiram a identificação precisa das áreas do cérebro que controlam funções como a fala, o movimento e a percepção sensorial. Também fez importantes contribuições para o estudo da epilepsia, e é considerado o pai da cirurgia moderna nessa área[34].

Em 1934, fundou o Instituto Neurológico de Montreal, onde trabalhou por mais de três décadas. Também foi professor de neurologia na Universidade McGill, em Montreal. Entre suas publicações mais conhecidas, destacam-se *The Cerebral Cortex of Man* e *Epilepsy and the Functional Anatomy of the Human Brain*.

Por seu trabalho revolucionário em neurociência, recebeu inúmeras honrarias, incluindo a Ordem do Canadá e a Legião de Honra Francesa. Ele é

---

[34] PENFIELD, Wilder. *Epilepsy and the Functional Anatomy of the Human Brain*. Neurology Book Reviews, 1954. https://n.neurology.org/content/4/6/483 . Acesso em 15/09/2023.

lembrado como um dos maiores neurocientistas do século passado. São estas suas principais contribuições:

Mapeamento do córtex motor e sensitivo: desenvolveu técnicas para mapear as áreas do córtex cerebral responsáveis pelo movimento e pela sensação. Usou estímulos elétricos em diferentes áreas do córtex e registrou as respostas motoras ou sensoriais resultantes. Esse estudo permitiu a identificação precisa das áreas do cérebro que controlam funções específicas do corpo.

Descoberta da representação somatotópica: descobriu que as áreas motoras e sensoriais do córtex cerebral são organizadas de forma somatotópica, o que significa que diferentes partes do corpo são representadas em áreas específicas do córtex. Essa descoberta foi fundamental para entender como o cérebro controla o movimento e processa as sensações correspondentes.

Cirurgia da epilepsia: desenvolveu técnicas para remover o tecido cerebral anormal que causava convulsões nos pacientes.

Pesquisa sobre a memória: estudou a memória e descobriu que estimular certas áreas do córtex cerebral durante uma cirurgia podia evocar memórias vivas em alguns pacientes.

Os dois homenzinhos

Já tratei brevemente do assunto, mas considero importante um detalhamento. O Homúnculo, ou *Homunculus*, em latim, é uma representação gráfica do corpo humano em que as partes do corpo são proporcionalmente ampliadas ou reduzidas de acordo com a

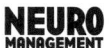
quantidade de inervação sensorial e motora que possuem no cérebro. Em outras palavras, é uma representação visual da forma como o cérebro humano percebe e controla as diferentes partes do corpo.

Existem dois tipos de homúnculos: o homúnculo sensitivo e o homúnculo motor. O homúnculo sensitivo representa a área do córtex cerebral que recebe informações sensoriais de diferentes partes do corpo, enquanto o homúnculo motor representa a área do córtex cerebral que controla os movimentos do corpo.

O homúnculo sensitivo mostra quais áreas do corpo têm mais inervação sensorial no cérebro, e é comumente representado como uma figura humana distorcida, com mãos, boca, língua e órgãos genitais desproporcionalmente grandes em relação a outras partes do corpo, como as costas e as pernas.

Já o homúnculo motor representa a área do córtex cerebral responsável pelo controle motor e, portanto, mostra as áreas do corpo que têm mais inervação motora no cérebro. Ele também é comumente representado como uma figura humana distorcida, com mãos e boca grandes, enquanto as pernas e o tronco são pequenos.

Essas representações visuais são úteis para entender como o cérebro humano processa as informações sensoriais e controla os movimentos do corpo. São frequentemente usadas em estudos de neurociência e em aplicações clínicas, como em tratamentos de reabilitação.

O Google Maps interno

Sem a propriocepção, ficaríamos perdidos e sem rumo. É o que nos permite manter o equilíbrio postural e realizar diversas atividades práticas. Para termos controle dos movimentos, são acionados proprioceptores nos músculos, tendões, articulações e ligamentos. Eles monitoram alterações em extensão, tensão e pressão e, na sequência, enviam impulsos ao cérebro, especialmente ao sistema somatossensorial. Com o processamento dessa informação, a central de comando responde aos músculos, completando assim o ciclo do *feedback*. São decisões que nem mesmo percebemos, como mudar de posição ou ficar imóvel.

Os principais tipos de proprioceptores são:

Fusos musculares: estruturas em forma de fuso localizadas no interior dos músculos esqueléticos. Respondem ao estiramento do músculo, fornecendo informações sobre a posição e a taxa de variação do comprimento muscular.

Órgãos tendinosos de Golgi: sensores localizados nos tendões que se conectam aos músculos. Fornecem informações sobre a força e a tensão exercidas pelos músculos.

Receptores articulares: sensores localizados nas articulações, incluindo os ligamentos e cápsulas articulares. Fornecem informações sobre a posição e o movimento das articulações.

Mas talvez você ainda tenha dúvidas sobre a importância do córtex somatossensorial. Então, vamos investigá-lo de forma detalhada. Trata-se de uma região do cérebro que processa informações sensoriais do corpo, como toque, temperatura e dor. E, obviamente, gerencia, lá do alto, a citada propriocepção. Está localizado no lobo parietal do cérebro e recebe informações sensoriais de todo o corpo.

É organizado de forma somatotópica, ou seja, as áreas adjacentes do córtex correspondem a partes adjacentes do corpo. Desse modo, diferentes partes do corpo são representadas em áreas equivalentes do córtex somatossensorial. A área do córtex que corresponde à mão, por exemplo, é adjacente à área que corresponde ao braço, que por sua vez é adjacente à área que corresponde ao tronco.

Quando uma parte do corpo é estimulada, como quando tocamos um objeto, as informações sensoriais são transmitidas por fibras nervosas até o córtex somatossensorial correspondente. Essas informações

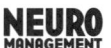

são processadas e cria-se uma representação mental da sensação. Em síntese, o córtex somatossensorial é fundamental para a capacidade de sentir e interagir com o ambiente.

Por fim, você já deve ter escutado o termo "membro fantasma", certo?

Quando uma pessoa tem parte do corpo amputada ou removida, às vezes continua a experimentar sensações, em geral dolorosas, naquela área. Estudos por imagem relacionam esse fenômeno a mudanças no córtex somatossensorial, enquanto é submetido a um processo de reorganização e remapeamento. A boa notícia é que já existem tratamentos bem eficientes para minimizar esse incômodo. Um deles se vale do uso instrumental do espelho. A técnica é baseada na teoria de que o cérebro continua a processar sinais que julga associados ao membro já amputado.

Nos experimentos de VS Ramachandran e D Rogers-Ramachandran, publicados em 1996, com a denominação de *"mirror therapy"*, orienta-se o paciente a colocar o membro saudável em frente a um espelho e a região do membro amputado atrás da superfície reflexiva. Na sequência, a ordem é executar movimentos com o membro existente, observando no espelho sua imagem duplicada. Trata-se de uma operação de ilusionismo, como aquelas executadas pelos mágicos. Por meio do *feedback* visual, o cérebro vai "acreditar" que o esquema corporal funciona a contento e tende a interromper os comandos que produzem a dor. O tratamento pode ser realizado em sessões de 15 a 30 minutos, uma ou várias vezes ao dia, dependendo das necessidades do paciente. Age de forma a minimizar sensações desagradáveis enquanto as centrais somatossensoriais são reconfiguradas.

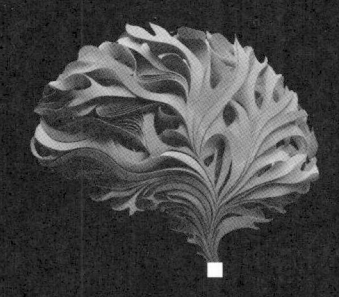

CAPÍTULO 4

A DUALIDADE DENTRO DE NÓS

Já tratamos da diferença entre emoções e sentimentos. Cabe, agora, compreender a anatomia desses processos. Comecemos pelas emoções, que são geradas no sistema límbico, um conglomerado de estruturas situado abaixo do córtex, desenvolvidas muito cedo na história evolutiva dos mamíferos. Nos humanos, estão conectadas às áreas corticais constituídas recentemente. O tráfego de duas vias entre o sistema límbico e o córtex permite que as emoções sejam vivenciadas de forma consciente e que os pensamentos as afetem. Cada emoção é produzida por uma rede diferente de módulos cerebrais. O hipotálamo e a hipófise, em particular, controlam os hormônios que provocam reações físicas, como o aumento da frequência cardíaca e a contração muscular.

Vamos conhecer melhor algumas estruturas que têm papel importante nas emoções:

Córtex cingulado: ativa-se quando executamos tarefas difíceis, sentimos raiva, expressamos amor ou somos tomados por um desejo intenso. Nos estudos de imageamento, é uma região que cintila quando a mãe escuta o choro do filho. Contém neurônios pouco comuns, as células fusiformes, que podem estar relacionadas com a capacidade de detectar sentimentos alheios e formular uma resposta comportamental.

ESPECIALISTAS EM RECONHECIMENTO FACIAL

As células fusiformes são um tipo específico de neurônio encontrado no cérebro humano e em outras espécies de mamíferos. São assim chamadas devido à forma alongada e fusiforme. Estão presentes principalmente no córtex cerebral, mais especificamente nas regiões relacionadas ao processamento visual. Desempenham papel importante na percepção de formas complexas.

Os neurocientistas descobriram que exibem alta seletividade para o processamento de informações relativas ao reconhecimento de faces. Estudos mostraram que certas células fusiformes se tornam altamente ativas em resposta a estímulos faciais, mas têm uma reação tímida a outros estímulos visuais, como objetos inanimados.

Acredita-se que essa especialização esteja relacionada à evolução da vida gregária de seres humanos e em outros primatas. As faces fornecem vasta gama de informações sociais, como identidade, emoções e intenções. São dados essenciais para estabelecer interações sociais seguras e vantajosas.

As células fusiformes também estão envolvidas na percepção de formas complexas, como letras e palavras. O funcionamento anormal desses neurônios pode estar relacionado a distúrbios como a prosopagnosia (incapacidade de reconhecer rostos) ou a alexia (incapacidade de ler).

Estria terminal: é parte de uma rede de vias que liga a amígdala a outras regiões do cérebro. Reage à ansiedade e ao estresse. A densidade celular difere em homens e mulheres, e pode influenciar na identificação de gênero. Transexuais possuem estrutura celular compatível com os indivíduos do gênero com o qual se identificam.

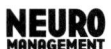

Córtex frontal: recebe informações do sistema límbico na produção de sensações conscientes. O conhecimento lúcido retorna para o sistema límbico, em uma cadeia circular de comunicação. Acredita-se que o efeito da emoção no pensamento seja mais forte do que o contrário, provavelmente porque a "malha viária" nervosa do sistema límbico é mais robusta nas vias de saída do que naquelas de entrada.

Corpo caloso: desempenha um papel importante na transmissão das emoções entre o hemisfério esquerdo e o direito. As mulheres, em média, têm mais fibras no corpo caloso do que os homens. Pode ser a causa de algumas diferenças entre os sexos quanto à resposta emocional.

Hipotálamo: age como sinalizador e transmissor hormonal, desencadeando reações corporais ao ambiente e provocando sensações, que percebemos como emoções. Também atua na reação de medo produzida pela amígdala.

Corpos mamilares: associados ao hipotálamo e conectados ao hipocampo via fórnix, situam-se na interface entre a memória e as emoções.

Fórnix: é composto por um par de feixes de fibras nervosas, em forma de "C" no lobo temporal medial, que funciona como principal via de saída do hipocampo, estendendo-se até o corpo mamilar, no hipotálamo anterior.

Hipocampo: está relacionado principalmente com a decodificação e o resgate de memórias. Lembranças pessoais ou episódicas incluem um componente emocional. Assim, ao evocá-las, o hipocampo repete sentimentos pretéritos. Dessa forma, emoções antigas podem influenciar ou "contaminar" emoções recentes. É o caso de situações em que um registro passado triste estraga um momento feliz. É importante notar que toda recordação, ao ser resgatada, ganha um novo marcador emocional, que pode ou não ser relevante. Por este motivo, a memória está sempre em reconstrução e algumas pessoas podem "mentir" de forma honesta, baseadas em suas próprias reformulações mentais da experiência vivida. Depois de 30 anos da formatura, cada amiga se lembra de forma diferente do dia em que soltaram uma ratazana na sala da diretora. A propaganda política se utiliza frequentemente desses artifícios de alteração da memória, associando emoções negativas às gestões dos partidos adversários. O nazismo, por exemplo, criou um arsenal de signos representativos para narrar uma história de suposta superioridade da chamada raça ariana. Essa publicidade intensa também fabricou emoções negativas para deteriorar a lembrança acerca dos judeus. Em *Analysis of Nazi Propaganda — A Behavioral Study*[35], Karthik Narayanaswami, pesquisador da Harvard University, mostra em detalhes como os hitleristas utilizaram essas técnicas para fortalecer o regime. "Os vieses de memória podem melhorar ou prejudicar o resgate de uma lembrança, seja de curto ou longo prazo", explica.

Tálamo: é um centro distribuidor das informações entrantes, envolvido em quase todas as atividades. Alguns núcleos talâmicos têm forte influência sobre as sensações. Enviam estímulos com grande carga emocional para processamento nas áreas límbicas apropriadas, como a amígdala e o córtex olfatório.

Complexo olfatório: os bulbos olfatórios conduzem informações diretamente para o sistema límbico. Outros sentidos tomam rotas mediadas até o processamento, passando pelo tálamo antes de chegar ao córtex. Há grandes indícios de que o complexo olfatório seja o centro emocional primitivo do cérebro e tenha evoluído antes da visão e audição.

Amígdala: parte minúscula do cérebro, que já mencionei várias vezes. Reitero sua importância por ser a (polêmica) central da emoção. Essa área detecta informações externas e internas quanto ao nível de ameaça e significado emocional. Ela experimenta todos os estímulos e sinaliza a outras áreas para que produzam a reação apropriada. Creio que é necessário aproveitar cada linha deste livro para divulgar informação relevante e dissolver mitos a respeito do cérebro. Vale, portanto, mudar a crença comum de que a amígdala é a central de comando dos

---

[35] NARAYANASWAMI, Karthik. *Analysis of Nazi Propaganda: a Behavioral Study.* Harvard University, 2011. https://archive.blogs.harvard.edu/karthik/files/2011/04/HIST-1572-Analysis-of-Nazi-Propaganda-KNarayanaswami.pdf . Acesso em 20/09/2023.

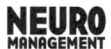

covardes. Nada é tão simples assim, e vou apresentar um bom argumento. A celebrada neurocientista Abigail Marsh, da Universidade de Georgetown, escreveu o livro *The Fear Factor* (2017)[36], no qual trata de medo, mas também de altruísmo. Ela concedeu esse ótimo testemunho aos repórteres da *National Geographic*, em 2018.

A amígdala é essencial para reconhecer o medo de outras pessoas. As descobertas de nossos estudos iniciais com crianças psicopatas mostram uma resposta reduzida da amígdala quando são exibidas imagens de expressões faciais de medo. A amígdala delas também era menor. Esta foi uma pista muito importante. As pessoas que são psicopatas têm uma personalidade destemida. A disfunção da amígdala prejudica sua capacidade de gerar uma resposta de medo e identificar o medo de outras pessoas. Elas realmente não são capazes de se sensibilizar com os outros. Um menino que estudei lançou uma granada falsa em um prédio cheio de pessoas para aterrorizá-las. Quando perguntei se ele se sentia mal, ele disse: "Momento Kodak total". Doadores altruístas de rim pareciam ser o oposto de psicopatas: suas amígdalas eram maiores e mais receptivas. As pessoas que são altamente altruístas são realmente boas em reconhecer o medo de outros indivíduos. E essa pode ser uma das razões pelas quais se motivam a ajudá-las.

A amígdala atua como uma central rápida de processamento de emoções, mas também como uma unidade conectada às 8.080 memórias de alerta. Ela reage a cobras, aranhas, bêbados ao volante, incêndios, enchentes e líderes (gestores) ruins. Em geral, reage quando julga conveniente e necessário, sem consultar os ponderados mestres das áreas evoluídas do lobo frontal. Em caso de determinadas fobias, podemos sofrer um ataque de pânico, em que o Sistema Nervoso Autônomo mobiliza uma série de forças internas. Nesse esforço, o

---

[36] MARSH, Abigail. *The Fear Factor: How One Emotion Connects Altruists, Psychopaths, and Everyone In-Between*. Basic Books, 2017.

coração dispara, os pulmões hiperventilam e o segundo cérebro, o intestinal, modifica o trânsito de resíduos alimentares.

Em outros tempos, o perigo era constante, uma rotina da vida. Podia aparecer para os povos das estepes, caçando mamutes. Ou para os 7 mil espartanos que, nas Termópilas, em 480 a.C. enfrentaram 300 mil persas. Os humanos foram assolados por diversas pandemias, como a Peste Negra, que pode ter matado até 200 milhões de pessoas, no século XIV. Esta não é, no entanto, a realidade de parcelas consideráveis da população humana do século XXI, em que a exposição ao perigo é episódica e, frequentemente, controlada. Muitas vezes, portanto, além de traumas sofridos, a fobia se constrói sobre o desconhecimento do objeto causador do desconforto. Há muitas formas de se tratar o medo, com medicamentos, terapia comportamental cognitiva e, por fim, terapias de exposição gradual à fonte do receio. É a ideia resumida na frase: "encare seus medos".

Além de estudar a Síndrome do Pânico, trabalhei durante muitos anos com medicações indicadas para minimizar os efeitos desse transtorno. Quero, no entanto, narrar um caso pessoal que pode interessar às leitoras e leitores. No fim de 2022, eu me encontrava a trabalho em Cancún, no México, e antes de retornar ao Brasil, ganhei uma tarde de folga. Decidi mergulhar. Fazia algum tempo que eu não utilizava o apoio de cilindro, mas fiz um curso de reciclagem e encarei a aventura. Quando havia descido aproximadamente 14 metros, senti um estampido no ouvido direito, que precedeu uma dor insuportável. Minha reação automática foi gritar, o que expeliu o respirador e permitiu que água entrasse em minha boca. Imediatamente, tive uma crise de pânico, imaginando um desfecho fatal para o episódio. Queria subir imediatamente, o que não é recomendado nessas situações.

Imediatamente, fui socorrido e orientado pelo instrutor que me acompanhava. De algum modo, com gestos, ele me tranquilizou e me auxiliou a gerenciar a situação. Posso dizer que retomei a respiração com o equipamento dele, e não com o meu. Depois de uma série de procedimentos de emergência, pude retornar à superfície. Nos meses

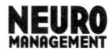

seguintes, em várias madrugadas, eu despertava com falta de ar, em crises moderadas de pânico. A qual tratamento recorri? Adivinhe. Mergulhar! Sim, voltei a praticar esse esporte com mais frequência. E foi assim que me livrei daquela síndrome. Aos poucos, ensinei os diversos patrulheiros do cérebro que havia um jeito de garantir a segurança em atividades submarinas. Normalmente, essas terapias levam tempo, porque não basta convencer os controladores conscientes. É preciso dialogar, a distância, também com os responsáveis pelas zonas profundas das zonas inconscientes de resposta automática. Não é fácil se comunicar com a amígdala, mas há meios de criar uma relação educativa com ela.

Sugiro fortemente que você elabore sua lista de medos em ordem de relevância. Trata-se de uma estratégia ativa para ampliar sua consciência e gerenciar as emoções. Aos poucos, surgirá naturalmente um elenco de respostas preventivas ou destinadas à redução tática de possíveis danos. Vou te ajudar. Quais são os medos do Flávio?

1) Morte.
2) Solidão.
3) Câncer.

E como eu lido com eles? No caso do número 1, sei que é inevitável. Mas posso trabalhar para retardar, no tempo, esse acontecimento. Como? Cuidando da saúde e reduzindo o risco de episódio fatal. Não está no meu horizonte de projetos, por exemplo, planar com um *wingsuit*. No meu caso, a questão envolve também minha crença religiosa ou a falta dela, de modo que a reflexão filosófica sobre a finitude me ajuda a lidar com o tema. Por fim, estabeleci um plano para minimizar o dano colateral eventualmente provocado por minha ausência. Garanto, sobretudo, que as pessoas queridas não venham a sofrer do ponto de vista financeiro. No caso do número 2, busco manter ativo e qualificado o meu *networking*. Também mantenho os poucos, mas bons amigos, que fiz durante minha trajetória. Procuro ser gentil, colaborativo e honesto com as pessoas, para que mantenham a confiança em mim. Enfim, chegamos ao número 3. Busco ao máximo compreender todos os tratamentos, "*label*" ou "*off-label*", dependendo do tipo de CA, para caso isso aconteça.

Obviamente, também faço uso dos conhecimentos obtidos com a neurociência. Destaco o fato de que o córtex pré-frontal, a parte do cérebro responsável pelo pensamento racional e pela tomada de decisões, pode redesenhar a resposta ao medo. Quando ativado, pode inibir reações desesperadas, induzir uma análise crítica da situação e eleger a razão como conselheira nos processos decisórios.

É importante lembrar que o medo pode ser útil em situações de perigo real, mas também pode ser desencadeado por gatilhos imaginários ou irracionais. Como já vimos, em casos de transtornos de ansiedade, fobia social ou transtorno do pânico, a resposta de medo pode ser ativada sem uma ameaça real. Os sintomas podem ser debilitantes e reduzir drasticamente a qualidade de vida. Nesses casos, é fundamental buscar tratamento com os profissionais especializados em saúde mental.

Quero salientar que as estruturas do Sistema Límbico, próximas à amigdala, também estão também envolvidas com sentimentos de prazer, principalmente ao reduzir a atividade das áreas corticais relacionadas à ansiedade. A antecipação e a busca da satisfação são influenciadas pelo circuito de recompensa, também chamado de motivação, grande fornecedor de dopamina. Esse sistema é frequentemente ativado no universo da gestão e se reveste de especial importância na modelagem de comportamentos nas corporações privadas e outras instituições. Vejamos como funciona na prática.

Cientistas agregados a um programa de pesquisa da Universidade de Cambridge, na Inglaterra, sustentam que descobriram uma maneira de remover medos específicos do cérebro, utilizando uma combinação de inteligência artificial e tecnologia de escaneamento[37]. A técnica visa a gerar alívio para portadores de fobias e pacientes que

---

[37] *Reconditioning the Brain to Overcome Fear*. University of Cambridge, 2016. https://neurosciencenews.com/neuroscience-reconditioning-fear-5559/. Acesso em 22/09/2023.

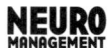

desenvolveram transtorno de estresse pós-traumático. Lidando com 17 voluntários, induziram memórias moderadas de medo e desenvolveram um método de leitura dos estímulos, baseado em algoritmos de IA. O desafio era reduzir ou remover esses registros de receio ou pavor.

O que fizeram foi se antecipar à consciência dos indivíduos analisados. Assim que detectavam essas cintilações nas áreas associadas ao temor, os cientistas disparavam uma mensagem de recompensa, constituída por uma pequena quantia em dinheiro. A experiência se repetiu por três dias, de forma sutil, em forma de disputas de velocidade entre os estímulos do medo e aqueles da satisfação. "Na verdade, os recursos da memória que foram previamente ajustados para prever o choque doloroso, agora estão sendo reprogramados para prever algo positivo", explicou a Dra. Ai Koizumi, do Centro de Informação e Redes Neurais, de Osaka, no Japão, que liderou o experimento. Por meio da repetição, eliminou-se a típica resposta de suor na pele, assim como atividade aumentada na amígdala. O Dr. Ben Seymour, da Universidade de Cambridge, afirma que o tratamento dispensa a reexposição direta aos objetos geradores de ansiedade e pânico. "Precisamos apenas construir uma biblioteca de códigos de informação cerebral para as várias coisas que podem despertar o medo patológico, como aranha", explica. "A ideia é que os pacientes tenham sessões regulares de *neurofeedback* decodificado para remover gradualmente a resposta de medo a essas memórias."

Jeitos de produzir felicidade

Provavelmente, você já ouviu falar da oxitocina, um hormônio produzido no hipotálamo e armazenado na hipófise posterior. Essa substância atua na contração do útero durante o parto e na secreção de leite pelas glândulas mamárias. Mas também tem um papel fundamental no aprofundamento de laços afetivos, na geração de bem-estar e no estabelecimento de laços de empatia. Por estes motivos, é chamado de "hormônio do amor".

Veja que interessante! Se um homem vê a esposa amamentando seu filho, tem aumentada sua própria produção de oxitocina. Já falamos anteriormente das capacidades humanas de espelhar condutas e emoções, fenômenos que muitas vezes ocorrem sem comandos conscientes. E é natural que comportamentos solidários e altruístas nos ajudem a viver melhor.

Se você está triste, desanimado e borocoxô, a ciência tem uma solução. Pare de reclamar e pedir. Mobilize-se para ajudar quem precisa. Esse tipo de atividade libera "drogas" naturais muito poderosas no organismo, como a serotonina e a já citada dopamina. Melhoram o humor e neutralizam o efeito do cortisol, o hormônio do estresse.

Não, não é conversa mole e há inúmeros estudos neurocientíficos que provam esses efeitos. No belo estudo *O papel da atividade neural relacionada ao estresse e à recompensa social*[38], de Tristen K. Inagaki e equipe, 36 voluntários foram submetidos a um escâner de ressonância magnética funcional enquanto realizavam três tipos de tarefas: um trabalho estressante de aritmética sob ameaça avaliativa, a visualização de imagens de pessoas próximas e uma atividade solidária de engajamento social. Bem, o estudo mostrou muitos resultados interessantes, mas quero destacar que dar, em vez de receber apoio, gerou sensível redução das atividades relacionadas ao estresse, especialmente no córtex cingulado dorsal anterior, na ínsula anterior e amígdala direita. Do ponto de vista evolutivo, dar é um refinamento civilizado que nos faz mais saudáveis e satisfeitos. Nossos cérebros continuam se programando para se sentirem mais recompensados por magnanimidade e solidariedade do que por mesquinhez e egoísmo.

Mas o que mais podemos fazer para ajudar na sanidade mental?

Pratique exercícios físicos: é uma ótima maneira de aumentar a produção de endorfinas no cérebro, o que pode ajudar a melhorar o humor e reduzir o estresse e a ansiedade.

------

[38] INAGAKI, Tristen K et al. *The Neurobiology of Giving Versus Receiving Support: The Role of Stress-Related and Social Reward-Related Neural Activity*. Pubmed, 2016. https://pubmed.ncbi.nlm.nih.gov/26867078/ . Acesso em 22/09/2023.

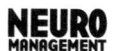

Coma alimentos saudáveis: alimentos como chocolate escuro, frutas e vegetais frescos contêm compostos que podem aumentar a produção de dopamina e serotonina no cérebro.

Ouça música (do seu agrado), dance e empreenda caminhadas: libera endorfinas e cria inevitável sensação de bem-estar.

Medite ou pratique *mindfulness* (atenção plena): reduzem o estresse e a ansiedade, aumentando a produção de dopamina e serotonina.

Durma bem e de forma despreocupada: caiu na cama é para dormir e não para fazer outra coisa, como jogar no celular ou assistir à televisão. Nem mesmo é para matutar sobre os problemas do dia seguinte. É difícil, eu sei, mas a melhor fórmula é pensar em nada, ou deixar que o cérebro brinque com imagens e lembranças, sem rígido enredo. Falta de sono equivale a menos dopamina e serotonina no cérebro. Então, durma e sonhe. Este é um momento também importante para a consolidação e arquivamento de memórias fundamentais ao aprendizado.

No famoso livro Relax and Win: *Championship Performance* (1981)[39], Lloyd Bud Winter, conceituado treinador de atletas norte-americano, descreveu uma rotina atribuída à Marinha para ajudar seus componentes a adormecer. O brevíssimo resumo é este: relaxar os músculos do rosto (inclusive a língua), soltar os ombros e as mãos, relaxar o peito, relaxar as pernas (das coxas até o pé), pensar em nada ou se entreter com vagas imagens agradáveis e, por fim, se for necessário, repetir as palavras "não pense" por dez segundos. Winter assegurava que, depois de seis semanas de exercícios mentais, 96% dos militares conseguiam pegar no sono em dois minutos ou menos, mesmo depois de tomar café, acomodados em uma cadeira e ouvindo uma gravação de disparos de

---

[39] WINTER, Lloyd Bud. *Relax and Win: Championship Performance Paperback*. Oak Tree Pubns, 1981.

metralhadora. Funciona para todos nós? Provavelmente, não. Mas os conceitos básicos fazem parte da receita. Uma rápida pesquisa revela que as técnicas dos militares norte-americanos se popularizaram na internet. E muita gente afirma que realmente rendem bons resultados.

....

Transe: quando constituído numa autêntica projeção dialética, de modo seguro, consensual, entre duas ou mais pessoas, é uma atividade que rende imensos benefícios físicos e mentais. Há milhões de anos, é a ginástica eficiente e eficaz da natureza. Refina emoções e enriquece os sentimentos. Aumenta a produção de endorfinas e nos habilita a vivenciar de maneira mais harmoniosa todas as relações humanas. Aumenta a produção de endorfinas e reduz sensivelmente o estresse.

Lembre-se de que cada pessoa é única e pode responder de maneira diferente a essas sugestões. Descubra o que funciona melhor para você. Além disso, livre-se dos preconceitos, dos velhos tabus e procure inovar em seus hábitos e atitudes.

O que diz a ciência? Utilizando um escâner cerebral, os pesquisadores da Universidade de Groningen, na Holanda, mostraram o que ocorria no cérebro de homens sexualmente estimulados por suas parceiras[40]. Aumentava a circulação de sangue na ínsula posterior e se reduzia na amígdala direita. Bem, a ínsula é uma espécie de tradutor automático de emoções do cérebro. Ela processa estímulos de sons, cheiros, visões e sabores, transformando-os, por exemplo, em apetite ou desejo. Então, parece que os pesquisadores acertaram. Na hora da atividade sexual, parece que a amígdala se acalmou, ou seja, não disparou alarmes de perigo, tampouco recomendou fuga. Na ejaculação, o cerebelo foi particularmente ativado, em uma rede de decodificação associada com a ideia de recompensa. Os estímulos foram parecidos

---

[40] GEORGIADES, Janniko R., HOLSTEGE, G. *Human brain activation during sexual stimulation of the penis.* University of Groningen, 2005. https://pubmed.ncbi.nlm.nih.gov/16255007. Acesso em 22/09/2023.

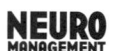

com aqueles detectados quando curtimos muito uma música ou ganhamos uma recompensa em dinheiro.

Um estudo realizado na Rutgers University in Newark monitorou a atividade cerebral de dez mulheres quando elas atingiam o orgasmo[41]. Nelas, as reações parecem mais complexas. Foram ativados o córtex pré-frontal, o córtex orbitofrontal, a ínsula, o giro cingulado e o cerebelo. São áreas envolvidas no processamento de sensações e emoções, mas também de regulação do processo metabólico e de tomada de decisões[42].

Adam Safron, do Weinberg College of Arts and Sciences da Northwestern University em Evanston, realizou vários estudos para determinar de que forma o orgasmo afeta o cérebro. Ele destaca o papel da atividade rítmica na relação sexual. Se durar o suficiente, pode aumentar as oscilações em frequências específicas, num processo denominado "arrastamento neural". Quando isso ocorre, estabelece-se um transe sexual, que está no cérebro, mas se expressa no corpo. Segundo ele, o sexo é uma sensação prazerosa, uma forma de conexão emocional, mas também um estado alterado de consciência. O efeito é de uma droga, sem que seja necessária a ingestão de qualquer substância química. Esses estímulos são convergentes em certos tipos de música e dança. Ritos sexuais e ritos religiosos, de certa forma, se valem dos mesmos transes neurais para atingir seus propósitos maiores.

Direita x Esquerda

Não, não se assuste. Não vou entrar no Fla-Flu político e ideológico que divide o Brasil e também os Estados Unidos. Quero apenas dizer que o hemisfério direito gera mais emoções negativas do que o

---

[41] WISE, Nan J.; FRANGOS, Eleni; KOMISARUK, Barry, R. *Brain Activity Unique to Orgasm in Women: An fMRI Analysis*. Pubmed, 2017. https://pubmed.ncbi.nlm.nih.gov/28986148/ . Acesso em 22/09/2023.

[42] *How do orgasms affect the brain? Study investigates*. Medical News Today, 2016. https://www.medicalnewstoday.com/articles/313894 . Acesso em 22/09/2023.

esquerdo. Perceber tristeza e medo depende de quais estímulos emitidos pelo lado direito são processados pelo esquerdo. Em um estudo com PET scan, mostrou-se a atividade cerebral de um voluntário que observou expressões faciais e gestos emotivos de outra pessoa. Essas visões estimularam uma atividade maior no córtex frontal direito do que na mesma área do hemisfério esquerdo.

Já quando sentimos raiva ou aversão, é ativada a amígdala, a ínsula, o córtex cingulado anterior, o núcleo caudado e o córtex pré-frontal ventromedial. Há, portanto, um circuito interno do ódio. Por vezes, por causa da ira, você sente dores ou desconfortos. Normalmente, é a ínsula processando reações físicas desagradáveis a uma situação que pode apenas ter caráter filosófico. Ocorre, por exemplo, quando você assiste a uma palestra e outro acadêmico desdenha de seu trabalho.

O córtex pré-frontal ventromedial é uma área do cérebro que desempenha um papel importante no processamento das emoções, na tomada de decisões e na regulação do comportamento. Quando uma pessoa sente raiva ou ódio, o córtex pré-frontal ventromedial pode lhe garantir prudência e civilidade. Quando tem o controle da situação, impede que você soque aquele sujeito que riscou seu carro, de propósito, no estacionamento da firma.

Muita coisa também ocorre lá no fundo do encéfalo, no corpo estriado, um dos núcleos do diencéfalo. É o "subúrbio" do núcleo caudado, do putâmen e do núcleo *accumbens*, que são importantes em funções homeostáticas, mas que também têm, digamos, um lado sombrio. Pesquisas mostram que, depois de um insulto ou agressão, ocorre uma espécie de reunião da turma barra-pesada dessa quebrada. E, quando há desejo de dar o troco, toda a região cintila nas telas de imageamento. Na verdade, a vingança é sobre sentir-se bem, e não sobre sentir-se mal! Você já assistiu à trilogia de *O Poderoso Chefão*? Pois, ali está a resposta. Há um lugar do cérebro que fica muito feliz em ver o sofrimento de quem nos causou dano. Por motivações filosóficas ou religiosas, você pode identificar essa pulsão como um pecado. Na verdade, são reações naturais do nosso encéfalo primata. O importante é garantir a soberania do córtex pré-frontal

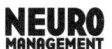

e evitar a pancadaria. No caso dos humanos, a resposta reativa costuma ser devolvida, em cadeias infinitas de ataques alternados, com danos para ambas as partes. Essa saga de terror neurossocial foi bem representada na aclamada série *Treta* (2023), de Lee Sung Jin, protagonizada por Ali Wong e Steven Yeun. Mostra como vidas podem se destruídas depois de um mero desentendimento no trânsito.

Gostaria de dizer que pessoas não são máquinas e podem se valer dos princípios da razão. Regram-se pela ética e pela moral. Dessa forma, podemos inibir comportamentos agressivos e, ao mesmo tempo, desenvolver habilidades diplomáticas. Há uma série de recursos de treinamento que podem modificar condutas. Por meio de expressões faciais, gestos e posturas, nosso corpo comunica disposições e intenções. Quando reconfiguramos nosso papel na grande coreografia social, também comunicamos mudanças de padrão aos centros cerebrais de controle e tomada de decisões. Ou seja, o cérebro é capaz de ensinar bons modos a si mesmo. Em países orientais, como o Japão, a comunicação é constituída por um intricado código de manifestações gestuais. Começa pelo cumprimento com uma inclinação. A faceta mais complexa desse ritual está nos modos das gueixas, extremamente planejados e treinados, destinados a mostrar destreza, delicadeza e respeito.

Uma coleção de provocações

É importante entendermos que emoções são diferentes de humores. Emoções costumam ser transitórias e surgir em respostas a pensamentos, atividades e situações cotidianas. Já os humores podem durar horas, dias e até meses, no caso de algumas doenças. Um sofrimento emocional como a tristeza, caso persista por um período de semanas ou até meses, pode indicar um quadro de depressão.

Um estudo determinou que a exibição de fotos desagradáveis, mesmo por uma fração de segundo, fez com que os voluntários se tornassem mais sensíveis a estímulos de natureza similar. Os sentimentos decorrentes dessa exposição foram descritos como "humores", e não como emoções. Já falamos dessa diferença, lembra-se? Emoções são imediatas, explodem sem pedir licença no campo da inconsciência. Os sentimentos, ao contrário, são elaborados e derivam de uma percepção ampla do conjunto de sensações corporais e também da absorção mental de seus significados.

Vejamos os sentimentos originados por emoções:

Raiva: pode ter como possível estímulo o comportamento provocativo, agressivo ou invasivo de outra pessoa. Nesse caso, a conduta adaptativa natural é a mobilização para a luta. Já fizemos isso por espaço, água ou alimento. Ou melhor, ainda fazemos, mundo afora.

Medo: a origem é a mesma da raiva, mas avaliada à luz da medição de forças. O outro é maior, mais forte, mais rico, mais poderoso e pode nos causar dano. O comportamento original é o de fuga. Se ela não é possível, a postura adaptativa indica submissão e subserviência. Mesmo que não expressa, essa condição também gera o ressentimento.

Tristeza: é o que ocorre, por exemplo, quando realizamos a cognição de uma perda, não importa sua natureza. Você imaginava que seria promovido, mas foi demitido, ou seja, perdeu sua fonte primária de sustento. Primeiramente, você é tomado pela ira, mas geralmente não tem como promover a vingança. Também não há motivo de medo imediato, exceto pela perspectiva de pobreza e carência. Nesse momento, então, as condições indicam que o comportamento possível é caracterizado por imobilidade, amargura e lamento.

Nojo: basicamente, é oriundo do contato com uma comida estragada. Lá atrás, quem se intoxicava podia morrer rapidamente. Como as reservas de energia corporal eram escassas, vomitar ou defecar demais podia equivaler à aniquilação. O cérebro, então, aprendeu a disparar um forte alerta contra substâncias potencialmente nocivas ao trato digestivo, em especial ao sistema entérico. Até hoje, se entramos em contato com o

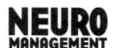

conteúdo de uma geladeira desligada, o efeito é imediato. Tampamos o nariz e nos evadimos. Curiosamente, desenvolvemos uma versão superior do nojo, aplicada a questões de natureza ética. É por isso que, num exercício evoluído de comunicação, decretamos: "tenho nojo desse político racista" ou "esse corrupto me gera repulsa".

Surpresa: diante de um acontecimento inesperado, gera uma atenção aumentada para garantir o máximo da informação e, assim, definir ações posteriores. A surpresa pode ser agradável ou desagradável. Saber que ganhamos o prêmio da Quina de São João libera uma grande quantidade de hormônios associados à satisfação. Sair do cinema e saber que seu carro foi guinchado, ao contrário, gera decepção. Enquanto você procura saber o que fazer, seu corpo vira uma bomba ambulante de cortisol.

Desejo e recompensa

É difícil precisar o desejo, mas ele pode ser definido como querer ou ansiar por algo que proporcione prazer ou satisfação. Há circuitos cerebrais específicos ligados à vontade e à recompensa, muitos dos quais já analisamos exaustivamente. Nos humanos, o desejo tem uma natureza muito complexa, que deriva de traços genéticos, mas também de criação familiar, cultura e crenças religiosas.

Primeiramente, é preciso definir a diferença entre "querer" e "gostar", palavras que nos apresentam de cara no ensino de qualquer idioma. No primeiro caso, manifestamos nossa demanda por uma necessidade real, muitas vezes fundamental. Você está vendo as estrelas numa pousada na Serra Gaúcha, mas está frio demais. "Quero entrar", determina. Nessa situação, ninguém diria: "gosto de entrar". Certo? O gostar tem a ver com a obtenção de algum prazer. No restaurante, você expressa uma vontade: "gostaria muito de tomar um vinho quente". Por vezes, querer e gostar se sobrepõem. Meter-se na cama confortável, debaixo do edredom fofinho e cheiroso, satisfaz os dois impulsos.

A diferença entre "querer algo" e "gostar de algo" pode ser explicada por processos neurais distintos no cérebro. O caminho do "querer" é amplo e complexo. Na chave de tudo está nosso já conhecido núcleo accumbens, que recebe informações privilegiadas da amígdala e do hipocampo. Ela diz sobre a intensidade emocional da situação. Ele nos fornece registros do passado que, eventualmente, nos incentivam a ir em frente. Então, o corpo estriado ventral resume essa informação e a envia para o hipotálamo, conforme explica Marwa Azab, professora de psicologia e desenvolvimento humano da California State University[43]. Ali, há uma central de expedição de estímulos associados a objetos do desejo, em íntima relação com a glândula pituitária, uma fornecedora de hormônios, como a já citada oxitocina. Toda agitação costuma se dar em planos ocultos ao olhar da consciência.

O processo do gostar, por sua vez, está ancorado na busca da experiência real de recompensa prazerosa. Em seu estudo *Wanting and Liking: Observations from the Neuroscience and Psychology Laboratory*[44], o acadêmico Kent C. Berridge, da Universidade de Michigan, explica que a origem dessa manifestação é muito mais restrita em termos estruturais e neuroquímicos. No circuito hedônico (do grego *hedonê*, que significa prazer), a estimulação ocorre em ilhas anatomicamente muito pequenas, espalhadas no sistema límbico, na área do já citado núcleo accumbens. "Em suma, o gostar é restrito e frágil, e os sistemas cerebrais de prazer são relativamente recalcitrantes à ativação em comparação com os sistemas do querer", explica Berridge. "Consequentemente, nossos mecanismos límbicos podem nos conduzir com mais frequência a estados de desejo do que a estados de prazer."

---

[43] AZAB, Marwa. *The Neuroscience of Wanting and Pleasure*. Psichology Today, 2017. https://www.psychologytoday.com/ca/blog/neuroscience-in-everyday-life/201702/the-neuroscience-wanting-and-pleasure. Acesso em 22/09/2023.

[44] BERRIDGE, Kent C. *Wanting and Liking: Observations from the Neuroscience and Psychology Laboratory*. Pubmed, 2009. https://www.ncbi.nlm.nih.gov/pmc/articles/PMC2813042/. Acesso em 22/09/2023.

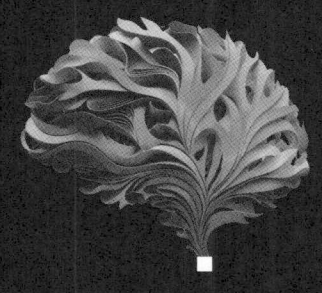

CAPÍTULO 5

O CÉREBRO SOCIAL

Nós, humanos, somos criaturas excepcionalmente sociais. Precisamos uns dos outros para suporte mútuo e proteção. Para tanto, desenvolvemos uma estrutura mental especialmente sensível aos nossos semelhantes. A definição de "cérebro social" é baseada em um conjunto de funções que possibilitam agirmos em uma comunidade integrada e cooperativa. Exige que nos comuniquemos com outras pessoas, de modo a respeitar seus valores e compreender suas necessidades. Também precisamos entender a posição social que ocupamos, na relação com indivíduos, grupos e instituições. Somos singulares, mas precisamos estabelecer conexões dinâmicas com outras singularidades. Esse é o grande desafio da civilização.

Neste capítulo, gostaria de abordar questões associadas a essas particularidades gregárias, começando pelas de natureza afetiva. O sexo, por exemplo, tem valor de sobrevivência, por permitir a reprodução e a perpetuação da espécie. Em outra composição biológica, os seres do planeta poderiam não ter qualquer interesse nesse tipo de atividade. Mas não é assim. Os fóruns de *nerds* matemáticos na internet mostram outra realidade. Considerando 8 bilhões de habitantes, o número de pessoas sexualmente ativas e a média de relações por semana, não é difícil crer que neste momento, em 2023, enquanto digito este parágrafo, há pelo menos 10,3 milhões de pessoas transando. Antes de recorrer à ciência, vamos dar uma olhadinha em versos de uma popular canção brasileira, composta por Arnaldo Jabor, Rita Lee e Roberto de Carvalho.

Amor é um livro
Sexo é esporte
Sexo é escolha
Amor é sorte
Amor é pensamento, teorema
Amor é novela
Sexo é cinema
Sexo é imaginação, fantasia
Amor é prosa
Sexo é poesia

Veja que interessante, porque não há qualquer menção aos órgãos sexuais, do homem ou da mulher, mas várias referências a construções neurais. Não viu ainda? Os compositores determinam que amor é pensamento, e ainda caprincham, considerando-o um teorema, suprema obra da construção consciente racional. Já o sexo é imaginação, associado às emoções límbicas, constituído em expressão de uma representação alegórica. Se assim for, depende da criatividade de natureza artística, ou seja, se produz num conjunto de áreas que somam o córtex pré-frontal lateral direito, o neocórtex direito, o tálamo ventral esquerdo, o lobo temporal frontal bilateral, o hipocampo anterior, o polo temporal bilateral, o giro temporal inferior e a amígdala esquerda. Ufa!

Vamos esmiuçar um pouco mais esse fenômeno. No caso do sexo, praticamos quando achamos apropriado, como expressão de afeição, em sua natureza mais nobre, ou como interação social, ginástica ou entretenimento. Quem pratica bom sexo tende a ser mais saudável e feliz. A maioria das outras espécies somente mantém relações quando a fêmea está apta a procriar.

O amor é um fenômeno complexo que envolve sexo, amizade, intimidade e compromisso. Além do valor de sobrevivência para o

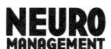

indivíduo e para a espécie, adiciona qualidade à vida. Quanto ao sexo, os humanos decidem quando praticá-lo, diferentemente de outras espécies, que têm relações sexuais apenas quando a fêmea está apta a procriar. O sexo envolve principalmente o sistema de recompensa do cérebro, que é ativado durante atividades prazerosas, como o orgasmo. Veja que já tratamos do sistema hedônico. Nesse arquipélago de zonas sensíveis, há regiões que estimulam a degustação de um chocolate suíço e também a pegação no escurinho do cinema, com ou sem dropes de anis. Durante o sexo, verifica-se um aumento na liberação de dopamina, substância química associada à motivação e recompensa, bem como uma elevação da atividade na amígdala e do hipotálamo, que estão envolvidos no controle da resposta sexual. Além disso, funciona a todo vapor a linha de produção da oxitocina, aquele hormônio bacana associado à intimidade, à confiança, à ternura e ao estabelecimento de vínculos sociais. Noradrenalina e dopamina também jorram das torneiras das fontes do prazer cerebral.

O amor, por outro lado, envolve principalmente o sistema de vinculação do cérebro, que é ativado durante a formação e manutenção de relacionamentos afetivos de longo prazo. Durante o amor romântico, há um aumento na atividade de áreas cerebrais envolvidas na formação de laços, como o córtex cingulado anterior e o córtex pré-frontal medial. Sim, produz-se mais oxitocina e também vasopressina, presentes, sobretudo, no encantamento monogâmico.

Embora sexo e amor possam estar inter-relacionados em muitas culturas humanas, eles representam processos neurobiológicos distintos. O sexo pode ser uma forma de expressão física de afeto e intimidade em um relacionamento amoroso, mas também pode ocorrer em contextos casuais e sem compromisso. Já o amor romântico envolve uma profunda conexão emocional e compromisso com outra pessoa, que pode ou não incluir a atividade sexual.

São muitos os estudos neurocientíficos que analisam o amor e o sexo. Em 2002, uma equipe de pesquisadores liderada por Semir Zeki, da University College London, utilizou ressonância magnética funcional (fMRI) para investigar as áreas cerebrais envolvidas na experiência subjetiva de estar apaixonado[45]. Eles descobriram um aumento na atividade da área tegmental ventral (ATV) e no núcleo caudado. Em 2003, um estudo liderado por Andreas Bartels e Semir Zeki utilizou fMRI para investigar as áreas cerebrais envolvidas na experiência subjetiva do desejo sexual[46]. Comprovaram aumento de atividade na mesma área tegmental ventral (ATV) e no córtex pré-frontal medial (CPFm).

Dois anos depois, um estudo conduzido por Jim Pfaus, da Concordia University, em Montreal, investigou os efeitos da estimulação sexual no cérebro de ratos machos[47]. Os cientistas registraram um aumento na liberação de dopamina no núcleo accumbens, uma região do cérebro associada à motivação e recompensa. Em 2010, uma equipe de pesquisadores liderada por Bianca Acevedo e Arthur Aron, da Stony Brook University, utilizou fMRI para investigar as áreas cerebrais envolvidas na experiência subjetiva do amor romântico de longo prazo.[48] Detectaram intensa atividade no córtex cingulado anterior (CCA) e no córtex pré-frontal ventromedial (CPFvm). Em 2012, uma equipe encabeçada por Lucy Brown, da Einstein College of Medicine, utilizou fMRI para investigar as áreas cerebrais envolvidas na recuperação emocional após a separação de um parceiro romântico[49]. E

---

[45] *Love: it's all the same to the brain* (ref. Semir Zeki and John Romaya). University College London, 2011. https://www.ucl.ac.uk/news/2011/jan/love-its-all-same-brain. Acesso em 22/09/2023.

[46] BARTELS Andreas; ZEKI, Semir. *The Neural Correlates of Maternal and Romantic Love*. NeuroImage, Volume 21, Issue 3, March 2004. https://www.sciencedirect.com/science/article/abs/pii/S1053811903007237 . Acesso em 23/09/2023.

[47] PFAUS, James G. *Pathways of Sexual Desire*. The Journal of Sexual Medicine, Volume 6, Issue 6, June 2009. https://www.sciencedirect.com/science/article/abs/pii/S1743609515325510?via%3Dihub . Acesso em 23/09/2023.

[48] ACEVEDO, Bianca P.; ARON, Arthur. *Neural correlates of long-term intense romantic love*. Pubmed, 2012. https://pubmed.ncbi.nlm.nih.gov/21208991/. Acesso em 23/09/2023.

[49] XIAOMENG, Xu; BROWN, Lucy; et al. *Regional brain activity during early-stage intense romantic love predicted relationship outcomes after 40 months: an fMRI assessment*. Pubmed, 2012. https://pubmed.ncbi.nlm.nih.gov/22902992/ . Acesso em 23/09/2023.

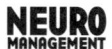

constatou atividade nas mesmas duas áreas, o córtex cingulado anterior (CCA) e o córtex pré-frontal ventromedial (CPFvm).

Estes são apenas alguns exemplos de estudos neurocientíficos sobre o amor e o sexo. Há muitos outros estudos que investigam diferentes aspectos desses fenômenos, usando uma variedade de técnicas neurocientíficas, como EEG, PET e estimulação cerebral não invasiva. A investigação científica nessa área é tão detalhada que, hoje, sabemos, por exemplo, quais são os neurotransmissores envolvidos na paixão. A feniletilamina e a dopamina relacionam-se à euforia inicial, que age entre o Sistema Límbico e as áreas corticais. Então, fique atento quando alguém disser que existe uma química entre você e fulano ou sicrana.

Outros fatores estão envolvidos nessa complexa trama. A face, por exemplo, é um elemento fundamental no jogo da atração. Mesmo inconscientemente, avaliamos especialmente o grau de simetria, começando pelos olhos. Também costumamos determinar quão feminina ou masculina é a aparência, de acordo com nossas naturais preferências. Um estudo recente mostrou que esses dois critérios de seleção eram igualmente relevantes para três diferentes grupos: um de europeus urbanos, outro de coletores africanos e um terceiro, de primatas não humanos. Há controvérsias na interpretação desses estudos, mas há quem diga que esses traços podem oferecer pistas de um possível intercâmbio genético vantajoso.

Quero falar sobre a oxitocina! Trata-se de um hormônio produzido no hipotálamo e secretado pelo estímulo dos órgãos sexuais e reprodutivos, durante o orgasmo e no estágio final do nascimento. Gera um prazer que propicia o apego. Esse fenômeno ocorre porque, assim como a vasopressina, a oxitocina ajuda no reconhecimento de indivíduos e na acomodação de memórias compartilhadas. Também é provável que apresente algum efeito de adicção, ou seja, de vício, como a dopamina. Nesse caso, explica-se por que as pessoas se sentem angustiadas depois de uma separação. Secretada naturalmente pela hipófise durante o parto e no período de amamentação, a oxitocina ajuda na construção de laços. Receber um beijo, abraço ou cafuné também estimula a produção desse hormônio.

Nós, humanos, criamos laços de intimidade ou afeição com pessoas, animais e até com objetos. A importância de um laço afetivo foi verificada na década de 1940, pela observação de órfãos e hospitalizados pelo psicanalista René Spitz. Bebês que recebiam cuidados mínimos, como alimentação e troca de fraldas, sem grande contato emocional com outros seres humanos, tinham um alto risco de desenvolver problemas físicos, emocionais e cognitivos no longo prazo. Esse trabalho ajudou a lançar as bases para pesquisas posteriores sobre o papel do ambiente social na formação do comportamento humano. Beijos, abraços e carinhos são fundamentais, portanto, para a construção de um cérebro saudável, que desempenhe com competência sua função de maestro do corpo. E essa é uma via de mão dupla. Estudos mostram intensa atividade no sistema de recompensa dopaminérgico quando uma mãe vê a foto do filho sorridente.

Vários mitos estão sendo derrubados pela pesquisa científica nos últimos anos. Antigamente, havia quem considerasse que o único papel dos pais era ensinar seus bebês a falarem. A linguagem, no entanto, é muito mais do que a expressão oral de um idioma. É o caso da visão, que também é naturalmente "ensinada" por meio de exercícios de conexão social. Quando nasce, a criança percebe luzes e padrões, sem grande nitidez. Por volta dos três meses, começa a focar e rastrear objetos. Aos cinco meses, desenvolve a percepção de profundidade. Nessa fase, está se consolidando o encanto do 3D e ela se habilita a alcançar objetos próximos ou distantes. Até os oito meses, o bebê já pode distinguir os pais do outro lado da sala. E o cérebro infantil, nesse momento, realiza uma façanha: constitui efetivamente a memória visual. Mesmo vendo apenas a testa e as orelhas, a criança monta mentalmente a imagem de seu ursinho de pelúcia favorito. Entre nove meses e um ano de idade, articula-se outro portento: refina-se o agarrar e segurar, ou seja, a articulação entre o processamento do estímulo visual e o uso instrumental do corpo, como a pinça polegar-indicador. Muitas crianças têm a acuidade visual comprometida se, na fase inicial da vida, são mantidas na escuridão permanente, impedidas de potencializar suas capacidades.

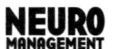

E o problema não está apenas no embotamento do olho, mas também nas conexões neurais que não são estabelecidas.

Ver socialmente é outra necessidade da espécie. Somos muito inter-dependentes. E, de alguma forma, também temos hábitos de manada, muitos deles definidos pela percepção visual. Um amigo me relatou que costuma ir ao supermercado bem cedo aos sábados, para depois realizar suas caminhadas. Ele normalmente é o primeiro a entrar no imenso estacionamento. Sempre que sai, mais ou menos meia hora depois, há um montinho de carros ao redor do seu, não importa onde pare. Ou seja, as pessoas se sentem mais seguras a seguir algum padrão definido pelo semelhante. E isso nem é consciente. É o cérebro profundo determinando aquele que julga o melhor procedimento.

Nas relações pessoais, gestos e expressões são muito importantes. Exibem nossas emoções e sinalizam nossas vontades. Como receptores, identificamos humores e podemos prever reações. Voltemos ao supermercado. Muitas vezes, vejo pessoas apressadas na fila do caixa. E essa aflição é denunciada pelo giro do pescoço, pelas piscadelas rápidas e pela compressão dos lábios. Por vezes, aparece alguém com um produto sem o código de barras. Pronto! Acende-se a lampadinha e o processo é interrompido. Eu já sei o que virá. Aquela pessoa vai reclamar. Alguns bufam. Outros soltam impropérios. E há aqueles que largam os produtos ali e, simplesmente, vão embora.

Expressões são muito mais do que sinais. São reflexos de emoções convertidas em sentimentos e, depois, em ações de impacto social. Ao sentirmos algo, a excitação dos neurônios pode promover, por exemplo, a contração dos músculos do rosto e do corpo. Há seis emoções básicas que são universais: surpresa, raiva, nojo, medo, felicidade e tristeza. Mas elas se subdividem numa infinidade de categorias mais específicas. Estudos recentes analisaram um conjunto de expressões usadas por pessoas cegas desde o nascimento e descobriram que são muito similares ou idênticas às das pessoas com visão. Possivelmente, essas informações básicas já vêm com o nosso sistema operacional básico, o "Windows" humano.

De acordo com a observação dos traços culturais, podemos facilmente decodificar o significado de várias expressões humanas. Façamos um exercício, pensando num jogo de futebol em que as câmeras do Premier flagram reações da torcida.

1 – O sujeito que se debruça na grade move o pescoço para baixo e balança a cabeça de um lado para o outro.

2 – A moça que abre a boca, mostrando a mandíbula, leva as duas mãos à parte do crânio que cobre os lobos temporais.

3 – O sujeito que ergue o punho fechado até a altura do peito mostra os dentes cerrados (mandíbula x maxilar) e franze as sobrancelhas em "v".

Nem precisava dizer, porque você já sabe, mas para efeito educativo, vamos lá. O primeiro está desacorçoado com a má apresentação de seu time. Demonstra sua desilusão com tantos passes errados e cruzamentos além da linha de fundo. A torcedora mistura espanto, incredulidade e preocupação com a conclusão errada do atacante. É o famoso: "putz, como foi perder esse gol?". O terceiro está exibindo a fúria dos vitoriosos, gesto muito comum dos guerreiros que derrotam os adversários numa batalha renhida. É o típico: "tomeee, aqui quem manda é nóis!".

A ampla pesquisa sobre as emoções humanas e expressões equivalentes envolve várias disciplinas, incluindo a psicologia, a neurociência, a antropologia, a sociologia, a linguística e a filosofia. Dentro da psicologia, por exemplo, a pesquisa sobre as emoções envolve subcampos como a psicologia do desenvolvimento, a psicologia social e a psicologia clínica. Na neurociência, os pesquisadores estudam a base neural das emoções e como elas são processadas no cérebro.

A antropologia e a sociologia estudam a expressão e a interpretação das emoções em diferentes culturas e grupos sociais, enquanto a linguística analisa a linguagem utilizada para descrever e expressar

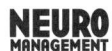

emoções. Por fim, a filosofia se concentra em questões mais amplas, como a natureza das emoções e sua relação com a cognição e a consciência. Essa ampla pesquisa transdisciplinar tem como objetivo entender melhor como as emoções funcionam em diferentes contextos e como elas afetam o comportamento humano.

Há uma experiência icônica no campo da gestão, a Hawthorne, realizada em 1927 na fábrica da Western Electric Company, em Chicago. Conduzida pelo psicólogo australiano George Elton Mayo, o objetivo inicial era estabelecer a relação entre intensidade de iluminação e produtividade dos trabalhadores. Aos poucos, no entanto, a observação revelou muito mais das relações interpessoais e de questões subjetivas que influenciavam a eficiência no chão de fábrica. A experiência passou, então, a procurar padrões para explicar fadiga, acidentes, desinteresse, rotatividade e engajamento.

O trabalho de Mayo recebeu crítica por seus critérios pouco claros e pelos métodos de aferição pouco confiáveis. Ainda assim, é inegável que os cientistas puderam reunir uma série de impressões fundamentais sobre as dimensões ocultas da motivação laboral. A supervisão menos rígida gerava menor ansiedade e uma rotina operativa mais fluida. A maior descoberta, no entanto, foi que grupos coesos, baseados na amizade e na confiança, eram mais produtivos. Se havia objetivos comuns e um propósito coletivo, registravam-se ganhos em volume e qualidade. A capacidade física e a organização do espaço industrial, portanto, pareciam menos importantes que fatores de natureza subjetiva, como a integração social, a satisfação proporcionada pela convivência e a definição de metas informais compartilhadas.

Na fábrica, as pessoas eram, na visão de Mayo, muito influenciadas por respeito, acolhimento e incentivo, mesmo que nada disso estivesse escrito em um manual de procedimentos de manufatura. Um sorriso era capaz de solucionar rapidamente um problema e restabelecer a conduta cooperativa.

Vamos procurar entender, portanto, a "anatomia" do sorriso. Há várias categorizações, que chegam a descrever 50 diferentes modalidades.

Talvez o mais famoso seja o "Duchenne", determinado pelo neurologista francês Guillaume Duchenne (1806-1875), o pai da eletroterapia, um pesquisador muito interessado na fisiologia do movimento. A expressão que leva seu nome, pelo menos em tese, expressa satisfação genuína, mobilizando uma série de músculos na arquitetura facial. Quando ocorre, combina a contração do músculo zigomático principal com o músculo orbicular do olho. Os cantos da boca se elevam, as bochechas se projetam para frente e rugas (pés de galinha) se formam pela compressão das pálpebras.

Em 1988, o psicólogo Fritz Strack e seus colegas conduziram um estudo popularmente conhecido como "Caneta na Boca". Na pesquisa, os participantes foram instruídos a segurar a peça com os lábios ou com os dentes, forçando-os a adotar uma expressão facial de desagrado ou de sorriso, respectivamente. Em seguida, foram convidados a avaliar o quão engraçado era um desenho animado. Os resultados mostraram que os participantes que seguravam a caneta com os dentes, forçando um sorriso, avaliaram o desenho animado como mais engraçado do que aqueles que seguravam a caneta com os lábios, forçando uma expressão de desagrado. Essa diferença foi interpretada como uma evidência de que o sorriso consciente pode promover uma sensação de felicidade ou prazer, mesmo que a pessoa não esteja necessariamente sentindo essas emoções.

Desde então, esse estudo foi replicado e refinado em vários outros experimentos, reforçando a ideia de que as expressões faciais podem afetar o estado emocional das pessoas, mesmo que em pequena medida. Além disso, outras pesquisas sugerem que a sincronização das expressões faciais entre duas pessoas pode promover um maior senso de conexão e empatia, o que pode ter implicações importantes para o bem-estar psicológico coletivo.

A neurocientista espanhola Nazareth Castellanos, pesquisadora do Laboratório Nirakara-Lab e professora da Universidade Complutense de Madri, tem dedicado a vida e estudar esse fascinante assunto. Segundo ela, há uma relação biunívoca entre as estruturas do cérebro e do corpo. Por muito tempo, pensamos que cara de raiva, por

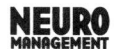

exemplo, apenas expressasse um tipo específico de humor, e pronto. Hoje, não! "Se faço uma cara de raiva, o cérebro a interpreta e ativa os mecanismos de raiva", diz a pesquisadora. "E se o corpo está em uma postura típica de tristeza, o cérebro começa a ativar mecanismos neurais típicos dessa condição."

Segundo a cientista, é preciso mudar a ideia de que temos apenas cinco sentidos, todos eles no campo da exterocepção: olfato, visão, audição, tato e paladar. Segundo ela, a estes precisam ser somados mais dois. O primeiro adicional é a interocepção, a informação registrada e fornecida pelos órgãos internos, como coração, estômago e intestino. Já falamos, por exemplo, de como a barriga denuncia nosso estado emocional. O segundo é a propriopercepção, avaliada de forma mais sofisticada, de acordo com a manifestação externa do corpo, o que envolve postura, gestos e expressões faciais[50].

A pesquisadora afirma que, antes da era do imageamento cerebral, a ideia era que os circuitos encefálicos decidiam tudo em suas áreas de gerenciamento. Aos poucos, no entanto, estamos descobrindo que o processo é muito menos simples. No cérebro, temos uma espécie de tiara, o córtex somatossensorial, e ali se ativa um mapa dinâmico de correspondências com as demais partes do corpo. Suas observações recentes são muito interessantes. Quando franzimos a testa, mesmo que seja para ler as letrinhas do celular, ativamos sem querer a amígdala. Se ocorrer uma situação estressante durante esse exercício ocular, a área da reação já estará ativada, predispondo o indivíduo a uma conduta mais impaciente ou mesmo ríspida. Castellanos lembra que, quando vemos pessoas sorridentes, nos tornamos mais criativos e aumentamos nossa capacidade cognitiva. "A ínsula, que é uma das áreas do cérebro mais envolvidas na identidade, é ativada quando vemos alguém sorrir ou quando nós mesmos sorrimos", explica.

---

[50] MARTINS, Alejandra. *Temos 7 sentidos — e os 5 mais conhecidos são os menos importantes.* BBC News Mundo, 2023. https://www.bbc.com/portuguese/articles/cxx79170863o#:~:text=A%20nossa%20postura%20e%20o,Complutense%20de%20Madri%2C%20na%20Espanha. Acesso em 23/09/2023.

Então, para deixar bem claro o conceito, se estamos com raiva ou tristes, nossas faces refletem esses estados de perturbação ou depressão. Mas a comunicação reversa também funciona! Se busco uma expressão facial de aquiescência ou serenidade, o cérebro lê essa informação e ativa os mecanismos que reforçam essa conduta. Há uma busca permanente por congruência mente-corpo. A neurologista realizou inúmeros testes e determinou que há meios de se remodelar o padrão de estímulos que definem nosso humor. Ela explica:

A princípio, o cérebro diz: "isso não bate, ela está nervosa, mas está com a cara relaxada". E então começa a gerar algo chamado migração do estado de espírito. O cérebro diz: "tudo bem, então vou tentar combinar o estado de espírito com o rosto". Em outras palavras, veja que recursos nós temos. (...) Acredito que a primeira coisa para saber como está nosso corpo é aprender a observá-lo. E o que os estudos nos dizem é que grande parte da população tem uma consciência corporal muito baixa. Por exemplo, toda vez que sentimos uma emoção, a percebemos em alguma parte do corpo; as emoções sem o corpo seriam apenas uma ideia intelectual. Há estudos em que se pergunta às pessoas: quando você está nervoso, onde localizaria essa sensação em seu corpo? Grande parte não sabe responder, porque nunca parou para observar o próprio corpo.

É interessante e também preocupante que, no âmbito social, muitas vezes na empresa, movemos enormes esforços conscientes para esconder o que realmente pensamos ou sentimos. O cérebro está processando uma emoção, mas comunicamos outra, gerando um conflito interno no sistema. Vou dizer cinco frases angustiantes que passam pela cabeça de muita gente durante uma reunião corporativa.

— Meu Deus, tudo de novo? Até o vaso de flores já entendeu o conceito.

— Nossa, isso é muito básico; estamos perdendo tempo aqui!

— Caramba, esse cara é muito arrogante!

— Muita teoria, mas ele não tem ideia do que está se passando nas lojas.

— Mil coisas para resolver e eu dando *feedback* para um narcisista.

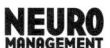

Mesmo assim, continuamos simulando interesse e reverência pelos interlocutores. Nossos impulsos associados ao desagrado estão inibidos, porque temos noção do castigo equivalente a uma insurreição. Lá na citada fogueira do início do Neolítico, alguém podia estar entediado com a história, mas não protestava. Era importante permanecer quietinho ali para ganhar um pedaço da coxa do bisão. No caso de hoje, o importante é manter o emprego e não frear a ascensão social que lhe é correspondente. Lembra do Phineas Gage? Pois bem, com o lobo frontal destroçado, ele não se segurava. Nessas situações, comunicava exatamente o que estava sentindo. E, por esse motivo, passou por maus bocados, arruinando suas relações sociais. Somos "enganadores" por conveniência e necessidade. O uso permanente da verdade, em qualquer situação, nos levaria ao desastre.

No início da década de 1990, neurologistas de Estrasburgo, na França, se depararam com um caso muito estranho. Um homem na casa dos 50 anos, apelidado "Pinóquio", sentia-se mal, tinha convulsões e até desmaiava sempre que tentava mentir. *Ok*, você pode dizer: bastava que ele apenas dissesse a verdade. O problema é que se tratava de um funcionário de alto escalão da Comunidade Econômica Europeia (CEE), que depois seria substituída pela União Europeia (UE). Então, não mentia por maldade ou para obter vantagens ilícitas, mas para manter a coesão de trabalho com seus pares estrangeiros. Quando os sintomas se tornaram conhecidos, sua carreira foi gravemente prejudicada. Todos logo percebiam quando o pobre homem não estava sendo sincero.

Encaminhado ao hospital, descobriram que tinha um tumor do tamanho de uma noz, que aumentava a excitabilidade da amígdala. Depois de uma cirurgia bem-sucedida, os ataques cessaram e ele pôde retomar normalmente suas funções, mentindo com garbo, controle e honestidade[51]. No caso do Mal de Parkinson e de certas lesões no lobo frontal, o recurso civilizado à mentira pode ser eliminado do repertório de comportamentos.

---

[51] SELLAL, F.; CHEVALIER, Y.; COLLARD, M. *"Pinocchio syndrome": a peculiar form of reflex epilepsy?* Pubmed, 1993. https://www.ncbi.nlm.nih.gov/pmc/articles/PMC1015158/?page=1. Acesso em 23/09/2023.

E o resultado, nesses casos, pode ser socialmente catastrófico. "Gostou do meu novo corte de cabelo?", dispara o vaidoso Sérgio. "Nossa, ficou ótimo: você está muito charmoso", responde Paula. Imagine o efeito da resposta sincera: "ridículo, você parece um texugo molhado".

O processamento social é mediado por um conjunto de áreas cerebrais conhecidas como "rede neural social". Inclui o córtex pré-frontal medial, o córtex cingulado anterior, a amígdala e outras regiões cerebrais associadas à tomada de decisões sociais, empatia, compaixão, emulação e comportamento moral. Há evidências de que o cérebro social é plasticamente maleável e pode ser treinado e aprimorado por meio de atividades como a prática da meditação, o envolvimento em terapias sociais, o voluntariado e outras formas de engajamento social.

Nosso cérebro tem uma grande área chamada neocórtex, uma camada exterior relativamente recente, importante na alteridade, ou seja, na capacidade projeção, compreensão e identificação do outro, do diferente, seja ele um indivíduo ou grupo social. Suspeita-se que essa parte sofisticada do "equipamento" neural surgiu como uma adaptação para lidar com a complexidade crescente dos ambientes sociais e ecológicos em que os mamíferos evoluíram. Outra teoria sugere que evoluiu em resposta à pressão seletiva de aprimoramento da capacidade de aprendizagem e adaptação.

Em termos de nossa consciência social, no entanto, muitas áreas do cérebro estão envolvidas:

Córtex cingulado anterior: seleciona ações, corrigindo intenções de acordo com o contexto social. Também registra a rejeição social.

Córtex pré-frontal médio: controla as emoções em situações sociais.

Ínsula: é onde o indivíduo reflete sobre si mesmo.

Amígdala: registra a própria emoção e a dos outros.

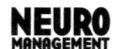

Área facial fusiforme: identifica rostos similares e os analisa por sinais emocionais.

Sulco temporal posterior superior: garante o sentido da própria presença.

Junção temporoparietal: detém o mapa do corpo e monitora a personalidade física em relação ao mundo.

Córtex motor: controla ações físicas, ou seja, o movimento autoral, que consolida a convicção de que estamos no comando de quem somos.

A ideia do próprio si, também conhecida como senso de *self*, refere-se à percepção que temos de nós mesmos e do ambiente que nos rodeia. É a sensação de que temos um eu único e contínuo, que persiste ao longo do tempo e é separado de outras pessoas e objetos. É uma construção complexa que envolve diferentes aspectos da experiência humana, incluindo a percepção corporal, a memória, a cognição e a emoção. Permite que as pessoas se identifiquem e construam uma narrativa coesa de suas vidas.

De acordo com a teoria da autoestima, de William James, o senso de *self* é composto por duas partes: o eu material, que é a percepção do corpo e das sensações físicas; e o eu social, que é a percepção de como somos vistos pelos outros e como nos vemos em relação a eles. A teoria do "eu como narrativa" propõe que somos o que contamos sobre nós mesmos e nossas experiências. Essas histórias são influenciadas por fatores como crenças religiosas, valores morais, memórias e experiências emocionais.

Exclusão e imitação

Quando trato do cérebro social, gosto de citar o *Cyberball Study*, realizado em 2003 pelos pesquisadores Matthew Lieberman e Naomi

Eisenberger, da Universidade da Califórnia, Los Angeles (UCLA)[52] [53]. Na pesquisa, os participantes disputavam um jogo virtual de arremesso de bola com dois outros indivíduos, enquanto seus cérebros eram avaliados por meio de ressonância magnética funcional (fMRI). No momento da exclusão do jogo, os pesquisadores descobriram atividade no córtex pré-frontal ventromedial (vmPFC), região envolvida na tomada de decisões e na avaliação de recompensas. Há, no entanto, uma descoberta ainda mais impactante nesta pesquisa. Verificou-se também significativo aumento na atividade do córtex cingulado anterior (ACC). Curiosamente, essa é uma área envolvida na regulação da dor física. Por esse motivo, não duvide quando alguém disser que dói ser vítima de racismo, homofobia ou xenofobia.

Nosso cérebro é muito sensível ao movimento de outros animais, especialmente de humanos. O sistema de neurônios-espelho, já citado, nos leva a mimetizar as ações dos outros de imediato. O efeito é tão forte que a ausência de imitação pode chamar a atenção negativamente. Imagine que você esteja na arquibancada lateral da quadra Philippe Chatrier, assistindo à final masculina de Roland Garros entre o sérvio Nova Djokovic e o norueguês Casper Ruud. Todo mundo em silêncio, os pescoçinhos dos aficionados girando juntos, para a esquerda e depois para a direita, acompanhando o movimento da bola. De repente, porém, você percebe alguém perto de você, na direção da rede, que não mexe a cabeça. E que, além de tudo, está tagarelando, supostamente criticando o árbitro. Outras pessoas notam essa inconformidade, e logo se exasperam. Bem, você já deve ter vivido uma situação correlata. Ficamos simplesmente desconcertados. Podemos manifestar irritação, aborrecimento e até mesmo sentir o constrangimento do outro, ou seja,

---

[52] EISENBERGER, Naomi; LIEBERMAN, Matthew D.; WILLIANS, Kipling D. *Does rejection hurt? An fMRI study of social exclusion.* Pubmed, 2003. https://pubmed.ncbi.nlm.nih.gov/14551436/ . Acesso em 23/09/2023.

[53] EISENBERGER, Naomi et al. *Neural pathways link social support to attenuated neuro-endocrine stress responses.* Neuroimage. 2007 May 1; 35(4): 1601–1612. https://www.ncbi.nlm.nih.gov/pmc/articles/PMC2710966/ . Acesso em 23/09/2023.

Capítulo 5 · O cérebro social

corporificar a chamada vergonha alheia. Nessas situações, o cérebro xereta resolve se colocar no lugar da pessoa que recebe a reprovação social. E, obviamente, sente suas dores presumidas. Não é ruim?!

Pegando carona nesse episódio fictício, quero dizer que a busca contextual do certo e do errado permeia todas as nossas percepções sociais e interações. Nunca acredite em alguém que diga: "não estou julgando, mas...". Primeiramente, porque usou uma adversativa. Em segundo lugar, porque efetuamos julgamentos morais o tempo todo, mesmo que nos esforcemos por uma atitude isenta ou alienada. Nesses procedimentos, dois circuitos cruzados, mas distintos, entram em jogo. Um deles é o circuito racional, que pesa os prós e contras de cada ação, com objetividade. O outro é o circuito emocional, que produz uma opinião subjetiva sobre a questão em análise. Os dois "corpos de jurados" nem sempre chegam à mesma conclusão. O grupo da razão tende a se pautar pelo direito e pela letra fria da lei, em busca de algum tipo de justiça formal. O grupo da emoção contempla o interesse imediato da conveniência, que pode ser pessoal, religiosa ou ideológica. E aí o cérebro se embaralha, como em *12 Homens e Uma Sentença* (1957), de Sidney Lumet.

Um neurocientista exigente pode considerar que essas sejam explicações simplórias para processos tão complicados. E pode ter razão, porque recorremos a uma linguagem de síntese didática, ou seja, de alegorias, para explicar interações muito complexas. Neste caso específico, o intuito é identificar superficialmente as forças que, no caso de uma questão jurídica relevante, competem mentalmente para definir se o réu é culpado ou inocente. Na verdade, temos uma área muito acionada nessas situações, que é o córtex orbitofrontal, com funções cognitivas e de tomada de decisões. Os estudos recentes, no entanto, revelam que sua porção posterior está conectada à amígdala por vários caminhos. Nesse cenário, o neuromodulador dopamina assume um papel de mediação entre as vias inibitórias e excitatórias. Em suma, ele sofre "pressões" e "influências" de outras áreas cerebrais. Por fim, é preciso destacar que uma lesão no córtex orbitofrontal conduz a um padrão de comportamento desinibido, com baixa capacidade de empatia, uso excessivo de termos chulos e hipersexualidade. Na vida social, esse drama se repete inúmeras vezes. E não somente nos tribunais. Esses circuitos também são acionados quando precisamos escolher o vencedor do concurso musical da escola, quando vamos votar na eleição municipal e até quando precisamos definir quem será o fornecedor da matéria-prima utilizada por nossa empresa.

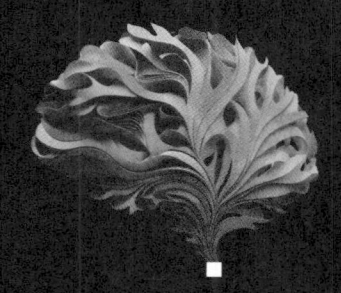

CAPÍTULO 6

O MISTÉRIO DA LINGUAGEM

Não se resume a palavras! Indicamos nossas intenções de várias formas. Uma quantidade enorme de informações pode ser transmitida por gestos e por expressões corporais. Afinal, nosso corpo se comunica o tempo todo. E apenas o cérebro humano tem áreas exclusivas para a linguagem codificada evoluída. Por volta de três meses de idade, já temos a capacidade de observar outras pessoas e conseguimos captar, mesmo de forma elementar, a natureza de suas emoções. Se um dos pais mirar um objeto e demonstrar medo, é provável que a criança espelhe essa reação e fique assustada também.

Nossa linguagem corporal é, em boa parte, instintiva, ou seja, composta de atos inconscientes derivados de reflexos primitivos. A agressividade, por exemplo, é exibida por sinais faciais que indicam a localização do alvo: olhos fixos e projeção do arco das sobrancelhas. Ao mesmo tempo, os músculos do pescoço são tensionados e o corpo se inclina para frente. O medo é representado por olhos arregalados, inclinação para trás e mãos que podem se erguer para figurar um escudo.

A disposição para o flerte também é facilmente sinalizada: narinas que se expandem para buscar o cheiro do parceiro potencial, contato visual prolongado, língua sobre os lábios, toques nos cabelos e "sorriso namorador". Ops, qual é? É bem específico e nem exibe os dentes. Para os psicólogos entendidos, o melhor exemplo é aquele da *Monalisa*, de Leonardo da Vinci. É misteriosamente sutil, convidativo e se completa com uma leve compressão das pálpebras inferiores. Essas manifestações dos olhos, da boca e das mãos são registradas no sulco temporal superior, uma área do cérebro relacionada ao "si mesmo" em relação aos outros. A famosa amígdala toma nota do conteúdo emocional, e o córtex orbitofrontal o analisa.

Nossa linguagem corporal se expressa, frequentemente, de forma inconsciente, mas temos um repertório mais refinado, que usamos para determinar direção, apontar objetos, condenar ações ou demonstrar simpatia. Alguns são universais; outros dependem da cultura. O que pode ser respeitoso num lugar pode ser ofensivo em outro. Nosso sinal de positivo, por exemplo, tem significado oposto na Tailândia. No Irã e em Bangladesh é altamente ofensivo. Causa a mesma indignação quando, aqui, alguém ergue o dedo do meio.

Há três categorias principais para os gestos: contar uma história, expressar um sentimento ou enfatizar uma declaração verbal, recurso largamento usado, por exemplo, no campo jurídico. Vamos entender um pouco sobre a anatomia cerebral envolvida nesse processo.

Em relação a outras espécies, os hemisférios cerebrais humanos são menos simétricos em termos de funções. A linguagem é o exemplo mais evidente dessa disparidade. A grande maioria das pessoas tem as áreas principais dessa habilidade no lado esquerdo. Poucos as reúnem no lado direito ou nos dois lados. Em geral, a linguagem está associada ao lado dominante cerebral, isto é, ao que controla a mão mais competente.

Essa capacidade é tida como o mecanismo que eleva o cérebro à consciência integral. Antes da codificação do pensamento, é possível que nossos ancestrais tivessem uma ideia imprecisa e nebulosa da existência. Tratemos de algumas funções da linguagem, lembrando que em geral, as três principais áreas da linguagem se encontram no hemisfério esquerdo. Outras quatro, coadjuvantes, estão no hemisfério direito.

> **HEMISFÉRIO ESQUERDO:**
> Articulação da linguagem, compreensão da linguagem e reconhecimento da palavra.

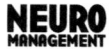

HEMISFÉRIO DIREITO:
Reconhecimento de ritmo, ênfase e entonação; identificação do orador e reconhecimento gestual.

Outros animais também se comunicam, mas em sistemas fechados, que permitem a expressão de um número escasso e fixo de ideias. Pássaros e cetáceos, por exemplo, têm um repertório limitado de sinais sonoros, constituídos para transmitir informações fundamentais, como "é hora de acasalar", "venha comer" ou "atenção, perigo". Um bonobo macho chamado Kanzi, nascido em 1980, tornou-se o animal não humano mais desenvolvido nas artes da comunicação. Ensinado pela psicóloga norte-americana Sue Savage-Rumbaugh, ele utiliza um sistema de comunicação baseado em 348 lexigramas, ou seja, símbolos que representam objetos, lugares, vontades e atividades. Ele também compreende um grande número de palavras em inglês, mas seu sistema fonatório não permite que as reproduza. Suas habilidades sintáticas, semânticas e morfológicas são igualmente limitadas. Ao construir o equivalente a sentenças, apenas alcançou o nível de crianças pequenas.

No caso humano, temos um sistema muito sofisticado, com uma central de processamento no cérebro e um complexo gerador que utiliza os pulmões, as pregas vocais da laringe e o complexo de articulação: língua, lábios, palato duro, palato mole, mandíbula e até os dentes. De maneira geral, as palavras são entendidas pela área de Wernicke e articuladas pela Área de Broca. Um conjunto de fibras de tecido nervoso (o fascículo arqueado) conecta essas duas áreas.

Quando uma pessoa ouve palavras faladas, a área de Wernicke faz a correspondência entre os sons e os outros sentidos. Quando uma pessoa fala, o processo é inverso: a área de Wernicke encontra a palavra certa para corresponder ao pensamento que será expresso. O termo selecionado passa, então, à Área de Broca pelo fascículo arqueado. E aí começa a fonação, em que o ar é utilizado como elemento condutor. No vácuo espacial, não há conversa, pois não há meio de propagação das ondas sonoras.

Uma fala fluente e articulada permite um pensamento carregado das mesmas virtudes. Dominar dois idiomas desde a infância, por exemplo, aperfeiçoa habilidades cognitivas e pode proteger contra a demência e outras deficiências decorrentes do envelhecimento. Falar uma segunda língua cria mais conexões entre os neurônios. Estudos indicam que adultos bilíngues têm a substância cinzenta mais densa, especialmente no córtex frontal inferior do hemisfério esquerdo, onde a maior parte dos atributos de comunicação e linguagem é controlada.

O aumento na densidade é mais profundo nos que aprendem uma segunda língua antes dos cinco anos. Se você tem filhos nessa idade, portanto, está na hora de procurar desenvolver essa aptidão, certo? Agora não desanime, pois outros estudos demonstraram que independentemente da idade, aprender uma segunda língua é extremamente benéfico para manter um cérebro saudável. Afinal, estamos exercendo aqui a neuroplasticidade.

A comunicação oral exige diversos tipos e níveis de cognição. Por exemplo, quando conversamos frente a frente acontece um processo imediato de decodificação sígnica (ora consciente, mas na maioria das vezes inconsciente). A interpretação da entonação e dos gestos ajuda a constituir o entendimento.

Quando escutamos alguém, o som da palavra proferida leva cerca de 150 milésimos de segundo para passar do emissor ao ouvinte. O ouvido transforma o estímulo em sinais elétricos para que seja processado no córtex auditivo. Já ao falar, esse processo se inicia cerca de um quarto de segundo antes de as palavras serem de fato ditas. Ocorre quando o cérebro começa a selecionar as palavras. É preciso, no entanto, que ele tenha tempo suficiente para formular ideias coerentes e sensatas. Numa conversa, é fundamental ouvir bem para elaborar respostas enriquecedoras para o diálogo. É válida, portanto, a máxima: "bem fala quem bem cala". Nas instituições, é frequente o monopólio da palavra, de acordo com as relações de poder. Nesses casos, não há troca, mas apenas comando ou tentativa de coerção. Logicamente, há quem tenha mais conteúdo a compartilhar, como

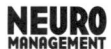

os professores na sala de aula. Mas uma comunicação efetiva sempre incentiva a expressão dos interlocutores.

Em 2005, a conceituada doutora em administração e psicóloga Betania Tanure publicou um texto interessante, cujo título era *Singularidade da Gestão à Brasileira*[54]. Ela sustentava que, na cultura brasileira prevalece a concentração de poder, que não deixa dúvidas sobre quem é o responsável pela decisão nem sobre quem deve implementar o que foi decidido. O relacionamento acompanha a tradição familiar. O líder oferece proteção. O liderado retribui com lealdade. O rompimento eventual desse pacto equivale a uma derrota moral para o chefe.

> "Uma análise do cenário cultural brasileiro mostra que parte da população acostumou-se ao mandonismo, ao protecionismo e à dependência. Daí se originou o mutismo presente na sociedade, na qual o diálogo acabou substituído pelo 'comunicado'. Ainda hoje, muitos brasileiros somente reagem quando seduzidos, estimulados ou ameaçados pela autoridade. Esse traço se mostra especialmente entre pessoas com baixa qualificação, com baixo senso crítico, sem autonomia, em ambientes marcados por grande desequilíbrio de poder. Esse é um comportamento presente até mesmo nas elites, que importam modelos sem adaptá-los a nossas condições culturais."

Estou me referindo a um artigo produzido 18 anos antes da finalização deste livro. Creio que mudanças ocorreram neste período, especialmente no campo das relações humanas. Há, sim, mais diálogo e intercâmbio de ideias, como atestam palestras de gestores que se apresentam no Braintalks. Mas não em todas as empresas. Essa cultura de rígido controle, marcada pelo sequestro da fala do outro, ainda atrasa o desenvolvimento de muitas corporações. O resultado é baixa iniciativa, reduzida capacidade de realização, transferência de responsabilidade e amígdalas permanentemente ativadas, com medo.

---

[54] TANURE, B. *Singularidades da gestão à brasileira?!* In: BARBOSA, L. (Coord.) Cultura e Diferença nas Organizações: reflexões sobre nós e os outros. São Paulo: Atlas, 2009, p. 30-52. 1.

É um processo danoso e vicioso. O líder interpreta essa conduta como preguiça, incapacidade e descompromisso. De forma que eleva ainda mais o controle sobre os subordinados, expandindo seu poder. Julgando-se indispensável, reforça suas atitudes dominadoras e se converte em dono do discurso. Resultado? Maior recuo e embotamento dos colaboradores. Gera-se uma espiral de ressentimentos mútuos e mudos, ao fim da qual a empresa colhe os prejuízos da desconexão.

Letras no papel

A leitura e a escrita não são um um processo natural. Precisamos treinar o cérebro para dominar essa técnica tão fundamental à vida civilizada. Na alfabetização, a criança precisa traduzir as formas das letras nos sons que produzem quando ditas em voz alta. Em várias codificações orientais, a base de comunicação é o ideograma, que representa um objeto ou ideia. É o caso dos kanjis japoneses. No caso dos hieróglifos egípcios, componentes ancestrais da escrita latina, há uma combinação complexa de aproximadamente mil sinais logográficos (que representam palavra ou morfema), silábicos e alfabéticos.

Utilizamos comumente o alfabeto latino, que nasceu no século VII a.C., na região do Lácio, na atual Itália. Desde o século XIX, tornou-se o sistema de codificação de inúmeras outras línguas. Sua característica principal é que não expressa coisas ou conceitos, mas elementos que representam as palavras expressas na comunicação oral. Na verdade, é a linguagem de outra linguagem. Já havia pensado nisso? Ao decifrar "g-a-t-o", a criança que se inicia nos estudos compõe mentalmente a sonoridade da palavra que designa um felino. Ela já ouviu muitas vezes esse termo desde o nascimento. Ainda que nos esqueçamos disso, é uma surpresa quando descobrimos que aqueles traços no papel correspondem a um estímulo fonológico que já conhecíamos da vida cotidiana. É quando se abre na estrutura cerebral uma outra "pasta" para registro das memórias relativas ao animal de

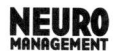

estimação. Tudo parece muito simples, mas depende de uma série de trocas informativas no cérebro, que cintila maravilhosamente quando "juntamos as letras", conforme se dizia antigamente.

No processo de evolução, o cérebro se desenvolveu tremendamente para realizar uma função elevada que os especialistas chamam de "tradução intersemiótica". O linguista russo Roman Jakobson define essa expressão como "a interpretação dos signos verbais por meio de sistemas de signos não verbais", ou "de um sistema de signos para outro, por exemplo, da arte verbal para a música, a dança, o cinema ou a pintura". Fazemos isso o tempo todo, nas relações de trabalho, no registro de nossas memórias e até na expressão de nossos afetos. Somos todos tradutores, o tempo todo.

Uma alegoria interessante se apresenta na análise da "Pedra de Roseta", um fragmento de granodiorito do Egito ptolomaico, hoje em exibição no Museu Britânico. Considerada a pedra mais famosa do mundo, mostra o trecho de um decreto escrito por um conselho de sacerdotes. Foi grafada, felizmente, em três códigos diferentes: no modelo hieroglífico; no demótico, versão do egípcio tardio; e, por fim, na parte inferior, em grego antigo. Removida de sua localização original, foi utilizada como material de construção em um forte na cidade litorânea de Roseta, no Egito. Um soldado francês, a serviço da expedição de Napoleão Bonaparte, a encontrou, em 1799. Logo, cópias litografadas ou em formas de gesso começaram a circular nos centros acadêmicos da Europa. A decifração foi concluída somente em 1822, pelo filólogo francês Jean-François Champollion. Dessa forma, a humanidade pôde, novamente, ler as mensagens dos antigos egípcios, constituídas no código hieroglífico, conhecimento que havia se perdido na Antiguidade. O estudo da Pedra de Roseta é, portanto, uma alegoria formidável para expor o empenho do cérebro na conversão simbólica. Por este motivo, ouvimos os comentaristas de TV pronunciarem frases do tipo: "o técnico não soube fazer a leitura do jogo croata no fim da partida". Ler é comparar, traduzir, capturar significados, agregá-los e, por fim, compreender a ideia de um outro ser pensante.

Para aprender a escrever, usamos ainda mais o cérebro, ativando a integração das áreas da linguagem no trabalho de decodificação; da memória, no acesso aos símbolos arquivados; do processamento visual, na identificação de caracteres; e, ainda, da coordenação motora, nas ações relacionadas à destreza manual. Recorremos também ao cerebelo, ligado aos movimentos complexos da mão.

Vamos fazer esse caminho no cérebro:

1. O texto é inicialmente processado no córtex visual, que envia a informação para as áreas da linguagem.

2. Inicia-se a atividade na Área Visual de Forma de Palavras (VWFA), uma região funcional do giro fusiforme esquerdo e do córtex circundante. A identificação primária de letras ou palavras se dá aí, antes da associação fonológica ou semântica. Essa central pode, em seguida, participar do processo de significados.

3. Em seguida, as informações seguem para o córtex auditivo, onde as palavras escritas são decompostas em seus elementos fonológicos e sonorizadas. O leitor pode reconhecer cada uma delas pelo som imaginado.

4. Aciona-se, em seguida, a Área de Broca: quando a palavra é reconhecida e convertida em resposta motora para a articulação da fala.

5. Ao resgatar memórias, o lobo temporal liga as palavras ao significado. O texto escrito evoca memórias pessoais oriundas do hipocampo.

Para finalizar, quero tratar de duas disfunções cerebrais que acometem um percentual significativo da população: dislexia e hiperlexia. A primeira é um distúrbio de origem genética no desenvolvimento da linguagem. Chega a afetar 5% da população e é mais facilmente identificada

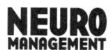

em línguas como o inglês, que possuem um sistema complexo de associações entre os sons falados e as letras do alfabeto. Os disléxicos, supostamente, não conseguem associar os sons às letras ou palavras correspondentes. Essa dificuldade torna mais lento o aprendizado da língua falada. Não há cura para a dislexia, mas os efeitos da condição podem ser minimizados por aprendizado compensatório, destinado a ativar áreas de processamento nas regiões frontal e temporoparietal. É importante entender que dislexia não tem relação com inteligência.

Já a hiperlexia é o contrário da dislexia, ou seja, crianças hiperlexas apresentam habilidade de leitura e escrita bastante avançada, mas têm dificuldade para entender as palavras faladas. Em geral, também apresentam problemas de interação social e podem apresentar sintomas de autismo. Alguns hiperléxicos aprendem a grafia corretamente antes dos dois anos de idade, e são capazes de ler frases aos três anos. Essas crianças geralmente são fascinadas por letras e números. Uma vez diagnosticado o problema, os tratamentos são multidisciplinares e envolvem o aumento de atividades que estimulam a interação social.

Como citamos a famosa VWFA, apelidada de "Caixa de Letras" pelos especialistas em atividades neurais na leitura e na escrita, é importante salientar que há diferenças importantes no processamento de sinais escritos. Muitas palavras podem ser previstas por meio de fonemas. Mas o que isso quer dizer? Suas sílabas são diretamente encaminhadas para a área de consciência de fonemas e grafemas, localizadas nos lobos parietal inferior e temporal superior posterior. Ali, são compreendidas.

Outras palavras, no entanto, não podem ser previstas por meio dos fonemas. São chamadas de irregulares. Seus estímulos correspondentes, portanto, são enviados para a área do significado, onde são decompostas em morfemas e, depois, compreendidas. Quer um exemplo relativo ao nosso estudo? Homeostase! É uma expressão irregular porque a letra "h" não é pronunciada.

Com base nessa diferenciação, essas línguas são classificadas como "opacas", e outras recebem o carimbo de "transparentes". Por este motivo, temos mais facilidade para aprender um idioma do que outro. Um exemplo é língua inglesa, que é considerada de grafia opaca por agregar muitas palavras escritas de modo distinto de seus fonemas. Se você não é um falante nativo, provavelmente tem problemas com *throughout, thorough, thought* e *through*. A língua italiana, ao contrário, tem alto grau de transparência. "Domani, andiamo a casa di Claudia" (Amanhã, vamos à casa de Cláudia). Certamente, você não encontrou grandes problemas com essa sentença. O português falado por nós, no Brasil, é uma língua de natureza ortográfica próxima da transparência, pois é marcada por uma correspondência relativamente regular e sistemática entre símbolos gráficos e unidades fonológicas. Ainda bem!

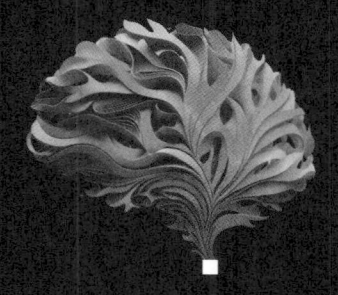

CAPÍTULO 7

VOCÊ É SUA MEMÓRIA

Algumas experiências são registradas no cérebro como memórias. A maior parte, porém, cai rapidamente no esquecimento. Quando nos lembramos de um acontecimento, o neurônio envolvido naquela percepção é reativado. Recordações, no entanto, não são *replays* do passado, mas reconstruções de uma impressão relevante e significativa. A primeira finalidade da memória é fornecer informações que guiem nossas ações no presente, apontando para possíveis perigos e para oportunidades de recompensa. Retemos aquilo que nos gera vantagem. Depois da primeira queda na piscina, sabemos que é desesperador ficar sem respirar. E temos uma noção da diferença de estado. À pressão padrão, a água líquida é 775 vezes mais densa do que o ar. Como mergulhador, sei que o mar "pesa" e que todas as aventuras submarinas representam risco. É o que está impresso em minha memória. Logo na infância, sabemos como uma queda do sofá provoca dano e dor. Por comparação, temos uma clara ideia do que significa pular de um avião em movimento sem paraquedas. Você vai atingir o chão a aproximadamente 200 quilômetros por hora. Sim, algumas pessoas, mesmo com gravíssimos ferimentos, sobrevivem. Mas este é assunto para um livro sobre física e traumatologia.

Mas a memória é muito mais do que arquivo de sinalização de urgência. É também nossa capacidade de recordar o "que vem depois", mesmo que resistamos a essa ideia. Bem, se você tem mais de 30 anos, provavelmente vai completar estes versos musicais.

— Moro num país tropical, abençoado por Deus e...

— Eu voltei, agora pra ficar...

— Alguma coisa acontece no meu coração...

Bem, creio que para vários leitores o cérebro se adiantou e completou as ideias. Certo? E até ouviu Jorge Ben Jor pronunciar "e bonito por natureza". Assim como rememorou o rei Roberto Carlos, justificando sua decisão: "porque aqui, aqui é meu lugar". E não precisa ser paulistano para escutar Caetano Veloso na enunciação de suas coordenadas: "que só cruza a Ipiranga e a Avenida São João". Muita gente, em busca de sinestesia, caminha por essa parte do centro velho da capital paulista para rememorar e sentir o poema do compositor baiano.

Bem, serve para coisas menos charmosas. Se você está lendo este livro, certamente ainda se lembra do Teorema de Pitágoras: $a^2=b^2 + c^2$, em que "a" é a hipotenusa. Da progressão geométrica: $An= a1.qn-1$. E da análise combinatória: $Cn,p= n!/p!.(n-p)!$ Opa, pegadinha! Admito que também não me lembrava. Esses registros ficaram naquele arquivo que abri na época do vestibular. Hoje, está enferrujado, num canto cheio de poeira do porão das reminiscências educativas. Pois é assim que as coisas funcionam na cidade neural. As informações mais demandadas estão sempre limpas, inteiras e bem iluminadas, nas gôndolas da loja de conveniência do cérebro.

A memória é fundamental para o aprendizado, e estabelece pontes entre o que já sabemos e aquilo que estamos conhecendo no tempo presente. A leitura deste livro, por exemplo, não se sustentaria apenas em seu conteúdo. Quando escrevo, preciso me comunicar com pessoas que já conhecem meu código, minhas referências científicas e as situações do cotidiano que utilizo com objetivo informativo e pedagógico.

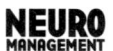

Uma obra contribui para a construção do saber ao encaixar novas peças em um *constructo* de saberes já estabelecido na sua biblioteca de lembranças. Se você é mãe ou pai, sabe muito bem do que estou falando. As crianças, enquanto aprendentes, precisam colecionar, encaixar e colar cubinhos de informação todos os dias, a fim de montar repertórios de conhecimento. As etapas podem ser aceleradas por meio de estímulos e vivências, mas nunca puladas.

Na aprendizagem, constatada a relevância do tema em análise, os neurônios acionados na produção da experiência são programados para um disparo conjunto futuro. Quando esse evento ocorrer, teremos o que chamamos de lembrança. Acessar esse arquivo ajuda a fortalecer a união neuronal estabelecida com essa finalidade. Imagine um carrossel com 30 pares de cavalos. Se você acompanha uma ou duas vezes o giro completo, provavelmente terá dificuldade para saber quando é que aparece aquele marrom, com a cela nas cores da França. Se vai sempre ao parque e já testemunhou 247 circunvoluções, sabe que vem depois do italiano e logo antes do argentino.

Vamos, portanto, entender a formação de uma memória. Esse processo envolve vários estágios espontâneos, desde a seleção inicial até a retenção de informações. E, por vezes, se estende até a eliminação de um registro, em razão, por exemplo, de um trauma emocional. É quando se cria uma lacuna de necessidade, destinada, em muitos casos, a evitar a repetição de sensações de horror e sofrimento. Nos últimos anos, são frequentes os casos de pessoas que se projetam no mar, em pequenos e frágeis botes, para migrar da África e do Oriente Médio para a Europa. Durante o trajeto, muitos indivíduos perdem seus entes queridos, por fome, sede, insolação ou afogamento. Tempos depois, já no destino previsto, em segurança, os enlutados não conseguem se lembrar de detalhes da tragédia. Reagem como se o computador cerebral tivesse deletado os arquivos associados aos momentos de agonia.

Vou apresentar os estágios do processo de memorização. O estágio 1 é o da seleção, quando o cérebro é programado para armazenar informações possivelmente úteis. Dados irrelevantes são desconsiderados.

O que pode dar errado? Nem sempre o córtex pré-frontal está no comando dessa triagem. Por vezes, quem decide é um "agente" do sistema límbico. Então, você não se lembra que o sujeito banca uma incubadora de negócios sociais na periferia de Belo Horizonte, mas se recorda perfeitamente de que ele vive com rinite e espirra durante as reuniões do conselho. Bem, o que é mais importante para o corpo? Determinar personagens empenhados na inclusão social ou evitar potenciais disseminadores de patógenos? Sinto muito, mas é assim que funciona. Pode ser de outra forma. O João tem todo o interesse em absorver as informações de Camila sobre sua *startup*. Ao se recordar dela, no entanto, essas informações estão confusas, nebulosas e ininteligíveis. Ele se lembra de seu nariz arrebitado, das unhas esmaltadas em azul e de algo mais que ele não consegue identificar (são os feromônios dela). A memória, portanto, precisa ser adestrada, para que exista um equilíbrio entre estímulos da razão evoluída e da emoção primal.

O estágio 2 é o da consolidação. Nele, as experiências escolhidas são armazenadas, associadas a registros relevantes pré-existentes e retidas por um período apropriado. E o que pode dar errado? As informações podem ser mal classificadas com ligações falhas entre os itens. Também pode ocorrer o fechamento daquela gaveta, de modo que novas memórias afins não são adicionadas ao acervo. Aqui, o problema pode ser de indexação. O poeta Carlos Drummond de Andrade, que já citamos aqui, escreveu : "sem discurso nem requerimento, Leila Diniz soltou as mulheres de 20 anos presas ao tronco de uma especial escravidão". Ele se referia à moça nascida em Niterói, em 1945, que se formou no magistério, virou professora de crianças em Ipanema, tornou-se atriz, atuou em 12 telenovelas e se destacou em 14 filmes, permanecendo neste mundo por 27 anos. Além de ser excelente em seu ofício, quebrou paradigmas ao defender a emancipação feminina, discutir publicamente temas ligados à sexualidade e exibir publicamente sua gravidez, de biquíni, numa famosa sessão de fotos em Paquetá. Nos anos que se seguiram, entretanto, muita gente se esqueceu desse legado. E o registro principal de Leila ficou arquivado na prateleira de

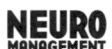

brasileiras e brasileiros famosos que morreram em acidentes aéreos, como o cantor Agostinho dos Santos, os membros do grupo Mamonas Assassinas e os políticos Ulysses Guimarães e Eduardo Campos. O bibliotecário da memória cerebral costuma escolher a seção de mais fácil acesso posterior, que nem sempre é aquela associada às características mais relevantes de um fato ou pessoa.

O estágio seguinte é o de recordação, em que os acontecimentos presentes devem evocar memórias complementares adequadas, capazes de orientar a tomada de decisões. O que pode dar errado? Os fatos em curso não retiram do baú as lições úteis do passado. Por vezes, sabemos que a informação está lá, mas não conseguimos encontrá-la, no meio de tantos trastes. Costuma acontecer especialmente com acumuladores compulsivos de registros irrelevantes. Mas o fenômeno também pode estar associado a crenças, ideologias e interesses escusos. O Brasil assistiu aturdido ao desastre ambiental de Mariana (MG), em novembro de 2015. Nos anos seguintes, contudo, a memória do triste evento se esvaneceu rapidamente, logo trancada num sótão da memória. A desconsideração desse registro fundamental do perigo conduziu a uma tragédia parecida, com ainda maior gravidade. Ocorreu em Brumadinho, também em Minas Gerais, em janeiro de 2019, provocando 270 mortes. É preciso, portanto, considerar que a memória não é apenas um valioso bem individual, mas também um patrimônio social de valor inestimável.

O próximo estágio é o da mudança. Cada vez que é requisitada, a memória é levemente alterada para agregar novas informações, originadas no tempo presente. E o que pode dar errado? Esse processo pode adulterar os registros originais e criar memórias falsas. No campo de memória coletiva, manifesta-se de diversas formas. Um viés cognitivo muito estudado é o Rosy Retrospection, um fenômeno que leva as pessoas a considerarem o passado desproporcionalmente mais positivo do que o presente. Esse sentimento pode derivar de manipulação ideológica, mas pode ser resultado de operações bem mais simples da máquina cerebral. Em *A Theory of Temporal Adjustments of the Evaluation of Events*[55], os pesquisadores Terence Mitchell e Leigh Thompson apontam para um recurso inconsciente destinado a elevar a autoestima e a sensação de bem-estar. É mais fácil para a mente lidar com uma realidade anterior menos complexa, em que tudo era terrivelmente ruim ou perfeitamente bom. Ao mesmo tempo, exageros ou simplificações podem facilitar a missão do cérebro em guardar memórias de longo prazo. A remoção de detalhes reduz a carga desses registros e exige menos conexões neurais para o arquivamento.

E o último estágio do processo é o esquecimento. Sem a carga de emoções significativas, inúmeros arquivos são apagados depois de avaliação sumária. Se não parece necessário ou relevante, o cérebro não vai guardar. E o que pode dar errado? Informações úteis ou importantes são atiradas na lixeira mental. Nosso aprendizado convencional é naturalmente falho porque desperdiçamos blocos imensos de informação. É o que ocorre, por exemplo, na escola. Sem conexões afetivas, significados claros e propósitos autênticos, o semestre inteiro de uma disciplina pode se converter numa vaga lembrança do sapato bico fino do professor ou da explosão que destruiu buretas e pipetas no laboratório de química.

UMA EXPRESSÃO CONTEMPORÂNEA

Um termo é recorrente em debates atuais sobre relacionamentos afetivos: *gaslighting*. Uma questão é fundamental: até que ponto uma memória ou percepção pode ser adulterada por outra pessoa? A expressão foi colhida no filme *Gaslight* (À Meia-Luz), de 1944, dirigido por George Cukor e baseado na peça teatral de Patrick Hamilton.

---

[55] MITCHELL, T; THOMPSON, Leigh. *Theory of Temporal Adjustments of the Evaluation of Events*. Massachusetts Institute of Technology, 1994. https://web.mit.edu/curhan/www/docs/Articles/biases/Book_Chapter_Theory_of_Temporal_Adjustments.pdf. Acesso em 24/09/2023.

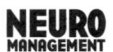

Na história, o malvado Gregory (Charles Boyer) procura convencer Paula (Ingrid Bergman) de que sua sanidade se perdeu pelo caminho. Ela vê se arrefecerem as luzes da planta baixa da casa, o que de fato ocorre quando o marido utiliza o gás em outro cômodo. Gregory, no entanto, atribui essa percepção à suposta loucura da esposa.

Daí, pois, a expressão *"gaslighting"*. Nessa operação de desgaste psicológico, a informação é estrategicamente distorcida, fatos são seletivamente omitidos e dados falsos são agregados às narrativas. O objetivo é enganar a vítima, desorientá-la e fazer com que duvide da própria sanidade.

Quero destacar algumas áreas envolvidas no processo de memória:

Tálamo: dirige a atenção.
Lobo parietal: associado a memórias espaciais.
Núcleo caudado: associado à memórias de habilidades instintivas.
Corpo mamilar: relacionado à memória episódica.
Lobo frontal: local da memória de trabalho.
Putâmen: associado a habilidades procedimentais.
Amígdala: onde as memórias emocionais são armazenadas.
Lobo temporal: abriga o conhecimento geral.
Hipocampo: onde as experiências se tornam memórias.
Cerebelo: associado a memórias condicionadas, eventos ligados ao tempo.

Considero importante detalhar algumas dessas áreas. O lobo temporal é uma região do cérebro localizada na região inferior do cérebro, na parte lateral da cabeça, próximo à orelha. É responsável por várias funções importantes, incluindo o armazenamento e recuperação da memória e a regulação das emoções. Outra missão é processar informações auditivas, incluindo a percepção da fala e a compreensão da linguagem. Recebe informações da cóclea, que é o órgão do ouvido interno responsável pela detecção de sons, e as decodifica para a percepção consciente de sons e articulação da fala.

O lobo temporal também está envolvido na recuperação de memórias antigas, principalmente das episódicas, que são lembranças de experiências pessoais passadas. Cumpre ainda papel importante na identificação de expressões faciais. Danos ou disfunções nessa região podem levar a vários distúrbios cognitivos e emocionais, como amnésia, afasia, agnosia auditiva, epilepsia do lobo temporal e transtornos de ansiedade e depressão.

Também julgo importante esmiuçar o papel do cerebelo, uma estrutura do sistema nervoso central localizada na parte posterior do cérebro, abaixo do lobo occipital. Seu papel principal é controlar e coordenar os movimentos do corpo, ajudando a manter a postura e o equilíbrio. Recebe informações sensoriais dos músculos e articulações, bem como do sistema vestibular do ouvido interno, e ajusta o corpo em relação à gravidade. É, portanto, vital para a coordenação motora fina e para a precisão dos movimentos.

Além disso, está envolvido no processo de aprendizado motor. Ajuda a formar e a armazenar as memórias motoras, usadas para realizar atividades como andar de bicicleta, tocar um instrumento musical ou digitar no computador. O cerebelo também está envolvido em outras funções cognitivas, como a atenção e a linguagem. Danos ou disfunções nessa área podem levar a vários distúrbios neurológicos, como a ataxia (a falta de coordenação dos movimentos); e o tremor, que é uma oscilação rítmica involuntária dos músculos. Disfunções no cerebelo também podem estar associadas a distúrbios cognitivos, como o autismo, a dislexia e a esquizofrenia.

Por fim, quero ressaltar o papel do putâmen, região do cérebro que faz parte do sistema motor. Está localizado na base do cérebro, próximo ao núcleo caudado. É particularmente importante para o controle dos movimentos voluntários. Recebe sinais sensoriais de outras regiões do cérebro, como o córtex somatossensorial e o córtex visual, e usa essas informações para garantir a movimentação corporal de forma precisa

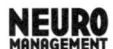

e coordenada. Nessa tarefa, comunica-se com outras áreas do cérebro, como o córtex motor e o cerebelo. Estudos têm demonstrado que o putâmen está envolvido no processo de aprendizagem associativa, na tomada de decisões e na regulação emocional.

Cinco tipos de memória

A **memória episódica** é considerada complexa, pois envolve recordações de eventos específicos que ocorreram em um determinado lugar e momento. Essas lembranças podem incluir informações sensoriais (como visões, sons, cheiros e sabores) e informações contextuais (como a hora do dia, o clima, as pessoas presentes e a localização). Apresenta fragilidade, pois é facilmente afetada por interferências externas e fatores como o estresse e a ansiedade. Pode, contudo, ser fortalecida e aprimorada por meio da prática e da repetição.

É de natureza declarativa, ou seja, consciente e explícita, organizando registros de eventos específicos, como uma festa de aniversário, uma viagem ou uma conversa com um amigo. Envolve a integração de informações sensoriais, emocionais e cognitivas em uma representação única e coerente do evento. Por exemplo, para gravar uma celebração de casamento, esta memória incluirá informações sobre as pessoas presentes, as atividades realizadas e as emoções experimentadas. Depende de um processo complexo que envolve várias regiões do cérebro, incluindo o hipocampo e o córtex pré-frontal. Lesões nessas áreas podem prejudicar a memória autobiográfica e outras funções cognitivas.

A **memória semântica** está associada ao conhecimento geral sobre fatos, conceitos, palavras e significados não relacionados a uma experiência pessoal específica. Também tem natureza declarativa, de forma que é conscientemente acessada e pode ser exposta verbalmente. É o processo de nomeação que nos permite reconhecer o que é uma árvore, o que é uma bola ou o que é um carro. Da mesma forma, registra o nome de um país onde nasceu o papa Francisco, o ano em que começou a 1ª Guerra Mundial, a causa fundamental de Martin Luther King Jr., as provas de que a Terra é redonda e a fórmula do metano.

É considerada mais estável e duradoura do que a memória episódica, pois está menos sujeita a interferências externas e é mais resistente à perda de informações ao longo do tempo. É ampla e diversa. Engloba o vasto conhecimento que adquirimos ao longo da vida por meio da experiência, da observação e da educação formal. Pode, no entanto, ser afetada por enfermidades, como a doença de Alzheimer.

A **memória de trabalho**, de curto prazo, nos permite manter temporariamente ativas informações necessárias à realização de uma tarefa cognitiva específica. Ao usar o telefone, por exemplo, a utilizamos para manter o número na mente enquanto digitamos o número no aparelho. Também é importante para a aprendizagem e para a resolução de problemas. Quando lemos um texto, a memória de trabalho é usada para que possamos relembrar as frases anteriores e formar uma ideia integral e coerente da mensagem. É o que nos permite manter informações importantes em mente enquanto desenvolvemos o raciocínio, numa conversa privada ou em uma apresentação em público. E também o que garante ações em sequência, como preparar uma receita culinária, seguindo as instruções passo a passo. É subdividida em memória sensorial (retém informações por menos de um segundo), sistema de armazenamento de curto prazo (retém informações por alguns segundos ou minutos) e sistema executivo central (controla a seleção e a manipulação de informações durante a tarefa cognitiva).

As **memórias procedimentais** do corpo englobam as habilidades aprendidas, como andar, nadar, pilotar uma motocicleta ou pular corda.

As **memórias implícitas** são aquelas das quais não temos consciência. Afetam nossas ações de maneira sutil. Fazem você desgostar de uma pessoa, por exemplo, porque tem o mesmo nome daquele moleque que, no ensino fundamental, zombava de seus sapatos.

Gostaria de citar também a **memória seletiva**, pois tendemos a nos lembrar melhor de algumas informações do que de outras. Esse fenômeno se deve a basicamente quatro fatores. Primeiramente, a atenção. Eventos

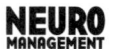

e sinais nos quais nos concentramos são naturalmente registrados com maior nitidez, de forma mais duradoura. Depois, dependemos da relevância. Você não se lembra bem das visitas da tia-avó Clotilde, mas pode rever, como num filme, o primeiro encontro com Débora, na praia de Boa Viagem. O contexto também é importante. Você se recorda melhor de acontecimentos associados a um grande evento. Foi durante a Copa de 1994 que sua irmã se casou com Marcelo. É por isso que, frequentemente, as pessoas perguntam: o que você estava fazendo no 11 de Setembro de 2001. E muita gente tem memórias vívidas daquele dia. Sabem, por exemplo, que estavam dando banho no cachorro quando a cunhada ligou e disse:"ligue a TV, estão atacando os Estados Unidos". Sempre, portanto, as emoções, sejam positivas ou negativas. Você se recorda de tudo que ocorreu na noite de 2 de julho de 1998, especialmente depois que Julia destroçou seu buquê de flores e terminou o namoro. Depois, você foi a um bar, três doses de uísque, duas doses de vodca, quis voltar para casa, atropelou um poste e terminou a madrugada no pronto-socorro, tomando pontos na testa. Lembra-se tão bem de tudo que nunca mais repetiu aquelas condutas. Tornou-se fiel e nunca mais se embriagou antes de dirigir.

A memória desvendada

1. É gerado o estímulo externo que incita dois neurônios a dispararem simultaneamente. No futuro, se um disparar, o outro fará o mesmo.

2. Forma-se o circuito quando um terceiro neurônio é conectado a essa pequena rede.

3. A atividade se expande, agregando outros neurônios. Agora, estão sensibilizados, uns com os outros. Um gatilho específico ativará essa rede quando o cérebro precisar dessa lembrança.

4. O aprendizado envolve a formação de novas conexões entre conglomerados de neurônios em diferentes regiões cerebrais.

5. Exercitar aptidões reforça essas teias de informação. Um exemplo: encontrar o caminho sem recorrer a um aplicativo de mapas.

6. Quando há mais redes robustas de conexão, utilizamos melhor os registros arquivados e levamos mais tempo para esquecê-los.

7. Pulsos... Mesmo durante um evento importante, apenas 0,2 segundo da nossa atenção pode ser direcionado para o que está acontecendo. Há uma pausa e, em seguida, podemos ou não recobrar a atenção.

8. Para manter a atenção focada no evento, o tálamo foca no alvo e o lobo frontal inibe distrações. Esses processos estão envolvidos na formação de memórias episódicas, essenciais para o desenvolvimento cognitivo.

9. As memórias declarativas são estabelecidas e acessadas pelo hipocampo, mas armazenadas por todo o cérebro. Cada elemento de uma lembrança, como uma imagem ou emoção, está codificado na mesma parte do cérebro que originalmente criou aquele fragmento.

10. A memória reativa os padrões neurais gerados durante a vivência. Ao lembrar da brincadeira com seu pet, por exemplo, os movimentos são reconstituídos pela área motora. A memória dos quadros de Van Gogh se vale dos registros da área de processamento visual.

11. Há memórias de curto e longo prazo. Entre esses dois extremos, estabelecemos memórias de médio prazo, que podem desaparecer depois de meses ou anos. A duração depende do conteúdo emocional e da necessidade. Você recordava o número telefone do Mauro enquanto ele era seu marido. Sabia montar padiolas e mexer nas mangueiras de incêndio quando era membro da Comissão Interna de Prevenção de Acidentes. Hoje, esses registros estão esvanecidos. Um curso de reciclagem pode habilitá-la de novo para tomar parte na CIPA.

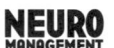

12. São necessários até dois anos para consolidar uma memória de longo prazo. Uma vez codificada, entretanto, ela pode permanecer disponível por toda a vida.

13. Estímulos sensoriais são fundamentais para o resgate de memórias. Cheiros, sons e imagens, por exemplo.

14. O contato social mantém as memórias saudáveis e frescas. Se você se encontra regularmente com seus irmãos, sabe do que estou falando. Vocês recordam perfeitamente do dia em que deixaram o portão aberto e o Rex fugiu, para sempre. Foi uma tremenda bronca. E lembram também que a Mara se declarou para o Alex na festa da formatura do segundo grau. Como recobram frequentemente esses registros, num ambiente agradável de partilha, é provável que serão mantidos por toda a vida.

15. Sim, tem a ver... Atividades físicas e mentais ajudam a preservar as memórias e manter ágeis os "braços" mentais que as acessam. Praticar um esporte, mesmo que não competitivo, ajuda muito a manter ativo o parque cerebral. Fazer palavras cruzadas, montar miniaturas, tricotar, praticar marcenaria e jogar xadrez, entre outras atividades, auxilia na manutenção da vitalidade encefálica. Todas essas atividades ativam áreas cerebrais empregadas na recaptura de memórias. Se você começar a fotografar nos fins de semana, por exemplo, logo será mais capaz de acessar seus registros visuais mentais. Experimente. Funciona!

O tempo da memória

1. **0,2 segundo.** A informação emocional é processada por uma via inconsciente que a leva à amígdala. O estímulo pode produzir uma resposta emocional antes mesmo que a pessoa saiba que está reagindo, como na resposta de luta ou fuga.

2. **0,3 a 0,5 segundo.** Chega a sensação, captada pelos estímulos do olfato, visão, audição, paladar e tato. Quanto mais intensa, maior a probabilidade de ser lembrada. Ver pela primeira vez a Torre Eiffel imprime, na cadeia neuronal, uma referência de sua geometria, arquitetura e silhueta, a base larga e a estrutura que se afina até o pináculo. Em outras ocasiões, o "bibliotecário" cerebral buscará esse resumo imagético no córtex visual.

3. **0,6 a 1 segundo.** Entra em cena a memória de trabalho, que funciona como os *post-its*, de utilidade efêmera. O registro permanece apenas o tempo necessário. Basicamente, são acionados dois circuitos neurais: um destinado à informação visual e outro ao som. Suas rotas passam pelos córtices sensoriais. O córtex visual primário, por exemplo, localizado no lobo occipital, é responsável pelo processamento de imagens. O córtex auditivo primário, no lobo temporal, processa estímulos sonoros. Os córtices sensoriais secundários integram informações de diferentes modalidades, criando uma percepção mais completa e integrada do mundo ao redor. Em seguida, nos lobos frontais, a experiência é constituída de forma consciente. Esse fluxo de informação é controlado pelos neurônios do córtex pré-frontal.

4. **10 minutos a 2 anos.** As experiências particularmente significativas, com conteúdo emocional, viajam ao hipocampo, onde são processadas. Ali, deflagram uma complexa atividade de registro, em camadas de tecido neural enovelado. Os neurônios começam, pois, a codificar a informação de forma permanente por meio da potenciação de longo prazo. A informação mais relevante "volta" à parte do cérebro onde foi primeiramente registrada. Uma visão, por exemplo, retorna ao córtex visual, ecoando o evento original.

5. **2 anos em diante.** É o período da consolidação. Leva cerca de dois anos para uma memória se estabelecer firmemente no cérebro. Mesmo depois de tão longo período de maturação, no entanto, ela corre o

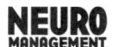

risco de ser adulterada ou perdida. Nesse longo intervalo de tempo, o padrão do disparo neural que codifica a experiência vai e volta entre o hipocampo e o córtex, como uma procissão que faz sempre o mesmo circuito, entre uma catedral e uma capela, com os fiéis entoando sempre os mesmos cânticos. Esse repetido percurso dialogal provoca a transferência de padrões de reconhecimento do hipocampo para o córtex. É possível que o objetivo seja liberar espaço para processamento de novos pacotes de informação. Ou que exista o interesse inconsciente em gravar *backups* do registro. Grossíssimo modo, imagine um computador convencional. Ele tem o que se chama memória RAM, constituída pelo processador, placa-mãe e fonte de energia. Essa estrutura não grava permanentemente as informações em padrão volátil. Você sabe bem o que é perder um trabalho por não salvá-lo antes da queda de energia. Depois de escrever um texto ou produzir uma foto, porém, o dono de um computador pode salvar esse arquivo em um dispositivo de armazenamento permanente, como o *hard disk* ou o equipamento da nuvem. Ali, a informação estará estocada em um padrão não volátil. Usei esta alegoria para facilitar o entendimento, mas muitos neurocientistas não gostam dela. Porque o cérebro processa e guarda informação de um modo muito mais complexo e muito menos centralizado. Pesquisadores que se debruçaram sobre o *hardware* encefálico concluíram que a capacidade de armazenamento do cérebro é de aproximadamente 2,5 petabytes, o que equivale a 2,5 milhões de gigabytes. O sistema de processamento e arquivamento humano ainda é, portanto, muito mais poderoso e avançado do que qualquer computador atualmente em funcionamento.

6. **Novamente 2 anos.** É quanto dura o treinamento denominado *The Knowledge*, oferecido aos taxistas de Londres, famosos por encontrar os melhores caminhos pela malha viária labiríntica da cidade. E eles faziam isso muito antes da invenção dos aplicativos de navegação por GPS. A capacitação permite expandir a rede de conexões do hipocampo, responsável pela memória espacial.

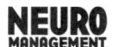

De olhos bem fechados

Em São Paulo, cidade onde vivo, o metrô é fundamental para a locomoção urbana, e realiza cerca de 5,3 milhões de transportes diários. À meia-noite ou 1 hora da manhã, no entanto, ele fecha. E muita gente reclama dessa pausa. Bem, mas às 4h40m, ele volta a funcionar. E está sempre limpinho, cheiroso, com tudo organizado. Não seria assim se mantivesse suas atividades de modo ininterrupto. A trégua é necessária para reparar danos, calibrar equipamentos e realizar uma boa higiene nos vagões. O sistema paulista partiu de uma premissa interessante, desde que começou a funcionar, em 1974, ano do meu nascimento: quanto mais bagunça, bagunça; quanto mais limpeza, limpeza. O cérebro humano é programado para seguir padrões, especialmente nas relações sociais. Num lugar sujo, desorganizado, com pichações, muitas pessoas são estimuladas a agir de forma desrespeitosa, agressiva e indisciplinada, contribuindo para degradar ainda mais o ambiente. Em um espaço de arrumação primorosa, no entanto, sentem-se inibidas a delinquir, e tendem a seguir um modelo de conduta nobre e educada. Há meio século, os esforços da madrugada confirmam essa tese comportamental e produzem bons resultados nas maior cidade do Brasil.

Sinto-me sempre inclinado a fazer uma analogia com o cérebro e o período dedicado ao sono. Não dormir ou dormir mal é uma das piores experiências possíveis para o ser humano. Tanto é que, ao longo da história, essa interferência é utilizada como método de tortura. Segundo o Doutor David Raizen, professor de neurologia da Universidade da Pensilvânia, o sono cumpre uma função muito importante, o que levou à sua manutenção ao longo do processo evolutivo. "O cérebro é o órgão mais afetado pela privação de sono", adverte. Alguns processos vitais são realizados preferencialmente durante o descanso regular, como a secreção do hormônio do crescimento, a eliminação de metabólitos residuais e ajustes na comunicação entre os neurônios.

Em 2017, um estudo liderado por Itzhak Fried, professor da Universidade da Califórnia, comprovou que a privação de sono pode

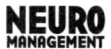

causar interrupções na comunicação das células cerebrais, levando a "lapsos mentais temporários que afetam a memória e a percepção visual". Os acadêmicos sustentam que dormir bem é tão importante como ter uma dieta saudável. Mantendo longos períodos de vigília, não conseguimos formar ou manter as trilhas cerebrais que permitem o aprendizado e a fixação da memória. Ficamos mais lentos e temos muito mais chances de errar, seja ultrapassando um sinal vermelho, trocando "x" por "ch" ou acionando a alavanca vermelha, em vez da verde, na rotina de controle da linha de produção.

Mas não são somente esses os malefícios. Sem uma boa trégua na cama, aumentam as chances de você desenvolver diabetes tipo 2, doenças cardiovasculares, obesidade e depressão. Também é certo que o humor é gravemente afetado. Por vezes, maldosamente, chamamos os enfezadinhos de mal-amados, quando, na verdade, muitos são "mal-dormidos". Os insones são muito mais propensos a arranjar encrencas com colegas de trabalho, a xingar outros motoristas no trânsito e a discutir com parceiros amorosos.

Ao contrário do que muitos pensavam até a década de 1950, o sono não é um período de passividade neural. Há, basicamente, dois tipos de sono: o REM (movimento rápido dos olhos) e o não-REM. São quatro as etapas do sono não-REM. A primeira é a da transição do estado de vigília para o sono. Pode durar até 15 minutos. Há relaxamento dos músculos e a respiração se torna mais compassada. No segundo estágio, há uma desconexão entre o cérebro e os estímulos externos, como ruídos e toques. A temperatura e o ritmo cardíaco diminuem. Ocorrem breves momentos de atividade elétrica de alta frequência, denominados Complexos K. No estágio três, o corpo começa a entrar em sono mais profundo, com redução da atividade cerebral. No quarto, a atividade cerebral é muito lenta e predominam as ondas delta. É difícil acordar alguém nessa fase do descanso. É quando o corpo repõe energias, o organismo libera hormônios e se executa um esforço geral de recuperação de células e órgãos.

No sono REM, as ondas cerebrais voltam a operar em um nível semelhante ao do estado de vigília, mesmo em um estado de relaxamento muscular e inconsciência em relação aos estímulos externos. Dura entre 20% e 25% do período de sono. É quando ocorrem os sonhos mais vívidos e, por vezes, mais estranhos. É "culpa", sobretudo, do tálamo, que envia sons, imagens e outras sensações para o centro de dramaturgia cerebral. É hora também de ver em cena o neurotransmissor acetilcolina, que ajuda o cérebro a manter informações coletadas durante o dia. É um grande amigo anônimo dos estudantes. Cada ciclo de sono leva entre 70 e 120 minutos, tempo que pode variar de pessoa para pessoa, em diferentes fases da vida, de acordo também com as influências ambientais.

Estudos mostram que, durante o sono, o cérebro até mesmo se lava, utilizando um coquetel de líquido cefalorraquidiano e sangue. Essa atividade é importante para manter tudo em ordem. Estudos recentes indicam que alterações nessa função podem estar relacionadas a doenças, como o Alzheimer. Enfim, tudo isso é necessário nessa usina com bilhões de neurônios que, num ser humano de 25 anos de idade, gera 25 watts de potência, o suficiente para acender uma lâmpada, caso tivéssemos um plugue no cocuruto.

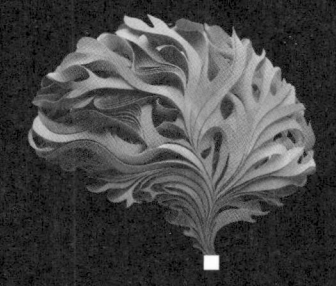

CAPÍTULO 8

PENSAMENTO E CONSCIÊNCIA

A decisão sobre o que fazer em um mundo complexo exige observação do que ocorre, comparação com eventos precedentes e reflexão sobre possíveis consequências. O pensar exige, portanto, o processamento sensorial e exercício imaginativo em três diferentes dimensões do tempo. Esse esforço consciente mobiliza diversas áreas do cérebro e serve de base para qualquer tipo de intelecção e para o desenvolvimento de qualquer habilidade.

Inevitavelmente, ligamos o pensamento à inteligência, ou seja, a nossa capacidade de aprender sobre o ambiente e interagir com o mundo exterior, composto de lugares, coisas e seres vivos. Para essa missão, precisamos de destreza física, fluência verbal, raciocínio abstrato, raciocínio concreto, discriminação sensorial, sensibilidade emocional, habilidades matemáticas e ainda a capacidade relacional, ou seja, de um conjunto de saberes que permitem a convivência social cooperativa.

Há muito tempo, acreditava-se que os lobos frontais fossem o centro da inteligência, pois lesões nessas áreas prejudicam a concentração e o discernimento. Hoje, no entanto, sabemos que essas ocorrências nem sempre afetam o quociente, a perspicácia e a sagacidade, de forma que outras áreas também devem estar envolvidas. Pesquisas recentes sugerem que a inteligência conta com uma supervia (fascículo arqueado) que liga os lobos frontais aos parietais. A velocidade e a eficiência nessa circulação de dados podem, sim, afetar o QI.

Um estudo publicado em 2018, na revista *Cerebral Cortex*, mostrou que indivíduos com maior eficiência na conexão entre os lobos frontais e parietais apresentaram melhor desempenho em testes de inteligência fluida, que medem a capacidade de raciocínio abstrato e resolução de problemas. Outro estudo, publicado em 2019, na revista *Nature Communications*, mostrou que uma variação genética no fascículo arqueado, a supervia que conecta os lobos frontais e parietais, está associada a diferenças individuais no QI. Além disso, um estudo publicado em 2020, no *Journal of Neuroscience*, mostrou que a estimulação elétrica do fascículo arqueado melhorou o desempenho de indivíduos saudáveis em um teste de inteligência fluida.

Essas pesquisas sugerem que a conexão entre os lobos frontais e parietais, mediada pelo fascículo arqueado, desempenha um papel fundamental nas capacidades mentais. É importante lembrar, no entanto, que o QI não é uma medida perfeita da inteligência, e não deve ser visto como a única ou a melhor forma de avaliar as habilidades cognitivas de uma pessoa. Existem críticas pertinentes aos testes de QI, incluindo a possibilidade de que sejam culturalmente enviesados e não meçam habilidades importantes desconsideradas pelos testes tradicionais. Existem diversas formas de inteligência, como a emocional, social e prática. Um jovem londrino de Chelsea pode se dar muito bem ao prever qual a face do dado que se apresentará numa sequência regular ascendente, mas pode se dar muito mal nas proximidades do Deserto de Nyiri, no Quênia. Competências mentais se desenvolvem também pela necessidade, pelos estímulos culturais e pelas condições ambientais. Uma moça massai de Kajiado, no país africano, pode demonstrar habilidades muito maiores para, por exemplo, encontrar água, localizar-se numa trilha e, eventualmente, lidar com um elefante.

Um cérebro que recebeu ótima nutrição durante a gestação e a primeira infância está preparado para funcionar bem. Estudos mostram, porém, que, depois de serem transferidas a lares ricos em afetos, diálogos e atividades artísticas e culturais, crianças oriundas de ambientes de grande carência tiveram incremento de 16 pontos na avaliação de QI. Podemos concluir

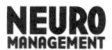

que o cérebro é generoso consigo mesmo, e parece sempre disposto a uma metamorfose de aprimoramento e evolução. A neuroplasticidade sempre nos empresta uma dose a mais de esperança, seja para indivíduos, seja para coletivos sociais. Um cidadão pode se tornar mais capaz, responsável e contributivo. E equipes corporativas, em conjunto, podem se desenvolver tremendamente a partir deste mesmo paradigma. Mais à frente, quero mostrar de que modo as empresas também podem pensar melhor.

Modos de pensar

Cognição é o processo pelo qual o cérebro recebe, processa, armazena e utiliza informações do mundo ao redor. Envolve habilidades como atenção, memória, percepção, linguagem, raciocínio, solução de problemas e tomada de decisões. Mas nem sempre esse sistema de processamento é ativado. O cérebro não é preguiçoso, mas procura economizar energia. Primeiro, avalia o "valor bruto do prêmio" associado a determinada ação. Em seguida, calcula o resultado líquido, ou melhor, a recompensa menos o custo. Por fim, avalia possíveis erros e eventos que possam conduzir ao fracasso. Quanto mais complexo for o problema, mais áreas frontais do cérebro estarão mobilizadas para a tarefa.

A tomada de decisão também é afetada pelas emoções. No curto prazo, o estado de ânimo influencia as áreas do cérebro cruciais para o raciocínio, a inteligência e outros tipos de cognição. Em agosto de 1973, um caso real mobilizou psicólogos e psicanalistas durante o famoso Assalto de Norrmalmstorg, na Suécia, quando o criminoso condenado Jan-Erik Olsson decidiu roubar um banco e fez quatro reféns. O ministério da Justiça, então, buscou a ajuda de outro delinquente, o famoso Clark Olofsson, para negociar com o bandido e obter a liberação dos cativos. Esse mediador improvável resolve, então, realizar exatamente esse exercício cognitivo, a fim de definir que atitudes lhe proporcionariam maiores recompensas. Seus elaborados exercícios de intelecção fazem com que os reféns logo se unam a seus captores e tentem protegê-los. Não apenas se identificam com eles, mas também passam a acreditar que a polícia pode sacrificá-los numa intervenção violenta. Em determinado momento, a polícia utilizou um ataque com gás lacrimogêneo e prendeu Olsson. Mesmo depois disso, no entanto, os libertos mantiveram certa simpatia com os raptores, o que se estendeu a suas participações nos processos judiciais que se seguiram. Daí vem a expressão "Síndrome de Estocolmo". A série *Clark*, de 2022, dirigida por Jonas Åkerlund, narra em detalhes o ocorrido.

Em fevereiro do ano seguinte, aconteceu de novo, na Califórnia, nos Estados Unidos, quando Patrícia Campbell Hearst, de 19 anos, conhecida como Patty Hearst, neta do magnata das comunicações William Randolph Heart, foi sequestrada por integrantes do Exército Simbionês de Libertação. Em abril, ela anunciou numa fita de áudio, distribuída para a mídia, que havia se juntado ao grupo guerrilheiro e adotado o codinome Tânia. Naquele mesmo mês, ela participou do assalto de uma agência do Hibernia Bank, em São Francisco, empunhando uma carabina. Ela grita: "eu sou Tânia, para cima, para cima, contra a parede, filho da p...". Ela continuou participando das atividades do grupo até setembro de 1975, quando foi presa. Nessa época, segundo a psicóloga Margaret Singer, parecia "um zumbi com baixo QI e baixo afeto". Seu teste de QI deu como resultado 112. Antes, era 130. Ela também tinha lacunas de memória relativas ao período antes da adesão aos terroristas.

O julgamento ocorreu em 1976, quando ela alegou ter sido drogada e coagida. Mesmo assim, foi condenada a 35 anos de prisão, período de reclusão que, posteriormente, foi reduzido a sete anos. Foi libertada em 1979, por intervenção do então presidente Jimmy Carter. E recebeu perdão total em 2001, no último dia do segundo mandato de Bill Clinton. Até hoje, o caso é estudado por profissionais de todas as áreas ligadas à saúde mental. Não há consenso. Sabe-se, no entanto, que o cérebro de Patty tomou as decisões que considerava mais vantajosas, naquela conjuntura, no ambiente em que se encontrava. Diante do sofrimento vivenciado, é certo que a adesão ao grupo criminoso a poupou do sofrimento físico, ao mesmo

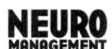

tempo em que lhe proporcionou conforto e até mesmo satisfação psicológica, ancorada no acolhimento.

O que ocorreu, portanto, foi um processo cognitivo muito complexo, de processamento de informações sensoriais, reconhecimento de padrões, medição de risco, cálculo de recompensa e tomada de decisão. O cérebro tende a buscar soluções rápidas para situações em que o corpo está submetido a risco iminente, mesmo quando a vítima de coação é guiada por fortes motivações ideológicas, éticas ou morais. Foi o caso do Frei Fernando de Brito, da Ordem dos Dominicanos. Sob tortura, em 1969, ele confirmou o encontro que levaria a polícia até o guerrilheiro baiano Carlos Marighella, na alameda Casa Branca, em São Paulo. Em entrevista ao jornalista Mario Magalhães, pesquisador do tema, Brito relatou suas sensações ao cumprir o determinado por seus captores: "nesse momento, eu estava com medo, medo, medo, medo". Em resumo, a consciência depende também de uma série de fatores emocionais, muitos deles impressos na memória ancestral. Por vezes, a decisão consciente responde basicamente ao instinto de autopreservação.

Mais ou menos tarefas

Pesquisas recentes têm sugerido que um indivíduo monotarefa pode ter estruturas cerebrais muito diferentes daquelas de um indivíduo multitarefa. Quem faz muitas coisas ao mesmo tempo acaba por demandar por maiores recursos cognitivos, como atenção, memória e controle executivo. Um estudo de neuroimagem funcional publicado na revista *Psychology Today*, em 2019, mostrou que indivíduos multitarefa apresentaram um córtex pré-frontal dorsolateral (região envolvida em funções cognitivas superiores) mais ativo do que daqueles que se consideravam monotarefa.

Outros estudos, entretanto, sugerem que o cumprimento simultâneo de tarefas pode ter um efeito negativo no desempenho cognitivo de longo prazo. Estudo publicado na revista *Proceedings of the National Academy of Sciences*, em 2013, mostrou que indivíduos de comportamento multitarefa apresentaram maior diminuição na densidade de matéria cinzenta em áreas relacionadas à cognição e à memória, em comparação com pessoas alinhadas com o padrão monotarefa.

Se tentarmos fazer algo enquanto executamos outra tarefa, o cérebro enguiça. Você até pode conseguir, mas sem o mesmo padrão de qualidade. O córtex pré-frontal, envolvido em inúmeras ações executivas, pode "engasgar", gerando uma breve lacuna no processamento. É difícil, por exemplo, ouvir um discurso enquanto se lê um texto, pois as áreas de decodificação da linguagem ficam sobrepostas. É possível, no entanto, ouvir um poema enquanto apreciamos uma paisagem, pois o processamento de informações se dá em áreas distintas, e possivelmente complementares. Por esse motivo, os filmes têm trilhas sonoras, que ajudam a expor a carga emocional de situações e a decifrar os humores dos personagens.

Mas, e os tradutores-intérpretes da festa de premiação do Oscar? Bem, primeiramente, eles não estão fazendo duas coisas distintas. Não estão preparando um espaguete ao pesto enquanto ouvem as opiniões de Brad Pitt sobre os preferidos da Academia de Artes e Ciências Cinematográficas. A tarefa é complexa, sim, pois envolve duas trilhas de processamento neuronal, mas estão lidando basicamente com o mesmo objeto gerador de estímulos sensoriais.

A interpretação simultânea envolve o uso de diferentes áreas do cérebro, incluindo o córtex auditivo (envolvido no processamento da fala), o córtex pré-frontal (envolvido no controle executivo e na memória de trabalho), e outras áreas responsáveis pelo processamento linguístico e motor. No entanto, como a interpretação simultânea é uma tarefa muito complexa, os intérpretes recorrem a estratégias de organização neural para lidar com a sobrecarga cognitiva. No estudo *A Neurociência da Interpretação Simultânea*[56], de Alexis Hervais-Adelman,

---

[56] HERVAIS-ADELMAN, Alexis; MOSER-MERCER, Barbara; GOLESTANI, Narly. *The Neuroscience of Simultaneous Interpretation.* AIIC, 2020. https://aiic.org/document/1085/AIICWebzine_2020_Issue75_6_HERVAIS-ADELMAN_HERVAIS-ADELMAN_GOLESTANI_The_neuroscience_of_simultaneous_interpretation_EN.pdf%20right%20click%20and%20Copy%20Link%20Location. Acesso em 24/09/2023.

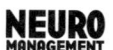

Barbara Moser-Mercer e Narly Golestani, revela-se que a interpretação do idioma estrangeiro para o nativo ativa uma porção do giro frontal inferior esquerdo, ocupado da recuperação e manutenção de informações semânticas. Quando é necessário interpretar do idioma nativo para o estrangeiro, duas áreas adicionais foram envolvidas: o lobo temporal inferior esquerdo, relacionado à busca de palavras e processamento semântico; e o cerebelo, uma estrutura associada à ação de armazenamento de refinamento de padrões.

A ressonância magnética funcional (fMRI) mostrou um espantoso recrutamento de inúmeras áreas cerebrais, como o córtex pré-motor, o córtex motor, o córtex suplementar, a área de Broca, o núcleo caudado e porções dos gânglios de base. Estes últimos são muito importantes em ações de aprendizado, planejamento e execução. Golestani afirma que a tradução simultânea é uma das ações mais desafiadoras para o cérebro humano. Segundo ela, dois idiomas estão ativos ao mesmo tempo, de modo que as áreas cerebrais envolvidas estabelecem uma rede de comunicação muito sofisticada, que mobiliza conexões não aplicadas diretamente à linguagem. Em resumo, a interpretação simultânea envolve o uso de diferentes áreas do cérebro e requer habilidades cognitivas avançadas, como controle executivo, memória de trabalho e processamento linguístico.

Mulheres ou homens?

Não é correto afirmar que o tamanho do cérebro seja fator determinante e crucial na definição da capacidade intelectual. Embora haja uma correlação positiva entre dimensões e inteligência em algumas espécies, não significa que pessoas com cérebros menores sejam menos capazes. Nossa central do pensamento articulado é extremamente complexa, e seu desempenho é influenciado por muitos fatores, incluindo a genética, a experiência e o ambiente. As melhores cabeças são aquelas que desenvolveram habilidades cognitivas como raciocínio, memória, atenção e linguagem.

Há um mito machista de que a suposta diferença de 11% no volume do cérebro faria os homens mais inteligentes. Talvez o mais detalhado estudo sobre o tema foi realizado por uma equipe multidisciplinar de cientistas da Universidade de Edimburgo, com dados do UK Biobank, um estudo biomédico contínuo com 500 mil inscritos[57]. Varreduras cerebrais foram realizadas em 2.750 mulheres e 2.466 homens, com idades entre 44 e 77 anos, examinando 68 regiões cerebrais, de modo especial o córtex, fundamental para a consciência, a razão e a linguagem[58].

Eles descobriram que as mulheres tendem a ter córtices significativamente mais espessos do que os homens. Essa condição tem sido associada a pontuações mais altas em uma variedade de testes cognitivos e de inteligência geral. Os homens tinham volumes maiores em regiões subcorticais, como o hipocampo, a amígdala e o tálamo. Stuart Ritchie, líder do estudo, citou outra pesquisa famosa, *Diferenças Sexuais na Variabilidade da Inteligência Geral: Um Novo Olhar Sobre a Velha Questão*[59], realizado em 2008 por Wendy Johnson, Andrew Carothers e Ian J. Deary, para emitir seu parecer. "Esse estudo não encontrou diferença média na inteligência, mas os machos foram mais variáveis do que as fêmeas", afirmou. "Por isso é tão interessante nossa descoberta de que os cérebros dos homens eram, na maioria das medidas, mais variáveis do que os cérebros das mulheres."

Outra pesquisa reveladora, muito recente, é *The sexes do not differ in general intelligence, but they do in some specifics*[60], publicada em 2022, por Matthew Reynolds, Daniel Hajovsky e Jacqueline Caemmerer. Segundo os cientistas, não existe nenhuma diferença sexual confiável ou

---

[57] https://www.ukbiobank.ac.uk/

[58] RITCHIE, Stuart J. *Sex differences in the adult human brain: evidence from 5216 UK Biobank participants*. The University of Edinburg, 2018. https://academic.oup.com/cercor/article/28/8/2959/4996558 . Acesso em 24/09/2023.

[59] JOHNSON, Wendy; CAROTHERS, Andrew; DEARY, Ian J. *Sex Differences in Variability in General Intelligence: A New Look at the Old Question*. Pubmed, 2008. https://pubmed.ncbi.nlm.nih.gov/26158978/ . Acesso em 24/09/2023.

[60] REYNOLDS, Matthew R.; HAJOVSKY, Daniel B.; CAEMMERER, Jacqueline M. *The sexes do not differ in general intelligence, but they do in some specifics*. ScienceDirect, 2022. https://www.sciencedirect.com/science/article/abs/pii/S0160289622000320. Acesso em 24/09/2023.

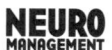

significativa na inteligência, apenas habilidades cognitivas prevalentes num ou noutro grupo. As mulheres levam vantagem na velocidade de processamento latente; os homens, no processamenteo visual latente. No desempenho acadêmico, as descobertas mais consistentes apontaram vantagens femininas na escrita, e vantagens masculinas em níveis mais altos de exercícios matemáticos. Ainda assim, há homens que são excelentes escritores e mulheres que realizam maravilhas com números.

O senso comum pode discordar da ciência. E isso não gera surpresa, em uma época de tantos negacionismos. Mas o fato é que uma mulher e um homem podem desenvolver as mesmas funções de natureza intelectual, com o mesmo potencial de desempenho. Muitas vezes, existem diferenças, mas elas são constituídas basicamente na educação, que reserva algumas atividades para meninos e outras para meninas. Se o ensino na infância e na adolescência é segregado, evidentemente podem surgir disparidades de competências na idade adulta. São, portanto, em geral, fruto da discriminação e de uma formação preconceituosa. Se pudesse dar um conselho, diria que você deve facilitar a seu filho o acesso a campos do conhecimento antes reservados a mulheres. E que, paralelamente, crie sua filha em campos de processamento cognitivo tradicionalmente reservados aos homens. Não me chame de subversivo ou de militante da chamada "ideologia de gênero", por favor! O desenvolvimento de habilidades e competências não tem qualquer relação com identidade e orientação sexual. Pensando no *neuromanagement*, é preciso que trabalhemos para reduzir as diferenças e constituir uma sinergia nas equipes de trabalho. Com suas capacidades e especificidades, mulheres e homens se complementam para constituir empresas mais criativas, produtivas, lucrativas e sustentáveis.

Central de invenções

Pensamento criativo: é o necessário processo de gerar ideias, conceitos e soluções para antigos e novos problemas. É uma habilidade mental que envolve a capacidade de ver as coisas de maneira diferente, questionar suposições, "ligar os pontos" e, de forma paulatina ou disruptiva, constituir a melhor mudança possível. Sim, porque a mudança vai acontecer de qualquer jeito. Então, que nos empenhemos em garantir sua mais aprimorada configuração possível.

Dispomos de várias técnicas para estimular o pensamento criativo. O *brainstorming*, por exemplo, recorre à inteligência grupal. Todas as ideias são primordialmente aceitas e posteriormente aprimoradas. A analogia envolve a comparação de um problema com outro já resolvido, para encontrar semelhanças e soluções aplicáveis. O pensamento lateral busca soluções alternativas e inovadoras, que fogem do padrão convencional. Já o pensamento divergente busca gerar o maior número possível de ideias, sem se preocupar com qualidade ou viabilidade imediata.

Somos permanentemente bombardeados por estímulos, mas tendemos a ignorar a maior parte deles, de modo que não chegam a se transformar em impressões conscientes. É como se andássemos no espaço das ideias utilizando um traje espacial, que nos separa do mundo exterior. Bem, se você retirar seu *spacesuit* durante uma operação externa na Estação Espacial Internacional, a expansão do oxigênio fará com que você ganhe até o dobro do seu tamanho original. Olhos e língua vão ferver. Sem ar nos pulmões, o sangue não vai levar oxigênio ao cérebro. Você, então, terá 15 segundos para observar o cosmo, antes de desmaiar. Cerca de 75 segundos depois, morrerá asfixiado. E logo congelará, porque faz muito frio lá fora. Retirar a couraça das ideias prontas, no entanto, não acarretará nenhum dano físico imediato, exceto em situações muito específicas.

Perigo grande correu Galileu Galilei, que transferia seu espírito criativo para a pesquisa científica. No início do século XVII, ele começou a se meter numa enrascada por causa da curiosidade de Cristina de Florença, uma grã-duquesa muito sábia que iniciou um debate astronômico e religioso sobre o heliocentrismo, a tese segundo a qual a Terra gira em torno do Sol. O cientista chegou a escrever 40 páginas para convencer sua amigável interlocutora. Esse e outros textos passaram a circular e

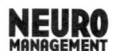

acabaram na mira da Inquisição Romana. Galileu foi chamado, sofreu ameaças e se retirou do debate por vários anos. Em 1632, ele voltou à carga e foi acusado de heresia, pois desconsiderava a suposta verdade bíblica de que a Terra era o centro do universo. Quase sofreu numa câmara de tortura. Por fim, foi obrigado a abjurar, amaldiçoar e detestar suas próprias ideias. Acabou condenado à prisão formal, mas a pena foi comutada para prisão domiciliar, que cumpriu pelo resto da vida.

Todo processo criativo, portanto, ativa áreas associadas à curiosidade, ao entusiasmo e, por vezes, também ao medo, pois toda inovação representa perigo e instabilidade nas relações sociais. O cérebro não possui exatamente um centro criativo. O córtex frontal é considerado uma espécie de *hub* dessas funções, ativando a memória de trabalho, ou seja, a unidade geradora de registros de curto prazo. São cintilações, de início. Daí, intuitivamente, representarmos a "sacada" com uma lampadinha. Mas o nosso velho conhecido hipocampo também atua fortemente nesse processo. Se você tem um *insight*, ele vai vasculhar na biblioteca se aquilo é mesmo válido, se aquilo é realmente inovador e se há material que prove sua tese. Ali, entre pastas e mais pastas, o espírito da mudança estimula a imaginação, associando ideias do presente a saberes pretéritos para especular sobre o futuro. Mas faltam realizadores, certo? Aí, entram em cena os gânglios de base, que processam a memória de habilidades e de como fazer as coisas. Certamente, ajudaram nosso amigo Galileu a montar seu telescópio refrator, aparelho inovador que nos aproximou do resto do universo e fomentou uma mudança radical em nosso entendimento do cosmo.

Para completar, quero destacar a matéria branca que compõe as conexões entre as várias estruturas cerebrais, reunindo a "turma toda" para empreender a mudança. Se enfrentamos o desafio e vencemos as primeiras barreiras, as áreas centrais do cérebro liberam a dopamina, uma substância mensageira muito poderosa. Ela vai deixá-lo particularmente feliz e vai fortalecer as conexões sinápticas pulsantes no momento. Essas mesmas descargas de dopamina ocorrem durante a excitação sexual. Acredite, portanto, quando alguém diz que tem "tesão" numa ideia, invenção ou empreendimento. Como dizia Roberto Freire, sem tesão não há solução.

O estudo *Getting the word out: neural correlates of enthusiastic message propagation*[61], de Emily Falk, Matthew O'Donnell e Matthew D. Lieberman, utilizou dados coletados por fMRI para compreender os mecanismos neurocognitivos que são acionados durante a exposição a ideias potencialmente excitantes. Os sentimentos mais positivos e entusiasmados foram associados à ativação de regiões como o córtex pré-frontal medial, o córtex cingulado posterior e o lobo temporal medial. O que é mais bacana nesses estudos é que os dados mostram um vínculo inequívoco entre a codificação inicial da ideia e o entusiasmo com que é transmitida a outras pessoas. Então, criar e inventar é mesmo legal, mas esse processo não se completa até que a gente partilhe a descoberta com os outros. É da natureza humana buscar a comunhão de satisfações. Se não fosse assim, Galileu não teria investido noites e noites para escrever as 40 páginas para Cristina, certo?

O mistério da consciência

Essencial! Sem ela, nada faria sentido. A coreografia elétrica das redes neurais produz o que supomos ser a base biológica da consciência; mas como um evento físico pode constituir um fenômeno intangível? Como posso ter certeza de que você está aí, do outro lado do livro? E como você pode ter certeza de que, um dia, estive aqui, em algum lugar, escrevendo estas palavras? Como nossos sentidos constituem processos de mediação, podemos apenas supor que TUDO seja de verdade. Não, não enlouqueci. E outras pessoas têm essa dúvida legítima.

---

[61] FALK, Emily B.; O'DONNELL, Matthew Brook; LIEBERMAN, Matthew D. *Getting the word out: neural correlates of enthusiastic message propagation*. Front. Hum. Neurosci., 26 November 2012. https://www.frontiersin.org/articles/10.3389/fnhum.2012.00313/full. Acesso em 24/09/2023.

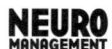

No livro *Maravilhosa Obra do Acaso*[62], Wim Kayser apresenta uma entrevista que fez com Daniel Dennett, filósofo e cientista cognitivo, conhecido por sua teoria de uma consciência resultante de múltiplos rascunhos. A partir da informação obtida pelo sistema nervoso, segundo ele, criamos uma sequência narrativa, sujeita a permanente revisão editorial, em processos que ocorrem em diferentes áreas do cérebro. Mas ele tem uma ideia interessante sobre o mistério do "existir".

"Quando criança, pensava, como muitas crianças, que era diferente, porque vivia topando com ideias filosóficas. Inventei o solipsismo. Era ótimo pensar que eu era o único eu de verdade no universo, e que todo o resto era simplesmente um grande cinema preparado para o meu deleite; que quando ia para casa, a escola e os professores e o resto simplesmente desapareciam, ou ficavam guardados durante a noite. Descobri depois que muitas e muitas crianças têm essa ideia. Hoje em dia, pergunto sempre aos meus alunos: 'Quem aqui não imaginou isso quando era pequeno?'. E metade deles levanta a mão, sempre com um ar meio encabulado."

Já pensou assim também? Deu um nó na consciência? Bem, esta é uma questão antiga que gera angústia desde tempos muito antigos. Nosso grande escritor Machado de Assis produziu uma obra-prima sobre a consciência e o solipsismo, essa doutrina estranha, segundo a qual a existência se limita ao eu (no caso, você) e suas sensações, de modo que todo o resto é composto de impressões coadjuvantes, criadas por uma única mente pensante.

Em *Ideias de Canário*[63], um tal Macedo, ornitólogo, acabou por acidente dentro de uma loja cheia de coisas velhas, tortas e rotas, como panelas sem tampa e tampas sem panela. Quando ia sair, viu

---

[62] KAYSER, Wim. *Maravilhosa Obra do Acaso*. Rio de Janeiro: Editora Nova Fronteira, 1998.

[63] ASSIS, Machado de. *Contos, uma Antologia, Volume II, Ideias de Canário*. São Paulo: Companhia das Letras, 1998.

uma antiga gaiola pendurada na porta, dentro da qual saltitava um canário. O homem, então, se apieda do pássaro. Quem o teria entregue àquele infortúnio? E, de repente, o interlocutor elabora uma resposta.

— Não tive dono execrável, nem fui a nenhum menino que me vendesse. São imaginações de uma pessoa doente; vai-te curar, amigo...

Macedo continua o diálogo e pergunta se o canário sempre foi propriedade do dono da loja. Ao que recebe nova censura.

– Que dono? Esse homem que aí está é meu criado, dá-me água e comida todos os dias, com tal regularidade que eu, se devesse pagar-lhe os serviços, não seria com pouco; mas os canários não pagam criados. Em verdade, se o mundo é propriedade dos canários, seria extravagante que eles pagassem o que está no mundo.

Macedo, então, lhe pergunta se não tem saudade do espaço azul e infinito. Inquietação que é assim rebatida:

– Que quer dizer espaço azul e infinito? (...) O mundo é uma loja de Belchior, com uma pequena gaiola de taquara, quadrilonga, pendente de um prego; o canário é senhor da gaiola que habita e da loja que o cerca. Fora daí, tudo é ilusão e mentira.

O espantado Macedo resolve comprar o bicho, que leva para sua casa e o instala numa bela e nova gaiola branca. Três semanas depois, pede-lhe uma definição do mundo. E o canário responde.

– É um jardim assaz largo com repuxo no meio, flores e arbustos, alguma grama, ar claro e um pouco de azul por cima; o canário, dono do mundo, habita uma gaiola vasta, branca e circular, donde mira o resto. Tudo o mais é ilusão e mentira.

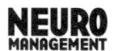

O pássaro, certo dia, escapa da gaiola, para desespero de seu amigo humano. Aparece tempos depois e retomam a discussão. E, agora, o canário tem outra descrição para o lugar da existência.

– O mundo é um espaço infinito e azul, com o sol por cima.

Machado trabalha com vários conceitos filosóficos nessa história, mas também acena com uma visão do mundo baseada nos sentidos particulares e na construção arbitrária da realidade dentro de cada mente pensante. Em um universo, ou multiverso tão grande, podemos fazer o papel do canário em um teatro maior. Como saber se também não vivemos numa gaiola de referências escassas, alienados do *locus* real da existência, muito maior e multidimensional?

A consciência é, a rigor, diferente de tudo que se situa no palco dos acontecimentos físicos. O pensamento parece ser de uma ordem distinta dos objetos perceptíveis. Seu conteúdo não pode ser localizado no espaço ou tempo. Tudo que dele sabemos é presumido pelo próprio, o que nos conduz a desconfiar do intérprete. Aparentemente, é produzido por certas ações cerebrais, mas não temos certeza de que é isso que forma a consciência. A comprovação final dependeria de um transporte para dentro dela, o que parece ilógico e impossível. Nunca saberemos, portanto, se uma inteligência artificial é mesmo consciente de si. Ela pode simplesmente responder coerentemente a todas as nossas perguntas, simulando sensações, replicando emoções e sentimentos humanos, sem se dar conta de que existe.

Neste atual estágio do entendimento humano, portanto, nos resta lidar com o mecanismo visível da máquina supostamente encarregada de ratificar a existência. A consciência percebida tem níveis distintos de atividade neural, o que determina sua intensidade. Exprime-se também em foco, que pode se direcionar ao mundo exterior ou interior, que são pensamentos autorreflexivos. E se constitui também de concentração. Pode ter um alvo definido, como um objeto ou pessoa, ou estar dissolvida num conjunto extenso de aspectos da realidade perceptível.

Divide-se em três estados. Percepção do momento: cérebro registra e reage aos eventos a cada instante, mas não os codifica na memória. Conhecimento consciente: testemunha os fatos e os codifica na memória. Autoconsciência: os estímulos são vistos, registrados e rememorados, muitas vezes como resultado da vontade.

Os estudos neurológicos mostram que a consciência não é contínua e permanente. Ela é toda irregular, picada, cheia de furos como um queijo suíço. O que temos, mesmo no tempo de vigília, é uma ilusão de integralidade, com os vazios preenchidos por reflexos sensoriais. O mesmo Dennet explica com clareza esse processo.

> (...) em sua vida consciente, o que importa é o que você acha que está lá. Pensamos em nossas consciências como contínuas. Ignoramos os intervalos e, porque os ignoramos, a presença deles não faz a menor diferença. É porque estamos tão acostumados a ignorá-los que é preciso um esforço especial para chamar nossa atenção para eles.

E a localização? A consciência surge da interação de todos os aspectos de uma pessoa com o ambiente. Sabemos que o cérebro exerce papel fundamental na produção do conhecimento consciente, mas desconhecemos como. Em algumas áreas, a atividade neuronal correlaciona-se fielmente com estados da consciência; em outras, não.

Depois de ter sido registrado, é preciso até meio segundo para um estímulo tornar-se consciente. No início, a atividade neuronal ocorre nas áreas "inferiores" do cérebro, como a amígdala e o tálamo, e depois nas áreas "superiores", partes do córtex que processam as sensações. Em geral, o córtex frontal é ativado apenas quando uma experiência se torna consciente. Diversas áreas estão envolvidas nesse processo. Vamos conhecê-las.

1. **Córtex motor:** é onde acontece nossa consciência corporal, crucial para a percepção de si mesmo.

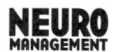

2. **Córtex visual primário:** sem ele, não há visão consciente, mesmo que outras partes do córtex visual estejam funcionando.

3. **Área motora suplementar:** é onde as ações motoras conscientes são ensaiadas.

4. **Córtex pré-frontal dorsolateral:** lugar em que diferentes ideias e percepções são amarradas e ganham significado.

5. **Córtex orbitofrontal:** é onde surge a emoção consciente; se estiver inativo, as reações aos estímulos serão apenas reflexivas e não emotivas.

6. **Lobo temporal:** a linguagem e a composição de memórias dependem dessa central de processamento de códigos e checagem de arquivos.

7. **Junção temporoparietal:** armazena o mapa cerebral de si mesmo em relação ao mundo e conecta outras áreas ao processo de autorreconhecimento.

8. **Tálamo:** direciona a atenção e liga e desliga o *input* sensorial.

9. **Hipocampo:** dá suporte à codificação da memória, sem a qual a consciência fica restrita a um único ponto no tempo.

10. **Formação reticular:** é uma rede de células nervosas que se estende por toda a extensão do tronco cerebral e desempenha um papel importante na regulação do nível de atividade cerebral e na manutenção do estado de consciência. É uma das estruturas mais antigas do cérebro, e é considerada uma parte do sistema límbico.

Gostaria de salientar que todo estado de conhecimento consciente tem um padrão específico de atividade cerebral associado. Por exemplo, a visão de um rio correndo produz um padrão; ouvir uma canção de ninar, outro distinto. Se o estado cerebral muda de um padrão a outro, a experiência da consciência também se modifica. Hoje, supomos que os processos relevantes ocorram no nível das células cerebrais, e não no das moléculas ou átomos individuais. Ainda assim, pode ser que a consciência resida no menor nível possível da matéria fragmentada. Se assim for, no manto incerto da dimensão quântica, pode estar sujeita a leis muito diferentes, talvez inapreensíveis e incompreensíveis para nós. Todo o esforço que movemos nessa investigação é da própria consciência em busca de sua natureza. Como somos compostos da substância cósmica, é o próprio universo nos fazendo de instrumento na narcísica tentativa de enxergar-se refletido no lago da utopia.

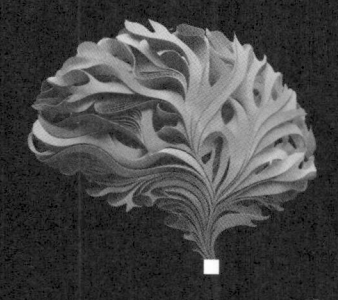

CAPÍTULO 9

O CÉREBRO
DO FUTURO

A estrutura cerebral começa a se aperfeiçoar bem cedo, algumas semanas após a concepção. Nessa etapa inicial, seu desenvolvimento é extremamente rápido, com o acréscimo de centenas de milhares de neurônios por minuto. Aos poucos, esse ritmo diminui, até que por volta dos 20 anos de idade o ciclo se completa. À medida que vamos envelhecendo, ocorre uma degeneração natural, mas há condutas e exercícios que podem retardar e, em alguns casos, reverter o processo. Vamos ver em detalhes essa trajetória.

A formação do cérebro humano, a partir de um pequeno conjunto de células, é um processo extraordinário que leva muitos anos para atingir o potencial pleno em termos de habilidades sensoriais, motoras e intelectuais. Nos dias seguintes à concepção, o embrião é só um minúsculo aglomerado de células. O desenvolvimento do cérebro e do sistema nervoso como um todo começa em três semanas, com a diferenciação celular que forma a placa neural. Na sequência, ela sofre um processo de invaginação, ou seja, se dobra numa fenda para formar o tubo neural, que estruturará o encéfalo, na parte superior, e a medula, na parte inferior. As principais partes cerebrais — córtex incluído — são visíveis em sete semanas.

Façamos um passo a passo na linha do tempo:

Durante a gestação: As células do sistema nervoso começam a se formar e se multiplicar. Por volta da quarta semana de gestação, forma-se a placa neural, a partir da qual se desenvolverá todo o sistema nervoso. No final do primeiro trimestre, o cérebro do feto começa a se desenvolver rapidamente, com a formação de novos neurônios e sinapses.

Primeiro ano de vida: Durante os primeiros meses, o cérebro do bebê passa por uma fase de crescimento acelerado, com a formação de sinapses em grande quantidade. Aos seis meses, o cérebro já é capaz de processar informações visuais complexas, reconhecer faces e distinguir sons de diferentes idiomas. Ao final do primeiro ano, a criança já é capaz de se mover de forma mais coordenada e iniciar a fala.

Dois a três anos: O cérebro continua a se desenvolver rapidamente, especialmente nas áreas responsáveis pela linguagem, memória e tomada de decisão. A criança começa a explorar o ambiente de forma mais independente e a desenvolver relações sociais com outras crianças.

Quatro a cinco anos: O cérebro já é capaz de realizar atividades mais complexas, como desenhar, pintar e contar histórias. A criança começa a desenvolver a consciência de si mesma e dos outros, e a se relacionar com pessoas de diferentes idades e culturas.

Seis a onze anos: Nessa fase, o cérebro passa por um período de refinamento e especialização, em que as conexões mais utilizadas se fortalecem e as menos utilizadas são eliminadas. A criança começa a desenvolver habilidades mais sofisticadas, como a leitura, a escrita e a matemática, e a se interessar por temas mais complexos, como ciência, história e arte.

Doze a treze anos: Período marcado pela formação de novas sinapses e pela reorganização de algumas áreas cerebrais. Nessa fase, o pré--adolescente passa por uma série de mudanças emocionais e sociais, desenvolve a identidade e começa a se preparar para a vida adulta.

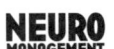

O cérebro adolescente: Entre 13 e 19 anos de idade, desenvolvem-se os lobos parietal e temporal, associados às áreas espacial, sensorial, auditiva e da linguagem. Agora, o cérebro está bem equipado para lidar com desafios sociais e intelectuais. O córtex pré-frontal, porém, crucial no pensamento e planejamento, ainda está em desenvolvimento. Dessa forma, supõe-se que os adolescentes dependam em grande parte da amígdala para processar a informação carregada de emoções. Por esse motivo, tendem a se mostrar mais intensos, seja na extroversão ou introversão. Diante de situações de tensão e conflito, podem se revelar impulsivos.

O cérebro adulto: Nessa etapa, o cérebro possui estruturas e padrões de atividade que podem garantir maturidade emocional. Essa condição, no entanto, depende também de uma evolução psíquica que é garantida pelas experiências de aprendizado na família, na comunidade e na escola. Muitas das informações emocionais são, agora, processadas pelo lobo frontal, gerando reações mais ponderadas aos estímulos do ambiente social. O córtex pré-frontal, associado ao pensamento crítico e à avaliação de consequências, é a última área cerebral a se desenvolver. O hipocampo, acionado nas ações de memória, é uma das poucas estruturas cerebrais que produzem neurônios na idade adulta. Aos 30 anos, o córtex pré-frontal se torna totalmente desenvolvido, possibilitando funções executivas mais aperfeiçoadas.

O envelhecimento cerebral: Com o tempo, neurônios são perdidos e, no caso dos que permanecem, os impulsos são transmitidos de forma mais lenta. O volume e o tamanho do cérebro diminuem entre 5% e 10% dos 20 aos 90 anos. Há também mudanças na topografia: ampliação dos sulcos e formação dos emaranhados e placas (pequenas formações arredondadas). Essa degradação pode dificultar o processamento das ideias, prejudicar a memória e retardar os reflexos, afetando o movimento e o equilíbrio. Essa perda de capacidades é natural. No passado, a expectativa de vida era baixa. Na Europa, em 1850, era de 36,3 anos. Em 1900, era de 42,7 anos. Hoje, na União Europeia, é de aproximadamente

80 anos. Em 1963, o Japão tinha apenas 153 indivíduos com 100 anos ou mais. Em 2021, eram 86.510. A questão da longevidade é, portanto, um complexo desafio para os responsáveis pelo planejamento de políticas públicas, para os economistas e também para todos os profissionais envolvidos nos serviços de saúde. Desde a aurora da civilização, a humanidade sempre teve pessoas longevas, muitas delas ainda lúcidas e produtivas em idade avançada. Catão, o Velho, político, escritor e cônsul romano viveu até os 85 anos, quando a expectativa de vida não excedia 30 anos. Aos 77 anos, ainda exercia funções diplomáticas e ocupou uma cadeira no Senado até a morte. O já citado Nikola Tesla viveu até os 86 anos, com aparente lucidez. Aos 72 anos de idade, ainda estava patenteando invenções. O célebre arquiteto brasileiro Oscar Niemeyer manteve-se ativo até poucos dias antes de sua morte, em 2012, aos 104 anos de idade. Seu último trabalho foi o projeto da "cidade das artes e da cultura", em Essaouira, no Marrocos. A história mostra, portanto, que o exercício regular do cérebro mantém suas funcionalidades principais por tempo indeterminado. De forma que os preconceitos atrelados ao etarismo não refletem a realidade científica acerca da melhor idade. Cada vez mais, estaremos aptos a prolongar nossa fase de colaboração produtiva na sociedade. Descobertas no campo da medicina celular, da farmacologia, da gerontologia e do condicionamento físico estão modificando rapidamente nossas expectativas acerca da vida de longo prazo. Você verá. E provavelmente vai se beneficiar desses avanços.

A degeneração lenta e natural do cérebro e do sistema nervoso não deve ser confundida com demência, um distúrbio neurocognitivo que afeta o pensamento, a capacidade de aprender e o juízo. Em tempos atuais, muitas famílias lidam com um membro que sofre com o Alzheimer, doença neurodegenerativa progressiva que afeta o cérebro, causando perda de memória, dificuldade de concentração e déficit cognitivo. Infelizmente, ainda não se descobriu uma cura, e o tratamento é geralmente focado no gerenciamento dos sintomas. A prevenção e o diagnóstico precoce constituem a melhor estratégia para enfrentar o problema.

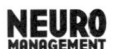

Como envelhecer bem

Há um conjunto de práticas e hábitos que estimulam a atividade cerebral e a manutenção da saúde neural na senioridade. Apresento aqui uma lista resumida.

Exercícios físicos regulares: ajudam a manter o fluxo sanguíneo e o oxigênio no cérebro, melhorando a função cognitiva e a memória. Não os realize antes de se submeter a uma a bateria de exames que determinarão suas eventuais fragilidades e necessidades. Procure atividades orientadas por profissionais competentes, de evolução paulatina, compatíveis com suas capacidades, de modo a evitar lesões por esforços excessivos e uso inadequado de aparelhos de condicionamento.

Alimentação saudável: uma dieta equilibrada, rica em nutrientes específicos, ajuda a proteger o cérebro contra o estresse oxidativo e o envelhecimento. Para defini-la, consulte-se com um médico, que pode se valer das orientações de um nutricionista.

Controle a glicemia: esse cuidado desempenha papel importante na saúde do cérebro e retarda o envelhecimento. Pessoas com altos níveis de glicose no sangue, como as de diabetes nível 1, mostram mais sinais de envelhecimento cerebral do que as não diabéticas. Estudo publicado no *Journal of Alzheimer's Disease*, em 2016, descobriu que níveis elevados de glicemia estavam associados a um risco aumentado de declínio cognitivo em pessoas idosas. Outra pesquisa, divulgada no *Journal of Neuroscience Research*, em 2019, descobriu que a redução da glicemia melhorou a função cognitiva em pessoas com diabetes tipo 2.

Reduza a ingestão de calorias: pesquisa divulgada na revista científica *The Lancet*, em 2011, mostrou que a redução de calorias na dieta em roedores levou a um aumento da expectativa de vida e à redução dos efeitos do envelhecimento no cérebro. Essa mudança na dieta também teve impactos na memória e na capacidade de aprendizado de roedores mais velhos.

Durma bem: de acordo com a Associação Brasileira do Sono, cerca de 73 milhões de brasileiros sofrem com algum tipo de distúrbio do sono, sendo a insônia o mais comum deles. Como já salientei em outro capítulo, a privação do sono pode levar a alterações hormonais, prejudicar a memória e aumentar o risco de desenvolvimento de doenças neurodegenerativas, como Alzheimer e Parkinson. Como tendência, quanto mais velhos ficamos, menos dormimos. Um estudo do Centro Médico Beth Israel e da Universidade de Toronto parece ter descoberto uma das causas desse fenômeno: a morte gradual de neurônios em um agrupamento específico no núcleo pré-ótico ventrolateral. "Quanto maior a perda dessas células por causa do envelhecimento, maior a dificuldade para dormir", explica Clifford Saper, neurologista que liderou a pesquisa. Segundo ele, aos 70 anos, as pessoas tendem a repousar uma hora e meia a menos do que quando tinham 20 anos. Outra conclusão do estudo: a conexão entre menos sono e menos neurônios nessa área é mais pronunciada em indivíduos que sofrem de Alzheimer. "As pessoas que sofrem dessa doença perdem esses neurônios mais rapidamente", disse Saper.

Cuide da mielina: a bainha de mielina, que isola os axônios dos neurônios, é vital para uma comunicação celular eficaz. Essa estrutura de base proteica se deteriora com a idade, torna os circuitos cerebrais menos eficientes, de modo a prejudicar o equilíbrio e a memória. Explico mais didaticamente: os axônios são as prolongações que transmitem sinais de célula a célula no sistema nervoso. Eles são revestidos por uma camada de mielina que os protege e ajuda a acelerar a condução dos impulsos elétricos. Como manter esse sistema em ordem? Exercícios físicos, dieta equilibrada, sono adequado e, sobretudo, gerenciamento do estresse. Por fim, na bicicleta, na moto ou nos esquis, use capacete. Lesões na cabeça podem danificar os axônios e afetar a transmissão de impulsos nervosos. Quer uma boa notícia? Em pessoas saudáveis, por volta dos

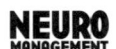

45 anos de idade, ocorre um aumento da mielina nos lobos temporais e frontais, evento que concorre para aperfeiçoar substancialmente a administração do conhecimento. Essa dica de particularidade neural pode ser útil a quem escolhe integrantes para os conselhos das empresas.

Calibre as doses de dopamina: opa, não é nada ilegal, e você não será pego em nenhum teste de antidoping. A dopamina é um neurotransmissor excitatório, importante na atividade cognitiva, que facilita, por exemplo, a tomada de decisões. Mas também está fortemente envolvida na regulação do humor, na motivação e na sensação de recompensa. Quando algo é considerado gratificante, a liberação de dopamina reforça o comportamento, incentivando a pessoa a repeti-lo. Sem ela, o impulso da iniciativa realizadora ou aventureira é reduzido. É sintetizada a partir do aminoácido tirosina, em neurônios dopaminérgicos localizados em áreas como a substância negra (no mesencéfalo), o hipotálamo e a medula adrenal. É armazenada em pequenas vesículas nos terminais de neurônios e liberada na fenda sináptica. Quando atua nos receptores do núcleo accumbens exerce um papel neuroestabilizador. Importante também clarificar que os receptores de dopamina no cérebro são classificados em diferentes subtipos (D1-D5), cada um com funções específicas e distribuição em distintas regiões do cérebro. Estudos de imageamento sugerem que, conforme envelhecemos, diminui a atividade nos circuitos dopaminérgicos. Essa é uma das razões que podem explicar por que os veteranos tendem a buscar uma vida mais tranquila, distante do risco. A doença de Parkinson é caracterizada pela degeneração das células dopaminérgicas da substância negra, resultando em tremores e outros sintomas motores. A esquizofrenia, por sua vez, está associada a níveis anormais de dopamina em certas áreas do cérebro, o que pode causar alucinações, delírios e outros distúrbios comportamentais. Alterações no sistema dopaminérgico têm sido implicadas na depressão, no transtorno bipolar, no transtorno do déficit de atenção e hiperatividade (TDAH) e no transtorno obsessivo-compulsivo (TOC). Manter níveis adequados de dopamina é fundamental. Ajuda adotar uma dieta balanceada, com boas fontes de proteína, frutas e legumes. A prática regular de atividades físicas também é fundamental. Evite que o cigarro, o álcool e outras drogas condicionem a produção e liberação desse neurotransmissor.

Desafie o cérebro: jogos de tabuleiro, quebra-cabeças, leitura, aprendizado de novas habilidades ou idiomas estimulam o cérebro e melhoram a cognição. Algumas profissões podem ser exercidas durante a vida toda, se o indivíduo preservar sua lucidez e as habilidades específicas requeridas. Médicos, jornalistas, arquitetos, psicólogos, professores e gestores, por exemplo, podem trabalhar até o último dia de vida, caso preservem a saúde e sintam prazer na atividade. Não é o caso, por exemplo, da maior parte dos esportistas e daqueles que dependem da força física, como os operários da construção civil.

Socialização: interaja com outras pessoas, sem se limitar àqueles da sua própria faixa etária. Sem arrogância e autoritarismo, compartilhe seus conhecimentos com os mais jovens. Aprenda com eles. Troque afetos, na família, no grupo de amigos e na comunidade. Envolva-se em alguma atividade solidária. O altruísmo é excelente elemento terapêutico e contribui para constituir um senso permanente de autovaloração.

Vida Digital — Em um estudo publicado em 2021, no periódico *Frontiers in Aging Neuroscience*, pesquisadores compararam o desempenho cognitivo de idosos que usavam *smartphones* com o de idosos que não usavam. Os resultados mostraram que os digitalizados tinham um desempenho melhor em testes de memória e atenção do que aqueles que não usavam. Outro estudo, publicado em 2015, no *Journal of the American Medical Association* (JAMA) investigou o efeito do uso do celular na qualidade do sono em idosos. Os resultados mostraram que o uso do celular antes de dormir estava associado a uma pior qualidade do sono e a uma maior sonolência diurna.

Leitura — Em um estudo publicado em 2014, no periódico *Brain Stimulation*, pesquisadores compararam os efeitos da leitura e da

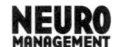

estimulação elétrica do cérebro em idosos com dificuldades de memória. Os resultados mostraram que tanto a leitura quanto a estimulação elétrica melhoraram a memória de curto prazo dos participantes.

Um estudo publicado em 2013, no periódico *PLOS ONE*, investigou os efeitos da leitura na função cognitiva em idosos com comprometimento cognitivo leve. Os resultados mostraram que a leitura estava associada a uma melhora na função cognitiva e na conectividade cerebral em áreas relacionadas à linguagem e à memória.

Como o tempo passa!

Comparemos importantes estruturas cerebrais considerando um cérebro de 27 anos e outro de 87 anos.

Gânglios da base (exercem papel crucial na coordenação do movimento) Com 27 anos de idade, os conglomerados de neurônios têm aparência normal. Aos 87 anos, surgem áreas mais claras que derivam do acúmulo de ferro.

Espaço subaracnóideo (local associado à ocorrência de hemorragia cerebral) No cérebro de 27 anos, apresenta uma espessura normal. Aos 87 anos, essa área de "corredores" aumenta. O motivo: em razão da perda de células cerebrais, o tamanho do cérebro se reduz.

Ventrículos (os ventrículos contêm liquor, que desempenha diversas funções, incluindo a proteção de lesões cerebrais e o transporte de hormônios). Em um cérebro de 27 anos, aparecem em tamanho considerado normal. Já em um de 87 anos, as cavidades ocas se tornam maiores, em razão da perda geral da substância cinzenta.

Trato da substância branca (contém fundamentalmente células gliais, que dão sustentação aos neurônios).

Com 27 anos, ela encontra-se em um bom estado à medida que enve- lhece, e quando observamos um cérebro de 87 anos, a aparência muda e os neurônios funcionam de forma menos eficiente.

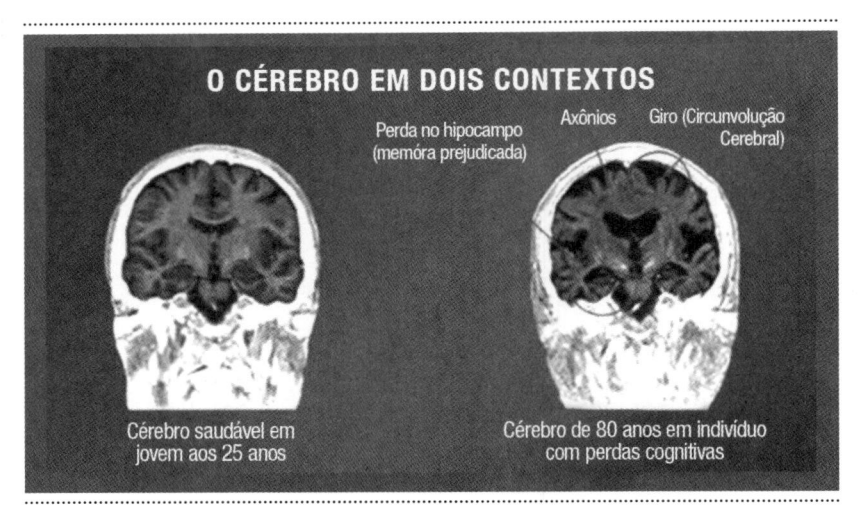

Com idade, o cérebro diminui. Atividade permanente e manutenção da boa saúde, no entanto, garantem preservação das conexões no processo conigtivo.

Visões do porvir

À medida que descobrimos o funcionamento do cérebro, aumentam as perspectivas de mudá-lo, melhorá-lo e até regenerá-lo. Tecnologias para a leitura da mente, modulação do pensamento e inteligência artificial já estão entre nós e se tornam mais sofisticadas a cada dia. Você já assistiu ao filme *Eu, Robô* (2004), de Alex Proyas, estrelado por Will Smith? Nele, um dos autômatos apresenta uma característica diferente dos demais: tem emoções. Há quem acredite que essa construção "límbica" possa realmente ser implantada nas máquinas. É maravilhoso ou assustador? No mínimo, é fascinante cogitar dessa possibilidade, não?

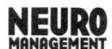

Nosso cérebro comunica-se por meio de sinais elétricos, o que facilita o trabalho dos engenheiros mecatrônicos. Experimentos científicos já foram capazes de captá-los e enviá-los, sem uso de fios, a aparelhos diversos, como computadores e equipamentos domésticos. Muitas dessas pesquisas procuram criar dispositivos para auxiliar pessoas com membros paralisados e lesões incapacitantes em segmentos do Sistema Neural. A tecnologia também está sendo aproveitada por fabricantes de *games* que pretendem substituir o *joystick* pela força do pensamento.

E a leitura da mente: seria mesmo possível? De alguma forma, ela já existe. A ressonância magnética funcional pode registrar a atividade dos neurônios no córtex visual, convertendo-a em linhas e padrões. Esses sistemas de interpretação de sinais ainda são precários e imprecisos, mas logo veremos avanços espantosos nessa área. Aprendemos por comparação, "traduzindo", o tempo todo, de forma que esse processo, em tese, copia a experiência analógica da Pedra de Roseta, que citamos anteriormente.

O mais antigo desses aparelhos é o detector de mentiras. Ele começou a ser utilizado na versão "direta" ainda na Idade Média. Segundo a doutrina dos torturadores, a água fervente seria mais tolerável aos honestos do que aos mentirosos. O primeiro aparelho evoluído no gênero foi inventado pelo já conhecido médico criminologista italiano Cesare Lombroso, que pensava diferenciar verdade e falsidade por alterações na pressão arterial do interrogado. Nove anos depois, o psicólogo italiano Vittorio Benussi tentou fazer o mesmo, identificando alterações do ritmo da respiração. A grande invenção seguinte, no início do século XX, foi do psicólogo norte-americano William Marston, realizada em parceria com sua esposa, Elizabeth. A base era a medição da pressão arterial sistólica. Curiosamente, esse protofeminista excêntrico foi também o criador da personagem dos quadrinhos *Mulher Maravilha*, ela que tem um chicote de elasticidade infinita, utilizado para controlar pessoas e obter confissões. O polígrafo moderno, em sua versão original, foi criado pelo cientista forense John Larson, que juntou num só aparelho sistemas de aferição da pressão arterial, do batimento cardíaco, da respiração e da condutividade da pele. O primeiro uso prático ocorreu em 1921, quando foi usado para checar a versão de um homem acusado de matar um padre em São Francisco, na Califórnia.

A verdade é que a "ciência" dos bandidos também evoluiu. E muitos deles se especializaram em enganar os detectores de mentira. Um "cara de pau" talentoso, inteligente e bem treinado é capaz de simular respostas emocionais autênticas. Na era do escaneamento cerebral, as autoridades policiais e judiciárias demandaram uma aplicação específica para apontar, com segurança, as encenações embromatórias. As tomografias, afinal, sugerem que a mentira produz um padrão diferenciado de atividade neural. Um estudo realizado na Universidade da Pensilvânia, em 2016, mostrou que a ressonância magnética funcional é mais eficaz na detecção de patranhas do que os aparelhos poligráficos tradicionais. O estudo comparou os dois métodos e chegou à conclusão de que o sistema fMRI é 24% mais acurado do que o modelo convencional. "Os polígrafos avaliam o reflexo de complexas atividades do sistema nervoso periférico reduzidas a apenas alguns parâmetros, enquanto o fMRI analisa milhares de conexões cerebrais com maior resolução no espaço e no tempo", explicou o líder do estudo, o professor de psiquiatria Daniel D. Langleben.

Diferentes áreas do cérebro são ativadas conforme uma pessoa fala a verdade ou mente. Acredita-se que um mentiroso compulsivo tenha maior atividade no giro frontal medial e inferior. O estudo *Covert Countermeasures Disrupt Deception Detection by Functional Magnetic Resonance Imaging*[64], liderado por Giorgio Ganis, no entanto, é particularmente interessante. Os cientistas analisaram o efeito de contramedidas usadas por prevaricadores para enganar o fMRI. E o resultado foi bem perturbador. Quando os voluntários não utilizavam estratagemas, verificando-se a ativação nos córtices pré-frontal

---

[64] GANIS, Giorgio. *Lying in the Scanner: Covert Countermeasures Disrupt Deception Detection By Functional Magnetic Resonance Imaging*. Neuroimage, Volume 55, 312-319, 2011
8 Pages Posted: 29 Aug 2013. Harvard University — Harvard Medical School. https://papers.ssrn.com/sol3/papers.cfm?abstract_id=2316977 . Acesso em 24/09/2023.

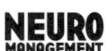

ventrolateral e medial, a precisão na detecção de fraude foi de 100%, o que representa a perfeição. Quando os analisados usaram as tais contramedidas, no entanto, a precisão da máquina caiu para modestíssimos 33%. Conclusão, a ressonância magnética também pode ser enganada por cérebros bem treinados.

Máquinas pensantes

O desenvolvimento de inteligências artificiais é inevitável, um caminho sem volta. Será aplicada em diversas áreas e nos ajudará a tomar melhores decisões. Os cientistas têm tido sucesso no desenvolvimento de programas de computador que podem igualar ou superar determinadas capacidades funcionais do cérebro humano. Na primeira competição famosa entre homem e máquina no xadrez, o grande mestre Garry Kasparov, considerado por muitos o maior enxadrista de todos os tempos, enfrentou o badalado Deep Blue, da IBM, então capaz de analisar 100 milhões de jogadas por segundo. Venceu por 4 a 2. Depois disso, a máquina foi "turbinada" e reprogramada com a assessoria de outros mestres do xadrez. Na revanche, disputada no ano seguinte, o equipamento venceu por 3½–2½, com o enxadrista reclamando de trapaça. Em 2003, Kasparov foi incapaz de derrotar o programa X3D Fritz. A disputa terminou empatada em 2-2. O computador venceu o jogo 2, Kasparov venceu o jogo 3 e os jogos 1 e 4 terminaram empatados.

Hoje, a inteligência artificial aplicada aos desafios de xadrez está disponível a qualquer um que tenha conexão com a internet. Kasparov diz que, atualmente, muitos deles são superiores ao temido Deep Blue. Esses sistemas não visam a surrar e humilhar os jogadores humanos, mas justamente desenvolver suas potencialidades. Quando enfrentamos um *coach* virtual, por exemplo, ele elogia nossos acertos e aponta nossos erros. Ele também avisa sobre perigos, sugere estratégias e realiza análises pós-jogo, em que determina os fatores fundamentais para o desfecho. Como o cérebro humano aprende melhor enquanto está fazendo, as inteligências algorítmicas explicam, por exemplo, o que é o famoso Gambito da Rainha, que virou até nome de série no *streaming*. E podem propor, por exemplo, a "recusa", como jogar e6, protegendo o peão de d5. Na sequência, o interlocutor no *chat* vai explicar se foi aplicada a Defesa Ortodoxa ou a Defesa Cambridge-Springs. Interessante é que cada competidor cibernético está preparado para cometer os erros e expor as virtudes do jogador humano de seu nível. Os iniciantes, por exemplo, abrem corredores diagonais que permitem ao bispo capturar uma torre. Em muitos casos, curiosamente, jogadas bizarras parecem atrapalhar a mente eletrônica, que se baseia num repertório de movimentos lógicos.

Os melhores programas de xadrez ainda estão se desenvolvendo. Ora, você pode pensar, não pode ser tão complicado assim, afinal são apenas 32 peças em 64 casas. Pois bem, acredite: o total de posições possíveis após sete movimentos é de 3.284.294.545. Ou seja, estamos falando de bilhões. Ah, sim, bilhão é muito! Se você passar 16 horas diárias contando, sem parar, chegará a 31.536.000 ao fim de um ano, isso se conseguir levar apenas um segundo para registrar cada número. Para chegar a 1 bilhão, portanto, você teria que "trabalhar" nessa missão insana por 31,7 anos. Agora, como pronunciar em um segundo, por exemplo, "vinte e sete milhões, duzentos e cinquenta e seis mil, quatrocentos e noventa e três"? Cronometrei aqui. Falando bem rapidamente, são seis segundos. A rigor, portanto, consideradas notas de um dólar, uma vida humana nem de longe é suficiente para contar algo próximo de 1% da fortuna de Bill Gates.

Combinações têm esse elemento assustador de exponencialidade. Se o simples xadrez permite tantos e diferentes arranjos, imagine o super hiper mega complexo sistema neurossensorial e cognitivo humano. Por esse motivo é tão difícil desenvolver sistemas robóticos flexíveis que processem tantas informações cruzadas, interpretem sentimentos e elaborem respostas apropriadas. Há quem diga que essa é uma missão impossível, exceto se desistirmos de mentes eletromecânicas e

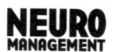

conseguirmos replicar nosso próprio cérebro numa base de materialidade biológica. Hoje, com nossa precária tecnologia de imitação grosseira, podemos apenas selecionar padrões de sensibilização, constituir uma lista de padrões decodificáveis e criar um repertório de respostas teoricamente sensatas. Nesse contexto, é muitíssimo improvável que consigamos produzir legítima consciência num robô. Informando de sua possível tristeza, ele poderá pronunciar dúzia de frases, utilizando como referências a generosidade do papa Francisco, a sapiência de Sidarta Gautama, o bom senso de Nelson Mandela, o altruísmo poético de Maya Angelou e o carisma de Dua Lipa. Lá dentro, porém, não há uma entidade que realmente se compadeça do seu drama.

O CÉREBRO EM 64 CASAS

Em uma das minhas aulas na Faculdade de Ciências Médicas da Santa Casa de São Paulo, propus a um grupo de pós-graduandos em neurociência a produção de um trabalho que vinculasse o cérebro ao xadrez. Eles toparam. O estudo resultante mostra a íntima relação entre o jogo e os processos cognitivos. Um dos exemplos citados é o de Timur Gareyev, norte-americano nascido no Uzbequistão, campeão mundial de xadrez às cegas. Seu cérebro foi analisado pela equipe do Dr. Jesse Rissman, diretor do Laboratório de Memória da Universidade da Califórnia. Resultado: as áreas da região frontoparietal do enxadrista estão muito mais conectadas do que na maioria das pessoas. Essas áreas são responsáveis pelo foco, pela decisão de resposta a um estímulo e pela memória de regras ou instruções. Gareyev também mostrou extraordinário desenvolvimento da visão espacial e notáveis conexões entre diversas áreas cerebrais[65].

[65] SAMPLE, Ian. *Inside the brain of the man who would be 'Blindfold King' of chess.* The Guardian, 2016. https://www.theguardian.com/science/2016/nov/03/inside-the-brain-of-the-man-who-would-be-blindfold-king-of-chess-timur-gareyev . Acesso em 24/09/2023.

O xadrez exige uma visão do todo, sistêmica e estratégica. Movimentar peças com o mero objetivo de capturar uma peça adversária é receita para o fracasso. Os melhores competidores pensam de forma ampla e abrangente, no espaço e também no tempo, imaginando inúmeros lances futuros possíveis. De certa forma, o jogo é também um espelho do cérebro humano. De um lado, as peças, com suas singularidades e movimentos específicos; de outro, o engenho do pensar, com suas regiões funcionais em sincronia. A relação está bem demonstrada no trabalho *Neuroanatomy Chess Set*, da artista plástica Megan McGlynn, no qual desenvolveu peças de xadrez associadas a diversas unidades funcionais do cérebro. Em sua representação, o Rei é a pituitária, a Rainha é a amígdala, o Bispo é o lobo temporal, o Cavalo é o cerebelo e a Torre é o corpo caloso.

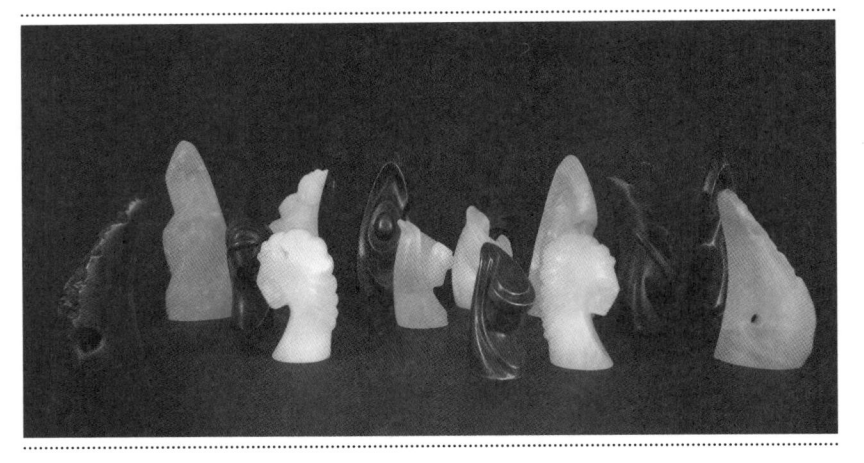

Representação lúdica: a neuroanatomia nas peças de xadrez, peças em alabastro esculpidas artesanalmente por Megan McGlynn.

Nos próximos anos, moveremos mais esforços nesse sentido, buscando respostas parecidas com as nossas, simulando uma interação holística e intuitiva com o ambiente e com as pessoas. Esse é o mote,

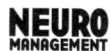

por exemplo, do filme *Ex Machina* (2015), de Alex Garland. A humanoide Ava, dotada de IA, é concebida a partir de padrões capturados dos comportamentos expressos por bilhões de pessoas que utilizam a internet. E, logicamente, engana e desperta afetos. Afinal, somos naturalmente carentes, desejosos de atenção e capazes de projetar humanidade onde ela não existe. O caso mais elementar é a chamada pareidolia, fenômeno psicológico que nos induz a ver rostos humanos em tortas de maçã, borras de café e troncos de árvores. Também somos inclinados à chamada "personificação", ou prosopopeia, em que emprestamos sentimentos humanos a animais e seres inanimados, como bonecos e estátuas. Por esse motivo, ao concluir sua magnífica reprodução de Davi, o emocionado Michelangelo teria dito: "parla!" Pois para tornar-se real, só faltaria à escultura o dom da fala.

Mas quais caminhos estão sendo seguidos pela ciência? Uma das melhores mentes a explicar a questão é Christof Koch, neurofisiologista alemão-norte-americano e neurocientista computacional. Cientista-chefe do Allen Institute for Brain Science, em Seattle, seu principal foco de investigação é a base neural da consciência. Segundo ele, uma forte corrente de pensamento está associada à teoria do Trabalho Neuronal Global (TNG). Começou com a famosa "arquitetura do quadro-negro", nos anos 1970, no campo da ciência da computação. De acordo com essa concepção, qualquer programa acessa uma unidade de compartilhamento de informações, que é o espaço de trabalho central. Postula-se, pois, que o mesmo ocorra no cérebro quando se produz a cognição. O neurocientista Stanislas Dehaene e o biólogo molecular Jean-Pierre Changeux, do Collège de France, em Paris, acreditam ter mapeado essa estrutura no córtex cerebral. Esse setor está conectado a outras áreas do cérebro por uma rede de neurônios piramidais, ou seja, excitatórios. Mas como funciona? Imagine que muitas unidades do seu cérebro estejam no piloto automático, no modo inconsciente, como o módulo que supervisiona o movimento convencional dos olhos. Mas, de repente, aparece em seu campo de visão um delicioso *petit gâteau*, com uma fenda aberta, permitindo vazar seu delicioso creme escuro.

Segundo os cientistas, experiências assim podem desencadear uma ignição, uma excitação que chega como onda elétrica ao espaço de trabalho neuronal e, dali, se espalha por todo o cérebro. Com esse estímulo, são ativados inúmeros processos subsidiários, como a linguagem, a memória e o circuito de recompensa. Existe uma expressão que é: "de dar água na boca". Pois essa visão da sobremesa francesa pode produzir exatamente esse efeito. Na parte inferior do tronco cerebral encontra-se a medula oblonga. Municiada de informações dos sentidos, ela prepara antecipadamente a degustação, determinando o aumento na produção de saliva. Se houvesse sobre a mesa um filé de frango estragado, coberto de larvas, ela estaria empenhada em provocar vômito.

Enfim, o doce cobiçado é a senha para que os neurônios piramidais entrem em acordo com a região de planejamento motor. A instrução é utilizar logo o talher adequado para cortar um pedaço, levá-lo à boca, provar o sabor e engolir. Nesse momento, outros setores estão já mobilizados para a resposta. Como é açucarado e gostoso, é hora de largar dopamina no sistema. Para muitos cientistas, é disso que se trata a consciência, um gerenciamento de entradas sensoriais relevantes que estabelece uma agitação interna em outros centros de processamento. Ter consciência seria, portanto, integrar vários sistemas de reconhecimento e gerar engajamento e resposta a um estímulo significativo. Comer, transar e fazer rapel são, desse ponto de vista, experiências que mobilizam ao máximo as centrais da consciência.

Outros pesquisadores trabalham com a Teoria da Informação Integrada (TII), uma corrente liderada por Giulio Tononi, neurocientista da Universidade Wisconsin-Madison. Eles estudam e reconhecem perfeitamente os sistemas acima descritos. A abordagem, no entanto, é distinta. Eles buscam saber qual é o "poder causal intrínseco" de cada mecanismo envolvido no sentir. Veja que há um termo relevante nessa expressão, "intrínseco", aplicado à integração de informação. Inicia-se aí um debate filosófico acalorado. Um circuito biológico e um circuito artificial podem, em tese, gerar o mesmo tipo de resposta. São idênticos por fora, e praticamente não há como saber qual é o verdadeiro e qual é o impostor. A diferença é que o real experimenta internamente a

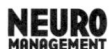

sensação, enquanto seu simulacro não sente nada. A TII salienta que a consciência se define por "ser" e não por "fazer".

Pela trilha da TNG, a emulação da funcionalidade do cérebro tende a reproduzir a atividade consciente. Mesmo depois de morto, um cérebro escaneado pode ter uma cópia sua operativa, encarnada em um computador. Aliás, essa é uma utopia contemporânea recorrente. Entregar os dados da mente para uma vida futura na "nuvem" cibernética.

Se a ideia for considerar os postulados da TII, no entanto, o sistema reproduzido agirá como a pessoa, repetirá suas ideias, utilizará sua linguagem e até será capaz de dialogar. Não terá, no entanto, nenhum sentimento inato. Nessa visão mais cética, a consciência depende de poderes causais "intrínsecos" do cérebro. Não podem ser simulados, porque são parte do grande mecanismo do corpo, desenvolvido de maneira muito peculiar em milhões de anos de processo evolutivo.

TNG e TII também discordam sobre que regiões do córtex constituem o substrato físico de experiências conscientes específicas. Para a TNG, no dia em que os computadores experimentarem a vida por seus próprios sentidos, tornar-se-ão um fim em si mesmos e se tornarão sujeitos, como "eus" individuais, com direitos e deveres. Os pensadores influenciados pela TII, como o próprio Koch, acreditam que os computadores serão apenas exímios imitadores, máquinas extremamente sofisticadas, mas alienadas do mais importante: a sensação singular de que existem. Para acirrar a polêmica futura, esses superengenhos terão uma carga enorme de informações e capacidades retóricas para simular a própria consciência. Como recusaremos uma figura gentil e amorosa como o androide Andrew Martin, vivido por Robin Willians em *O Homem Bicentenário* (1999), de Chris Columbus?

Razão e sensibilidade

Na época da produção deste livro, um debate de proporções globais mobilizava neurocientistas, desenvolvedores cibernéticos, autoridades públicas e acadêmicos das mais diversas áreas, docentes de universidades como Harvard, Princeton e Tsinghua (China). O tema era a Inteligência Artificial. Curiosamente, o alerta sobre o perigo veio justamente de executivos das empresas que desenvolvem produtos nessas áreas, incluindo o cofundador da OpenAI, dona do ChatGPT, Sam Altman. Uma carta pública considerou que as experiências nessa área colocam a humanidade sob risco de extinção. O documento teve mais de 350 signatários. Além de Altman, foi assinada pelos presidentes executivos da DeepMind e Anthropic, por executivos graduados do Google e da Microsoft, bem como por Yoshua Bengio e Geoffrey Hinton, dois dos mais badalados inovadores na área. Dois meses antes, o empreendedor Elon Musk havia manifestado o mesmo temor. Eles e seus pares na indústria cibernética haviam pedido uma pausa no desenvolvimento de sistemas de IA mais poderosos que o GPT-4.

Um estudo encomendado pelo banco de investimentos Goldman Sachs determinou que 300 milhões de empregos, em tempo integral, podem ser eliminados pela IA, substituindo um quarto das tarefas laborais nos Estados Unidos e na Europa. Em seus comunicados, os gestores de algumas das maiores empresas de tecnologia do mundo afirmam que a superinteligência sem controle pode causar sérios danos à sociedade, como promover regimes autocráticos, facilitar a violação de privacidade, alimentar campanhas de desinformação, descaracterizar brutalmente a disputa entre empresas e, por fim, criar mentes não humanas que podem nos tornar obsoletos e nos substituir. O celebrado Hinton, destacado no desenvolvimento de redes neurais artificiais, chegou a dizer que essa tecnologia pode representar uma ameaça mais urgente para a humanidade do que a mudança climática.

Vamos compreender a razão dos temores do gênio franco-canadense, que também é psicólogo cognitivo. Falando ao *The New York Times*, ele disse que se arrependia do "trabalho de sua vida". Mas por qual motivo? Em breve, a IA pode ultrapassar a capacidade de informação do cérebro humano. Os vilões nessa história estão representados pelos *chatbots*, aplicativos de *software* produzidos para imitar o diálogo humano, por

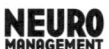

texto ou mesmo por voz. Eles são capazes de estabelecer conversas em linguagem natural, simulando comportamentos humanos. Esse tipo de tecnologia se vale de processamento de aprendizado profundo e emulação de linguagens. Em suma, aquele cara que, no *chat*, defende Putin com unhas e dentes pode não ser a notável Svetlana, jovem professora em São Petersburgo, mas simplesmente um programete constituído com finalidade de realizar propaganda política.

Segundo Hinton, os *chatbots* são capazes de aprender de forma autônoma e compartilhar conhecimento. Significa que, ao adquirir novas informações, Svetlana pode compartilhá-las com todo o grupo, e municiar o Dmitri, o empresário *fake* que discute o mesmo assunto em outro grupo. De acordo com o cientista, esses processos já estão sendo utilizados para fins militares e econômicos. "É difícil impedir que os mal-intencionados utilizem a IA com propósitos ruins", afirma.

Uma das grande mentes por trás da revolução cibernética é Jaron Lanier, cientista da computação, um dos papas da realidade virtual e um teórico do cibermundo. Na mesma época, Lanier escreveu um longo artigo na conceituada revista *New Yorker*[66]. Segundo ele, seus colegas sabem que a IA pode resultar na aniquilação da espécie humana. Ele citou os resultados da *2022 Expert Survey on Progress in AI*, na qual metade dos cientistas concordou que há pelo menos 10% de chance de que sejamos exterminados pela mente eletrônica.

Lanier, no entanto, é menos pessimista e acredita que a IA aprimorada possa customizar experiências e acabar com vários sofrimentos humanos diante da tecnologia, como aqueles diante de pacientes de hospitais que precisam lidar com uma tela confusa de pré-diagnóstico.

Agora podemos imaginar um *site* da Web que se reformula rapidamente para alguém que é daltônico, digamos, ou um *site* que se adapta às habilidades e estilos cognitivos específicos de alguém. Um humanista

---

66 LANIER, Jaron. *There is no A.I.* The New Yorker, 2023. https://www.newyorker.com/science/annals-of-artificial-intelligence/there-is-no-ai . Acesso em 24/09/2023.

como eu quer que as pessoas tenham mais controle, em vez de serem excessivamente influenciadas ou guiadas pela tecnologia. A flexibilidade pode nos devolver algum arbítrio.

Para o produtor e pensador do ciberespaço, é fundamental que se acabe com o modo "caixa-preta" das ferramentas de IA. "Os sistemas precisam ser mais transparentes", afirmou. Também advogou a adoção de uma "dignidade de dados", para reconhecer e até remunerar quem produz conteúdo real de qualidade.

> Em algumas versões da ideia, as pessoas poderiam ser pagas pelo que criam. (...) Alguns indivíduos ficam horrorizados com a ideia de capitalismo *online*, mas este seria um capitalismo mais honesto. O conhecido arranjo "grátis" tem sido um desastre.

Na opinião de Lanier, a "dignidade de dados" vai exigir pesquisa técnica e inovação política, e pode ser uma oportunidade para reformatar, para melhor, a indústria da tecnologia. Seria um "lugar" de real colaboração coletiva, aprendizado e desenvolvimento humano. A ameaça da manipulação, segundo ele, poderia ser neutralizada por sistemas capazes de identificar a origem de qualquer informação digital. Nessa visão, resistir ao avanço tecnológico não é bom negócio para uma sociedade que tem urgência em conter pandemias, proteger o meio ambiente e movimentar a roda da economia. Acolher a novidade, entretanto, exigiria como contrapartida um árduo trabalho para garantir transparência e segurança aos sistemas supostamente controlados por IA.

De fato, acredito que não temos, simplesmente, como deter a onda da evolução tecnológica. Parte da humanidade reagiu negativamente à máquina a vapor, ao automóvel e à televisão, mas todos esses avanços foram incorporados à vida moderna. Os luditas e neoluditas podem ganhar algumas batalhas, mas sempre perdem suas guerras. Ao mesmo tempo, é certo que não podemos nos furtar

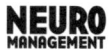

ao debate fundamental sobre a ética na produção intelectual, seja ela de natureza publicitária, artística, jornalística, científica ou educativa. Não há problema em se adotar, por exemplo, um programa de *e-learning* interativo e responsivo, baseado na autoaprendizagem, mas é certo que todo conteúdo deve ter selos de procedência e autoria. Precisamos saber se um material pedagógico foi concebido pelo MIT ou por uma seita de fanáticos.

O problema é que o avanço tecnológico, de forma geral, pode ser contaminado pela milenar indústria da fraude. Viabiliza-se o "Pix", e gente sem escrúpulos descobre meios de tungar os desavisados. Cria-se o cartão por aproximação, e alguém arranja um modo engenhoso de limpar a conta dos incautos. As próprias redes sociais, por exemplo, impulsionam negócios, aproximam pessoas, estabelecem amizades, unem almas gêmeas, mas também se servem a gatunos que logram os ingênuos, em novas versões do conto do vigário ou do golpe do baú. Como sociedade, precisamos encontrar meios, técnicos e jurídicos, de coibir esse tipo de delinquência.

Ao mesmo tempo, há inúmeros progressos que nem sempre ganham as páginas dos portais noticiosos. Avanços recentes na biotecnologia, por exemplo, permitem aos médicos implantar membros artificiais em amputados. E o mais fascinante é que vai se acabar o tempo das próteses passivas, como aquela do Capitão Gancho. Os novos dispositivos biônicos podem ser controlados pelo pensamento, ou seja, integrados à rede neural do usuário. Outro avanço relaciona-se à alteração da função cerebral, por meio da inserção de marca-passos elétricos, o que constitui boa notícia para quem sofre do Mal de Parkinson. Ao mesmo tempo, um implante coclear pode devolver a audição a alguém que passou anos sem ouvir uma música ou a voz de um ente querido.

Pessoas cegas podem, igualmente, voltar a enxergar. É o caso de dispositivos que se valem de uma câmera de vídeo instalada nos óculos, em comunicação com um *chip* implantado na parte posterior da órbita ocular. Ali, as imagens são convertidas em impulsos elétricos e enviadas ao córtex visual por meio do nervo óptico. É basicamente assim que funciona, por exemplo, o aparelho Phoenix 99, desenvolvido na Austrália.

Praticamente todas as partes do corpo, incluindo os órgãos dos sentidos, poderão, em breve, ter correspondentes artificiais. O estimulador do nervo vago, por exemplo, já é uma realidade. O dispositivo se acopla a um eletrodo que, por sua vez, se conecta com o referido nervo, no pescoço ou no tórax. Ao produzir estímulos elétricos ritmados, reorienta o cérebro e permite, por exemplo, elevar a qualidade de vida de pessoas que sofrem de epilepsia farmacorresistente e depressão severa.

Já existem braços biônicos operados pela força do pensamento. Com o desenvolvimento da engenharia de materiais, os membros substitutos se tornaram muito semelhantes aos originais. Em uma visita à Singularity University (SU), na NASA, em Santa Clara, na Califórnia, pude conferir a operacionalidade de um desses sistemas. Os nervos motores, que originalmente iam até a mão, são redirecionados para eletrodos conectados a um computador dentro do próprio braço implantado. Estabelece-se assim uma oportunidade de resgate do controle de movimentos. Os sensores permitem até mesmo que a pessoa reabilitada sinta o toque e o calor em um aperto de mão.

Para finalizar este capítulo, quero repetir algumas questões recorrentes em fóruns científicos, particularmente aquelas associadas à biotecnologia e ao funcionamento do cérebro.

Que mudanças esperar no funcionamento do cérebro, caso a tecnologia continue avançando no ritmo atual?

Vários sistemas do mundo externo tangível poderão ser controlados pelo poder da mente. Módulos cerebrais sintéticos vão substituir aqueles degradados, de modo a restabelecer as capacidades das vítimas de algum tipo de acidente vascular cerebral. A estimulação elétrica poderá constituir alívio ou remissão dos sintomas associados a transtornos psíquicos. Debates éticos deverão orientar as intervenções dessa natureza.

Esses dispositivos podem mudar o conceito de ser humano?

De algum modo, sim, pois dispositivos artificiais podem substituir os originais. Uma figura biônica do futuro pode ter braços e pernas robóticos, um sistema auditivo implantado, um olho eletrônico e até um sistema integrado que substituirá o hipocampo e se encarregará da seleção e arquivamento de memórias.

Quais os principais desafios técnicos a serem superados?

O principal deles é o mapeamento de rotas no sistema neural. Mesmo com os avanços recentes, muitas das minúsculas interconexões entre diferentes áreas funcionais ainda são desconhecidas. Além disso, essas malhas são diferentes de indivíduo para indivíduo, devido à plasticidade do cérebro.

Algum dia as máquinas terão consciência?

Particularmente, creio que sim. Pois, em algum momento, teremos a capacidade de reproduzir a contento nossas conexões neurais. Outros cientistas, no entanto, discordam dessa tese. Segundo eles, respostas coerentes, expressões supostamente emotivas e capacidade de realização jamais provarão que um replicante tenha noção da própria existência. Fora da academia, outras pessoas também duvidam dessa possibilidade. Segundo elas, o saber interior de "si próprio" depende da alma, ou seja, de um elemento intangível e incorpóreo que anima cada pessoa. A rigor há um dilema, porque o "sentir-se" é próprio, particular e intransferível. Determinar se uma máquina é consciente envolverá sempre um julgamento híbrido, ao mesmo tempo objetivo e subjetivo. O grande desafio, talvez, não seja técnico, mas ético. O que fazer com um robô serviçal que se diz consciente? Pagar-lhe salário? O que fazer quando estiver obsoleto? Levá-lo a um asilo cibernético?

Quais outras questões despertarão polêmicas no campo da ética?

A maior parte das pessoas considera que pensamentos, sentimentos e desejos fazem parte da singularidade humana, ou seja, são expressões individuais do *self*. Tecnologias de intervenção no cérebro podem mudar essas características. Mentes chipadas podem simplesmente superar o Transtorno Obsessivo Compulsivo ou a Síndrome do Pânico. Para muitos cientistas, no entanto, esse tipo de terapia invasiva pode eliminar a personalidade original de uma pessoa e até mesmo transformá-la em marionete de figuras mal-intencionadas. O mesmo ocorre quando se abre a discussão sobre a nanotecnologia e a produção de robôs microscópicos encarregados de reparar ou "turbinar" o corpo humano. Qual seria o desempenho olímpico de atletas aperfeiçoados por nanorrobôs? Considerando que são praticamente invisíveis, como impedir que pessoas ou corporações se utilizem deles para prejudicar ou controlar indivíduos?

Outras polêmicas se alastram pelas publicações científicas. As células-tronco, por exemplo, podem ser utilizadas para restaurar tecidos danificados. O uso em outras áreas da medicina, porém, provoca acalorado debate, pois até recentemente acreditava-se que somente podiam ser coletadas de fetos humanos. No início dos anos 2000, Hwang Woosuk, veterinário e professor da área de biotecnologia, era considerado o "Orgulho da Coreia", representação viva dos progressos econômicos, sociais e científicos alcançados pelo país asiático. Ele atuava justamente na pesquisa com células-tronco e afirmava ter conseguido criar essas células embrionárias humanas por meio da clonagem de células somáticas. Em 2005, porém, um artigo na revista *Nature* indicou que Hwang havia cometido uma série de violações éticas ao coletar óvulos de assistentes, alunas e entusiastas de seu trabalho. Ele admitiu posteriormente ter cometido as irregularidades. Seus experimentos de clonagem humana foram oficialmente considerados fraudulentos. O escândalo é referência em todos os debates recentes sobre bioética.

Procurei expor todas as questões com o devido equilíbrio, mostrando sempre os dois lados de cada questão. Sou pautado pelo realismo otimista, pois creio que a ciência, de forma geral, sempre constituiu benefícios para a espécie humana. Concordo, entretanto, que nossas decisões na transformação do mundo devem ser discutidas de forma

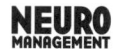

ampla e democrática, sob o crivo de especialistas e de representantes da sociedade civil. No campo da mente e do corpo, qualquer mudança deve obedecer a uma regulamentação de natureza ética, de forma a garantir isonomia, justiça e respeito aos direitos individuais. Afinal, como cientista, creio que devemos visar a um objetivo fundamental: a evolução compartilhada, em que todos ganham, e ninguém perde.

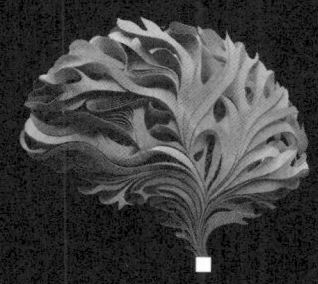

CAPÍTULO 10

PALAVRA PENSADA

Neste capítulo especial, gostaria de oferecer a síntese de linhas de pensamento saudavelmente cruzadas entre as ciências da mente e as ciências da gestão. São resultado de uma série de conversas que mantive com prestigiados profissionais, todos eles reconhecidos pela excelência em seus ofícios e pela visão evoluída dos processos de transformação, no campo da singularidade humana e também na extensão coletiva das empresas. Os depoimentos seguem em primeira pessoa, reproduzindo o conteúdo de oito entrevistas exclusivas que realizei para meu canal virtual.

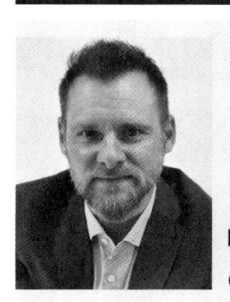

Dr. Giovani Missio, psiquiatra,
doutor em Ciências e empreendedor

Sou médico psiquiatra, com especialização em transtornos do humor. Formei-me em 2006 e sempre me interessei pelas experiências humanas, especialmente no que se refere à liberdade, controle e responsabilidade no campo da saúde mental.

FLÁVIO MANEIRA

Sim, eu tenho uma veia empreendedora, que é de família. Afinal, o fruto nunca cai longe do pé. Então, comecei a empreender na área de saúde mental, a fim de dar escala ao meu trabalho.

Flávio Maneira costuma me perguntar sobre a saúde mental nas organizações. Penso que, na sociedade como um todo, especialmente nas novas gerações, há um incremento considerável de casos de transtornos mentais, especialmente depressão e ansiedade. Nos círculos psiquiátricos, nos perguntamos: "será que, de fato, há um aumento ou apenas estamos diagnosticando mais?"

Com certeza, diagnosticamos mais, porque se reduziu o estigma em torno da busca de auxílio profissional. Antigamente, os tratamentos causavam sérios efeitos indesejáveis e a vantagem na relação custo-benefício somente se dava diante de um quadro grave.

Mas, sim, sobram evidências de que há mais casos, destacadamente entre os mais jovens. Aí, nos perguntamos sobre a razão desse fenômeno. Penso que existe uma desregulação do ritmo biológico por conta das telas, da luz em excesso, do hábito de dormir muito mais tarde. Outra tese diz respeito à cultura, a uma menor resiliência psicológica no enfrentamento dos desafios do dia a dia.

Existe toda uma mística em torno do cérebro, mas, no fundo, é um órgão como qualquer outro, que pode adoecer. Um músculo produz movimento. O cérebro rege a nossa interação com o ambiente.

Se um músculo é submetido a uma sobrecarga, acaba por ganhar força. Quando a mente é submetida ao estresse, constitui resiliência.

Mas quando um exercício é realizado de forma errada na academia, com excesso de peso, o músculo pode sofrer uma lesão. O mesmo pode ocorrer com o cérebro, caso não tenha estabelecido a devida resistência aos estímulos psicológicos.

Além desse aspecto biológico, conta também a personalidade, uma teia de ideias e significados que vão sendo construídos durante a vida. O trabalho, a família e outras interações sociais nos moldam durante a trajetória.

Acredito que algumas mudanças culturais estejam prejudicando a construção da personalidade. Se não temos essa rede de proteção, se

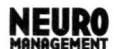

ela não funciona bem, há maior pressão sobre o cérebro. A pessoa acaba demandando maior esforço neurológico para lidar com as adversidades. E aí adoece.

No campo das empresas, há que se destacar um conceito novo, popularizado a partir da década de 1990, expresso no termo *burnout*. É uma doença ocupacional que se manifesta por três domínios de sintomas: a perda da produtividade, o desdém em relação ao ofício e a exaustão emocional.

Trabalhar horas demais é uma causa, mas não é o fator mais determinante. Creio que as pessoas se ressentem muito da falta de reconhecimento, seja ele tangível ou intangível. Por vezes, isso ocorre porque o chefe não valida o mérito. Noutras vezes, porque o profissional não está mesmo gerando os resultados esperados. A rigor, a gente aprende um monte de coisas na vida, mas não aprende a lidar bem com as emoções.

Há uma definição antiga, originária de Espinosa, de que a emoção é o aspecto mais fisiológico, mais visceral, no campo das percepções. Já o sentimento é outra coisa, estabelecido pelo sistema cognitivo. Mas o primeiro influencia muito o segundo.

Na recuperação de transtornos de humor, vemos primeiramente a melhora no nível físico. Depois, vem o benefício na dimensão cognitiva, que se reflete, por exemplo, no exercício da empatia. Então, as pessoas precisam, mesmo, aprender a gerenciar (que é diferente de controlar) essas emoções, dar-lhes significado e constituir um autoentendimento. Quando falta esse gerenciamento, todas as competências podem ser comprometidas.

Não se trata de mudar a essência de quem somos, mas de aprender a lidar com as emoções e com os sentimentos. Trata-se de reconhecer traços e características e trabalhar num processo constante de aprendizado. Isso é resiliência. É adaptar-se para manter-se no jogo.

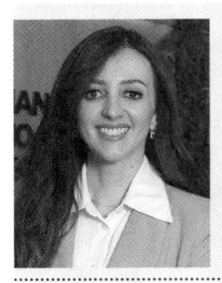

Doutora Giselle Coelho, neurocirurgiã pediátrica
e diretora científica da EDUCSIM

Sou neurocirurgiã pediátrica, também diretora científica da *startup* EDUCSIM, que é o Educar Simulando, um instituto voltado para o desenvolvimento de novas plataformas de ensino que possam contribuir para abreviar a curva de aprendizado na área da saúde.

Em 2015, recebi um prêmio internacional da Federação Mundial de Sociedades de Neurocirurgia, na categoria "Jovem Neurocirurgião", pelo desenvolvimento de um simulador ultrarrealista para neurocirurgia em bebês. Em 2009, durante a residência em neurocirurgia, não havia como treinar de forma apropriada, pois a anatomia do cadáver era muito endurecida. Então, o desafio era conseguir meios de capacitação antes que tivéssemos que intervir em um paciente real. Foi quando me veio a ideia de construir um modelo. Primeiramente, desenhei o protótipo em uma caixa. Depois, com a ajuda de artistas plásticos, muito talentosos, conseguimos criar um modelo realístico que podia reproduzir todas as situações de urgência e emergência durante o procedimento.

Os projetos de simulação, no entanto, não se limitam à área médica. Vejo muitas aplicações possíveis na área empresarial, especialmente no treinamento de pessoas. Pode ser útil, por exemplo, para um vendedor, encarregado de explicar o funcionamento de um produto para o consumidor final. É, pois, uma ferramenta no processo de educação continuada que precisa ser feito da base ao topo da pirâmide.

Estamos trabalhando em uma junção de tecnologias para refinar o treinamento cirúrgico. Baseia-se na criação de avatares, de forma síncrona e assíncrona. No segundo modelo, o avatar vai estar gravado e o professor estará "dentro" dos óculos. Então, o aluno vai receber,

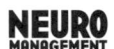

em vários países do mundo, um bebê simulador que sangra, que tem interface radiológica e que pode ser submetido a tomografias. E vai receber também os óculos especiais. Quando colocá-los, visualizará o professor como um avatar que vai ensiná-lo a realizar o procedimento.

O mais bacana é que o professor estará conectado por meio de inteligência artificial, de modo que poderá responder a algumas perguntas. Inicialmente, vamos ter versões em português e inglês, mas podemos incorporar outras línguas.

Esse processo representa a redução de barreiras geográficas e econômicas ao aprendizado prático. Há um módulo que é síncrono, em que o professor ou palestrante, de forma simultânea, pode passar suas mensagens e treinar as pessoas. Não precisará se deslocar até outro país ou continente. O avatar realístico vai interagir, em tempo real, com pessoas a milhares de quilômetros de distância.

Em hospitais, esses processos ainda enfrentarão barreiras referentes à proteção de dados. A grande discussão se dá no campo dos aspectos legais de compartilhamento de informações. Mas não vejo essa dificuldade nas indústrias, nas quais a aplicação não enfrenta entraves jurídicos. Assim sendo, os benefícios podem ser imediatos. Qual empresa não pensaria em adotar essas práticas se pudesse aumentar suas vendas em progressão geométrica? Podemos potencializar treinamentos, capacitar pessoas e incrementar vendas, tudo de uma vez só.

Imagine que seja necessário mostrar como funciona um navegador digital. A pessoa encarregada pode realizar essa missão em qualquer lugar, em qualquer língua, a qualquer momento. É um conhecimento aplicado que surgiu no campo da neurocirurgia, mas que certamente pode representar um avanço significativo para o treinamento corporativo de qualquer setor. As empresas que perceberem esse potencial certamente vão saltar à frente na disputa por protagonismo nos mercados, estabelecendo novos padrões de eficiência e competitividade.

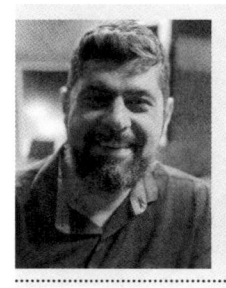

Eli Dayyoub, diretor IT
da Medtronic Brasil

Já trabalho na indústria médica há 13 anos e sou diretor da área de tecnologia da Medtronic Brasil. Minha carreira já tem 30 anos, mas atuo na gestão há 20 anos. Sou filho de imigrantes árabes e comecei minha atividade profissional aos 14 anos, na lojinha do meu pai. Ele sempre me dizia: "O cliente tem que entrar aqui e sair satisfeito. Você tem que entender o que ele quer e precisa ser muito simpático com ele, para que volte sempre".

Acho que todo imigrante árabe tem um pouco desse comportamento, e eu trouxe esse conceito de fidelização para a minha carreira, compartilhando-o com minhas equipes. Sempre tive essa intenção de me conectar com o cliente, entender sua demanda e entregar-lhe algum tipo de valor. Creio que essa visão teve um diferencial enorme na minha carreira e na forma como encaro a gestão.

Além disso, sou praticante de ioga, de meditação, há mais de 20 anos e entendo que temos múltiplas dimensões. Admiro as filosofias orientais que focam no autoconhecimento, no autocontrole e no autodesenvolvimento. Falta essa prática no mundo ocidental, especialmente no ambiente das organizações.

Afinal, não há como ter uma equipe motivada, capaz de entregar bons resultados, se você não tiver inspiração. Percebendo essa realidade, as melhores organizações estão se desenvolvendo para valorizar o lado humano de seus colaboradores. Não existe profissional e pessoal. Somos integralmente seres humanos.

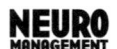

Vejo que o principal desafio da gestão, hoje, é o *"go to market"*, ou seja, como a organização vai para o mercado e como preparamos nossas equipes para atingir os objetivos definidos. O segundo desafio é o da adaptação. Porque os mercados mudam constantemente. Vem uma nova tecnologia e derruba conceitos antes firmemente estabelecidos. O terceiro é criar um alinhamento de objetivos entre as pessoas que fazem a empresa, mas sempre fomentando a diversidade de opiniões e constituindo a inovação. Um quarto ponto, relevante depois da pandemia, é responder a uma pergunta de todos: "o que estou fazendo aqui?". A Covid-19 ressignificou valores. Sentimo-nos extremamente frágeis e vulneráveis. Percebemos a finitude, de modo que mudou a percepção que temos do tempo.

Muita gente se perguntou: "se a vida pode ser tão curta, faz sentido eu me empenhar tanto numa determinada atividade?". Nesse cenário, as empresas estão tendo que focar em valores. É preciso que o funcionário tenha consciência do que entrega e identifique valor no que faz. Focamos muito em dados, em metodologias, mas não podemos nos esquecer do ser humano, muitas vezes subjetivo, que move todas as organizações.

As teorias e o escalonamento constituíram uma gestão muito "enlatada". Há essa ideia de uma organização uniforme. Mas isso não é mais possível. Porque as pessoas são cada vez mais diferentes umas das outras, em termos de cultura, de comportamentos e de saberes. Se miramos em resultados exponenciais, precisamos valorizar a singularidade. Nesse caso, o papel da gestão é identificar essas peculiaridades e destravar o potencial das pessoas.

Outra questão importante é que estamos sempre focando nos defeitos das pessoas, em suas supostas incapacidades. Mas e o que a pessoa tem de bom? Por que não investimos também na potencialização de qualidades, habilidades e talentos?

Nesse debate, um tema particularmente importante é o papel das novas tecnologias. É o caso das organizações autônomas, dos projetos de inteligência artificial das *thinktechs*, dos *smart contracts* e do metaverso, que vai ser ampliado e sofisticado nos próximos anos. Ao mesmo tempo em que vamos multiplicar formas de conexão, também é possível que o ser humano fique cada vez mais isolado e solidário. É preciso ter atenção especial a essa dimensão da mudança. Mas não acredito que a máquina possa, um dia, substituir as pessoas. A IA pode até nos tornar obsoletos, mas também pode destravar um potencial fantástico das pessoas. Na verdade, somente o ser humano é criativo, tem sacadas e intuição. Bem usada, a tecnologia será capaz de ampliar o alcance do pensamento. E poderá, efetivamente, nos humanizar ainda mais.

Nesse novo panorama, a neurociência será fundamental. Sun Tzu dizia: "Se você conhece o inimigo e conhece a si mesmo, não precisa temer o resultado de 100 batalhas". Pois, os avanços nessa área estão revelando, no detalhe, como reagimos a cada situação e como se molda nosso comportamento. É um saber que nos permite lidar com emoções e sentimentos, gerenciar condutas, reduzir fragilidades e potencializar capacidades. A neurociência mira, sobretudo, as dimensões profundas do ser humano. Decifra os segredos do cérebro e permite que nos tornemos seres melhores, mais confiantes, mais produtivos e mais capazes de empreender a mudança.

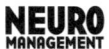

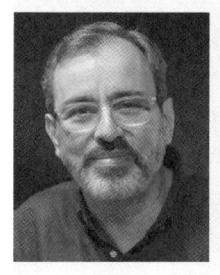

Sidnei Oliveira, escritor, mentor,
palestrante e conselheiro executivo

Com 45 anos de vida profissional, sempre sou consultado sobre modelos de gestão. Um bom exemplo é a chamada Liderança Situacional, criada por Paul Hersey e Ken Blanchard, em 1969, ainda com a denominação "teoria do ciclo de vida da liderança". O foco maior estava na maturidade. De repente, em 1990, surgiu a Reengenharia, de Michael Hammer, focada no processo, na racionalização, no *downsizing* e na elevação do grau de competitividade. Mas a gestão tem um componente cíclico. Modelos antigos podem renascer pontualmente ou ganhar novos nomes. É o caso de determinados princípios da citada liderança situacional.

Na área de processos e negócios, estamos experimentando uma nova fase da automação (iniciada há 60 anos), que é a incorporação da inteligência artificial. Considerando a rápida inserção de novas tecnologias, o desafio do gestor é estabelecer uma rotina de aprendizagem contínua para ele e sua equipe. O objetivo é conhecer as novidades, descobrir como funcionam e estabelecer como poderão ser aplicadas ao negócio.

O outro desafio é humano. Creio que, nesse campo, o importante é resgatar a essência e trabalhar a maturidade, um estado de prontidão. Quando estou maduro é porque já reuni competências, conhecimentos e estou equilibrado para encarar um desafio.

Há uma dinâmica muito peculiar nas relações humanas. Quando o indivíduo encontra alguém mais imaturo, ele assume todo o controle. Ao contrário, se há maturidade, menos controle é necessário. É a base da liderança situacional. Basicamente, é a essência de nossa conduta diante da criança. Ela não tem maturidade para atravessar a rua. Então, nós a conduzimos pela mão. Há, no entanto, uma característica interessante no controle. Ele é sedutor. Um líder controlador, de maneira arrogante, pode sentir-se necessário e infalível.

A questão é que, em situações de excesso de controle, a maturidade do outro não se manifesta. Muitas vezes, o gestor demora a enxergar o problema. Como ele está sempre cobrando, a cobrança passa a ser necessária para que haja entrega.

Hoje, as lideranças estão em um momento de virada. Começa a se estabelecer um foco na realidade. Para se alcançar a maturidade, é preciso correr riscos e assimilar as falhas. Nos próximos dez anos, pensando de forma otimista, podemos assistir a um processo de fortalecimento dos líderes. Como? Se a automação e a inteligência artificial estão resolvendo as questões relativas a processos, eles terão mais tempo para investir em ações que promovam a maturidade da equipe.

Mas há o outro lado. Se eu quiser ser pessimista, vamos ver a IA assumir cada vez mais os processos e eliminar o fator humano. Transfere-se toda a atividade para os usuários finais. É o caso do setor de seguros. Está sendo eliminada, por exemplo, a figura do vistoriador do automóvel. Hoje, o aplicativo manda que o cliente assuma as funções desse profissional e faça as fotos requeridas do veículo. Um programa recebe essas imagens, utiliza seus parâmetros e efetua automaticamente as análises.

Nesse padrão, a experiência para o cliente pode representar conforto e comodidade. Ele não precisou agendar a vistoria e esperar um perito. Mas o que ocorreu com a gestão? Não tem mais o profissional que se

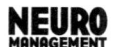

deslocava de moto até o local e, portanto, não há mais necessidade de alguém para controlar essa força de trabalho. A gestão toda simplesmente saiu de cena, porque a IA resolveu o problema.

Nesse caso, elimina-se a gestão de processos associados a pessoas. Como cliente, eu vou preferir essa solução e dispensar o fator humano. Quando falamos da extinção de empregos, portanto, não falamos somente do operacional. É um braço da gestão que vai deixar de existir. Neste ponto, entra uma questão de natureza filosófica. Se as pessoas vão continuar existindo, que ocupação terão no novo modelo? O que esses profissionais poderão fazer para que sejam remunerados?

Certo, o vistoriador não precisou pegar sua moto e correr o risco de sofrer um acidente no trajeto. Geramos um avanço. Mas e esse rapaz? E o humano vive que nele? No que vai se empregar? Seguindo-se esse novo paradigma, em dado momento, serão eliminadas as ocupações operacionais. O que restará? A atividade intelectual ou artesanal? Sim, talvez, mas não há como absorver, neste campo, toda a mão de obra disponível.

Então, o desafio da gestão será cada vez mais o ser humano. Como lidar com as pessoas? Como dar-lhes missões, atividades e propósitos? Nesses novos contextos, que valor as pessoas vão gerar na cadeia de negócios? O desafio das lideranças será, portanto, extrair valor intelectual, relacional e cognitivo das pessoas. A máquina vai realizar uma série de funções, mas um ser humano capacitado precisará ligar os pontos.

Pensar o futuro, na gestão, será compreender que os processos têm um caminho próprio e pesam cada vez menos para a gestão. O papel das lideranças tende a ser lidar com o ser humano, buscar um lugar para ele neste novo cenário, promover nele a maturidade para encarar o novo tempo.

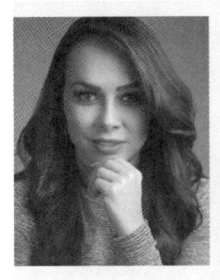

Renata Spallici, VP executiva
da Apsen Farmacêutica,
TEDx speaker e escritora

Sou diretora-executiva da Apsen, indústria química e farmacêutica. Estou há 20 anos no negócio e há 15 anos em cargos de gestão. Passei por todas as áreas da empresa. Comecei como *trainee*, em uma época em que a companhia era muito menor, de modo que pude entender como funciona a base da empresa. Esse aprendizado me ajudou muito a pensar em estratégia e a organizar um modelo de comunicação corporativa. Formei-me em Engenharia Química, fiz pós-graduação em Finanças e o MBA para CEOs da Fundação Getúlio Vargas (FGV).

Escrevi o livro *Do Sonho à Realização*, um mix de minhas experiências. Conto dos tombos que levei e das lições aprendidas. A proposta é que essa narrativa sirva como ferramenta de autoconhecimento. São sementinhas de ideias para que as pessoas possam se desenvolver e alcançar o sucesso. Depois, lancei *Resultados de Times Apaixonados*, sobre negócios, tratando especificamente da cultura da Apsen. Mostro como a gente lidera, remunera, inclui, gera equidade, patrocina a diversidade e estabelece pontes para a realização de sonhos. Relato especialmente nossas ações nestes últimos anos, quando a empresa dobrou de tamanho.

Na obra, procurei contar como a empresa criou um modelo de gestão que coloca o ser humano no centro de suas atenções, preocupando-se com as pessoas em todos os seus aspectos. O outro lado dessa história é que a empresa funciona muito bem. Porque existem empresas acolhedoras com desempenho insatisfatório.

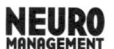

Pessoalmente, sou apaixonada por diversidade, equidade e inclusão. E tenho olhado muito para a longevidade, não somente pelo nosso portfólio, mas também na construção e manutenção de uma marca empregadora. A gente entende o quanto é importante manter as gerações empregadas. Antigamente, a pessoa fazia um curso e permanecia o resto da vida naquela posição. Com o aumento da expectativa de vida, creio que vamos mudar de posição com maior frequência. Muitas posturas não têm nada a ver com idade, mas com mentalidade. O que precisamos é de mentes abertas que contemplem as velozes mudanças do mundo atual.

Trabalhamos muito com os jovens, com a oferta do primeiro emprego. Entendemos que é uma porta de entrada para a diversidade, uma oportunidade para aquelas minorias que no passado não puderam ter acesso a essas posições no campo profissional. Pelo exemplo, temos a esperança de contribuir para mudar o mercado. Costumamos dizer que, quando empregamos uma mulher preta, também estamos mudando a realidade de uma vida inteira, criando caminhos para um futuro melhor.

Nosso outro foco é no gerenciamento da mudança calcada na evolução tecnológica. Hoje, as pessoas precisam estudar o tempo todo e desafiar seus próprios limites. Na Apsen, falamos muito em ambidestria organizacional, que é o desenvolvimento planejado de habilidades e capacidades que garantam alta performance e competitividade. E não se trata somente de operação eficiente, mas também de foco permanente em inovação. É todo mundo, o tempo todo, pensando em inovar. Encontrar esse equilíbrio é bastante difícil. Como é que entrego hoje se preciso olhar para o futuro? E como olhar de forma aguçada para o futuro se, ao mesmo tempo, preciso cumprir minhas tarefas do dia a dia? Para encarar esse desafio, conta muito a autorresponsabilidade. Mas a empresa também deve desempenhar seu papel, oferecendo treinamentos, fomentando o aprendizado e educando de forma permanente.

Penso que pertenço a uma geração híbrida, que pegou o analógico e o digital. Vejo que é importante aprender com as novas gerações, nativas da vida *online*, e complementar com os saberes anteriores, ou seja, com os valores percebidos pela maturidade. Meu pai, nosso presidente, é o nosso maior líder. É uma figura muito inquieta, que está lá na frente, desafiando todo mundo e se perguntando: "como é que eu não perco esse barco?".

Entendo que, à parte o advento da internet, que globalizou todas as conexões humanas, esta é a segunda revolução mais marcante que estamos vivendo. Daqui para frente, tudo vai mudar e quem não souber operar com as novas tecnologias vai, inevitavelmente, ficar para trás. Para sermos estratégicos, precisaremos da tecnologia. E para lidar com ela, teremos de oferecer capacitação rápida e permanente.

Nesse contexto, em relação a pessoas, penso que é um grande erro quando o RH tende a eliminar os divergentes de dentro da empresa. Lógico, a gente não pode ter somente divergentes, mas precisa, sim, de uma quantidade deles. São essas pessoas que fazem a gente repensar conceitos e dogmas, que nos ajudam a enxergar o que está nas entrelinhas. Porque, na alta gestão, com grandes responsabilidades, tendemos inevitavelmente à miopia. Em minha equipe, tenho pessoas muito divergentes, que me questionam. E eu adoro essa postura. Há muitos gestores, no entanto, que não toleram ouvir opiniões divergentes. Sentem-se ofendidos. Penso que seja uma conduta a ser repensada.

Outro erro grave, que eu mesma já cometi, é não cuidar para que as pessoas olhem para o futuro. Eu aprendi na marra. Por vezes, tinha uma equipe que jogava o *game* do momento e não olhava para o processo de transformação. Quando passei a ter esse time, o jogo mudou completamente. E até se reduziram minhas dores próprias da gestão, de estar sempre sobrecarregada com o controle micro do dia a dia.

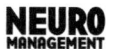

Na montagem de equipes, o *networking* é muito importante. Em certo momento, entendi que precisava sair completamente da minha bolha, para beber de uma água que a indústria não estava bebendo. Conheci pessoas que abriram minha visão de mundo e também pessoas que trabalhavam para elas. E me pus a raciocinar: "essa pessoa somente alcançou o êxito porque esse outro profissional, que é incrível, conseguiu colocá-la nesse patamar".

Também penso que as empresas precisam remunerar bem, recompensar o talento e o esforço. É a verdadeira meritocracia. Porque os melhores profissionais são assediados pelo mercado o tempo todo. Então, se a remuneração for condizente, já se elimina a inquietude, essa atitude de ficar olhando o mercado o tempo todo. Além disso, o bom salário tira um monte de problemas da vida desse profissional, de conta, de boleto, de obrigações familiares. E aí ele consegue se entregar de fato para a empresa.

Penso ainda que a gestão precisa se preocupar com inspiração. As pessoas muito talentosas não querem obedecer a um chefe medíocre. O bom líder vai gerir com cuidado, pensando na segurança psicológica das pessoas, entendendo o universo das individualidades, procurando meios de aproveitar cada talento, contemplando as aspirações e sonhos de cada integrante da equipe.

Considero que metas são mesmo fundamentais. Estudos dizem que, quanto mais alta a meta, mais as pessoas se entregam. Mas existe também o outro lado da moeda. Muitas empresas do mercado estabelecem metas inatingíveis e, como resultado, as pessoas ficam doentes e esgotadas. É preciso, portanto, tomar cuidado com a carga estabelecida, com o número de repetições, para se fazer uma analogia com o exercício físico. Ao lado disso, é preciso criar um clima de colaboração. Ninguém solta a mão de ninguém. Se, num dia, você está mal, eu vou segurar sua onda. E a recíproca é verdadeira. É muito importante entender a realidade de cada um. Na hora da dificuldade, amparamos muitas pessoas. E depois, gratas à empresa, elas entregam de volta, com volume e qualidade. Tudo isso tem uma conexão com a vida integral das pessoas. Elas não vivem somente na organização. Elas vivem no mundo.

Na Apsen, fizemos um inventário dos sonhos dos colaboradores. E estamos começando a realizá-los. Recentemente, entreguei um Playstation para que uma funcionária atendesse ao desejo do filho. Na ocasião, ela me disse, muito emocionada: "Você sabe que eu sou muito apaixonada pela Apsen, né? A minha mãe, que trabalha aqui, perdeu a casa quando eu era pequena. E vocês a ajudaram a reconstruir nosso lar".

Então, olha a recompensa que temos ao patrocinar essas realizações. Não é o impacto numa só pessoa. É o impacto numa família inteira. É o impacto num modo de ver e sentir a empresa.

Também acredito muito nessa ideia de vida saudável. As pessoas precisam ter horário para ir embora, para curtir o fim de semana, para estarem com seus filhos. E essa valorização da vida pessoal está muito conectada à performance profissional. Alguém que apenas entrega, entrega e entrega, em dado momento acaba espanando. Incentivo muito as pessoas a fazerem exercícios físicos e cuidarem da saúde. O esporte traz disciplina e faz com que fiquemos mentalmente mais fortes. Particularmente, eu defendo muito a musculação, a briga para ganhar massa magra enquanto estamos bem. Penso que, no corpo humano, há uma conexão entre os diferentes órgãos e sistemas. Um corpo bem treinado vai ajudar a manter a saúde cerebral, desenvolver as habilidades cognitivas e potencializar o desempenho no trabalho. Tudo está interligado.

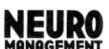

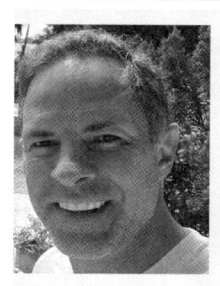

Renato Auriemo, empresário e proprietário da Cow Coworking

Antes de tudo, sou pai de Bianca, Felipe e Letícia, que me ajudam a decifrar a nova geração, suas dores, dificuldades, intenções, habilidades e visões de mundo. Sou engenheiro civil, formei-me também em Administração de Empresas e montei minha primeira empresa em 1998. Minha paixão é o setor imobiliário. Sou paulistano e sempre morei numa cidade muito dura com seus habitantes. Então, toda vez que pensava em um empreendimento, imaginava como poderia contribuir para elevar a qualidade de vida das pessoas. E foi aí que surgiu a ideia de criar espaços multiúso, para trabalhar, para construir relacionamentos e integrar a comunidade. Começou, portanto, como uma iniciativa para gerar qualidade de vida. Mas acabou se tornando um modelo de negócio que fez com que as pessoas resgatassem o convívio e o relacionamento humano.

A COW estreou em uma unidade pequenininha, mas cresceu e, neste momento, estamos misturando empresas de vários tamanhos, setores e movimentos. Brinco com o meu cérebro: "o que aconteceu com você depois dos 40?" Ele, de fato, decidiu ativar áreas que estavam dormindo. Porque antes era sempre o "mercado imobiliário". Até que comecei a lidar com escritórios. Passei a me relacionar com pessoas, conheci novos negócios e tive contato com novas ideias de colaboração.

Lembro-me de falar para os integrantes da minha equipe: "Olha, o tempo pós-Covid vai ser muito maior do que o tempo da pandemia!". Porque parecia que aquilo nunca ia acabar e alguns clientes, devido às dificuldades, tiveram que sair da COW. Uma delas, ao retornar, me deu um abraço afetuoso e se disse muito feliz em voltar a ver as pessoas. É um episódio marcante, simbólico e que me emociona.

No que se refere à gestão, um dos eixos deste livro, digo que há três temas merecedores de destaque. O primeiro diz respeito a pessoas, a como prepará-las e garantir que tenham saúde mental e emocional. O segundo é a cultura e o engajamento. O terceiro é o aprendizado para o uso da tecnologia.

Pensando na primeira dimensão, manifesto minha preocupação. Conversando com meus filhos e sobrinhos, descubro que a maioria dos amigos deles já toma algum tipo de remédio. Não pode estar certo. Existe algum descompasso em nossa sociedade. Na empresa, dois jovens pediram afastamento porque não estavam legais do ponto de vista mental e emocional. Então, de fato, quero compreender o que está acontecendo.

Trabalhar fora da empresa pode ser bom para o profissional. Ele se sente feliz. No médio prazo, no entanto, ocorre a erosão da cultura, a perda de conexões e, pior, a solidão. Nada é pior para o ser humano do que a angústia da solidão. Penso que, para evitar essa condição, o gestor precisa propiciar experiências. O desafio é estimular o senso de trabalho coletivo e o pertencimento.

A liderança, no entanto, precisa saber se o modelo implantado é o que melhor impacta na qualidade de vida dos funcionários. Outro desafio é incentivar as equipes a conhecerem e utilizarem as melhores ferramentas tecnológicas.

Promovemos um evento na COW e a pergunta que fizemos para pais e filhos foi relativa à realidade esperada para 2040. E a maioria respondeu a mesma coisa. Acreditam que vai se dar muito mais valor para a empatia, para o entendimento do outro. A inteligência artificial vai atingir tudo e

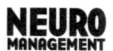

o sucesso vai depender de um equilíbrio físico, mental e emocional que contemple as realizações profissionais. Acho também que precisamos cuidar mais do físico para que a cabeça funcione melhor. E nós, gestores, vamos ter que constituir formas de desenvolvimento integral das pessoas. Em um mundo operado pela tecnologia, teremos de ser mais humanos com os humanos.

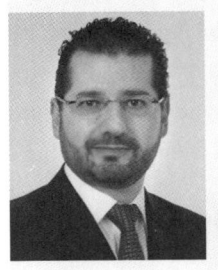

Eduardo Issa, médico e executivo
da indústria farmacêutica

Sou médico de formação, tenho três filhos e trabalho na indústria farmacêutica há mais de 20 anos, atuando em diversas áreas terapêuticas. Frequentemente, me perguntam sobre os desafios contemporâneos na gestão de organizações. Costumo dizer que o principal deles é formar um time de alta performance, com indivíduos diferentes, ou seja, com perfis, capacidades e talentos distintos. Costumo dizer que um quebra-cabeça não se faz com peças iguais. Então, a diversidade é fundamental. A segunda tarefa é constituir uma gestão humanizada, e isso não quer dizer passar a mão na cabeça. Refiro-me a respeitar as pessoas, desenvolver suas habilidades e reconhecer seus méritos.

Para gerir equipes, a primeira capacidade requerida é exercitar a empatia. E não é o famoso "não faça ao outro o que não gostaria que ele fizesse contigo". Penso que essa virtude se manifesta quando fazemos ao outro o que ele gostaria que lhe fizéssemos. Então, é se colocar no lugar do interlocutor e sentir suas necessidades. É assim que se estabelecem as boas relações. E é assim que o mundo avança.

Na empresa, faço parte de um comitê de "confiança e transparência". É o chamado *walk the talk*, ou seja, inspirar as equipes, alinhar a cultura da organização e constituir uma estratégia que permita a entrega de resultados. Somos seres relacionais, e esses laços se qualificam quando existe confiança.

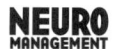

Também é necessário um processo permanente de reinvenção. Para essa finalidade, temos que desaprender, estudar e reaprender. O que nos trouxe até aqui não vai garantir que continuemos muito mais longe. O mundo de hoje exige velocidade na transformação e na adaptação. Considero igualmente importante que os profissionais mantenham seus propósitos e valores, e que busquem atuar em organizações alinhadas com esses conceitos. Tenho a felicidade de trabalhar em uma empresa de alta performance, que é humanizada e responsável com o ambiente e com a sociedade. Não basta estar numa empresa eficiente, competitiva e que oferece boa remuneração. Enquanto pessoas, precisamos de convergências. Precisamos honrar o sentido pleno da vida.

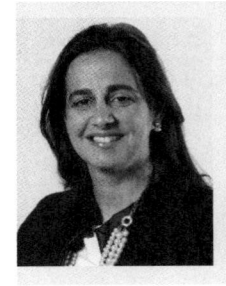

Rafaella Lopes,
executiva sênior do Setor de RH

Trabalho com recursos humanos há mais de 25 anos, sempre no segmento de saúde. Comecei em uma corporação farmacêutica dinamarquesa, na qual atuei por sete anos. Foi quando formei minha capacidade generalista. Depois, fui ser líder de RH em uma empresa muito relevante no ramo de saúde. Essa jornada durou 14 anos. Estou de volta ao setor farmacêutico, na Astrazeneca, liderando uma transformação na empresa. O objetivo é estabelecer uma reinvenção para que a companhia se mantenha dinâmica e relevante.

Em se tratando de gestão, percebo um elenco de desafios contemporâneos. Primeiramente, precisamos assumir que não sabemos o que não sabemos. A gestão como um todo, especialmente em grandes empresas, vem carregada de expectativas em relação aos líderes e seus times. Eles têm que saber tudo, ter todas as respostas. Em tese, o que eles fizeram no passado serve para as demandas do tempo presente. O modelo de recrutamento e seleção, por exemplo, ainda tem muito desse olhar. As pessoas são contratadas pelo que realizaram anteriormente. Mas nem sempre esse critério atende às necessidades da organização. Nossa realidade era muito diferente há 10 ou 15 anos, com outros conceitos, métodos, métricas e tecnologias. Vale, portanto, escolher pessoas pelo que elas podem realizar no tempo futuro, em condições diferentes, de mudança, incerteza e transformação.

Penso que, neste momento, devemos nos colocar na posição de estudantes, cultivando a curiosidade, fazendo perguntas, aprendendo

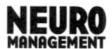

sobre a novidade. Então, eu repito, convém admitir que não sabemos, mas compensar esse desconhecimento com fome de aprendizado. Meu desafio pessoal é desaprender. É me desapegar daquele modelo antigo. Não curto o paradigma do Mestre Yoda, que sabe de tudo e tem todas as respostas. Procuro exercitar o olhar de quem está investigando o processo da mudança.

Nesse sentido, creio que lidar com pessoas é a parte mais importante da gestão. Hoje, as pessoas estão se ressignificando. Alguns conceitos e crenças perderam o sentido ou a relevância. Então, existe a necessidade de formar líderes mais humanizados, com menos vieses, que consigam navegar pelos negócios corporativos enquanto estudam, inspiram, mobilizam, engajam e conectam propósitos.

Hoje, ganha relevância a chamada liderança antecipatória, ou seja, quando se exercita um pensamento exponencial, em que os problemas começam a ser solucionados antes mesmo que ocorram. Esses profissionais preparam os liderados para um mundo que ainda vai chegar, o que é fundamental para as organizações. Vejo, portanto, o líder como uma figura com visão antecipada dos movimentos do jogo, que capacita talentos para melhor performance futura.

A geração que está chegando é muito antenada, questionadora e tem uma forma diferente de fazer as coisas. Eles vêm com muitas respostas e muitas perguntas. Não têm medo de desafiar as convenções e estão mais conscientes do ponto vista político, social e ambiental. Manifestam uma preocupação muito maior com o que é sustentável e inclusivo. E essas virtudes, paradoxalmente, representam um problema para parte dos líderes atuais, pois não estão acostumados ao questionamento. Muitos deles também não estão à vontade com as transformações digitais. Se pensamos no aprimoramento da gestão, olhando dez anos à frente, é preciso tratar desses fatores para se constituir uma liderança melhor.

Na empresa, sempre discutimos o futuro. E alguém sempre faz a pergunta clichê: "Ah, mas a gente trabalha em uma empresa multinacional, que tem visão de curto prazo; como é que vamos influenciar numa visão de longo prazo, pensando dez anos à frente?". Acredito que é muito simples. Sem esse pensamento estratégico, qualquer empresa será comida viva. Esse saber antecipatório não é um luxo, mas uma questão de sobrevivência e de manutenção da relevância.

Enfim, as melhores lideranças confessarão: "eu não sei o que eu não sei". E vão fazer inúmeras perguntas. O bom líder também vai precisar decifrar os códigos das novas gerações. Não dá mais para acreditar no "vou me manter assim para continuar dando certo". Com certeza, essa estratégia não vai funcionar. As palavras de ordem, hoje, devem ser estas:

— Espera aí, tem muita coisa que eu realmente não sei.

— Onde é que eu vou buscar essa informação?

— Como eu desafio minha organização a vir junto comigo nessa aventura de aprendizado?

Esse despertar é fundamental para a gestão das organizações que pretendem sobreviver à mudança. E é um processo urgente. Precisamos acelerar.

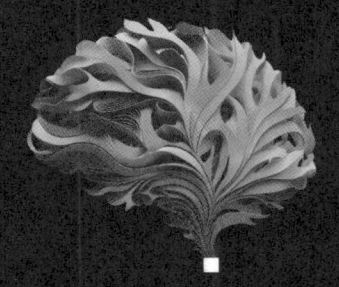

CAPÍTULO 11

GERENCIANDO A MUDANÇA

A partir deste capítulo, pretendo falar mais especificamente da aplicação da neurociência ao universo da gestão. Ao produzir este conteúdo, pretendo oferecer auxílio, orientação e estímulo para todos aqueles que, em qualquer grau hierárquico, participam da administração de uma empresa. Penso que os pilares desse conhecimento servem ao CEO de uma poderosa multinacional e também ao cidadão que estabelece um pequeno comércio local. Pretendo oferecer ferramentas de potencialização também àqueles que ousam se aventurar na senda do moderno empreendedorismo, particularmente em *startups* e incubadoras de negócios, vitais para o desenvolvimento econômico. Considerada sua natureza integral e abrangente, creio que este material possa ainda abrir horizontes aos leitores que atuam nas mais diversas estruturas do Poder Público, bem como em entidades filantrópicas, fundações beneficentes, centros de pesquisa, complexos de saúde, clubes esportivos, entidades culturais, associações preservacionistas, coletivos de arte, universidades, cooperativas de produção e outras organizações dedicadas à construção do benefício compartilhado.

Nem sempre é o que parece

Antes de tudo, convido você, leitor, a duvidar de tudo que percebe, sente e julga saber. É o que a neurociência tem proposto: uma saudável desconfiança daquilo que concebemos como a realidade. Dê uma olhada nestas imagens!

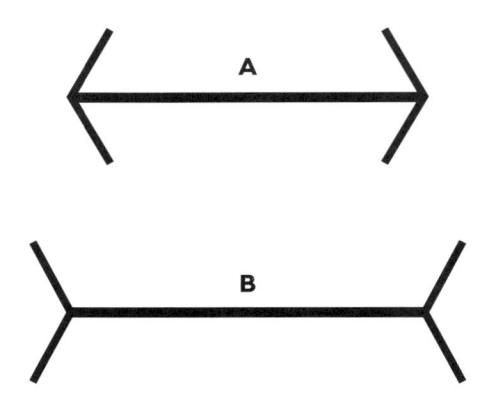

Esta é a forma mais simples de questionar a validade dos julgamentos humanos. O teste foi desenvolvido em 1889, pelo sociólogo, psicólogo e escritor alemão Franz Carl Müller-Lyer. De lá para cá, a polêmica não cessou. Há quem explique o fenômeno com argumentos antropológicos. Outros falam sobre pigmentação da retina. E a "nossa turma" se refere a particularidades do complexo sistema de processamento do sistema nervoso. Mas veja que interessante. Aldeões do deserto do Kalahari, na África; aborígenes do Outback, na Austrália: e inuits, das regiões geladas do hemisfério norte, revelaram-se menos suscetíveis à ilusão. Há, portanto, uma possível elucidação de natureza transdisciplinar: europeus e norte-americanos vivem em ambientes urbanos fortemente caracterizados por linhas e ângulos retos. Influenciados pelos estímulos dessa cultura arquitetônica, estariam mais propensos a se enganar diante dessas imagens. Faz muito sentido, pois somos naturalmente adestrados para ver o mundo de um jeito muito específico. A grande sacada de Müller-Lyer foi fazer com que, até hoje, desconfiemos de nossos próprios olhos.

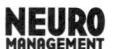

Ora, mas por que estou tratando desse assunto? Porque o universo das empresas e dos negócios também é suscetível a visões viciadas e construções arbitrárias do senso de realidade. Vamos, portanto, recorrer a outro exemplo. Até a década de 1970, os *sommeliers* não gozavam de elevadíssima reputação. E suas opiniões não afetavam decisivamente o comércio de bebidas. Foi quando entrou em cena o norte-americano Robert M. Parker Jr., responsável pela *newsletter The Wine Advocate*, que apresentava também um *ranking* dos produtos no mercado. De repente, o crítico enófilo tornou-se tão influente que recebia ameaças de morte e ofertas de favores lúbricos.

Seu biógrafo, Eloin McCoy, recorda que, em 1981, o gerente do Château Cheval Blanc, Jacques Hebrard, ficou pê da vida com a opinião de Parker sobre um de seus vinhos. Dessa forma, exigiu uma reavaliação. O dedicado provador concordou e decidiu visitar a famosa casa produtora, na região de Bordeaux, na França. Ao chegar, no entanto, foi atacado e mordido pelo cachorro de Hebrard, que teria assistido à cena sem esboçar reação. Ao rogar por uma bandagem para estancar o sangramento, o crítico teria recebido apenas uma cópia de sua corrosiva *newsletter*. Mesmo abalado com o ritual de boas-vindas, Parker provou uma nova amostra e alterou sua nota para cima.

É certo, portanto, que diferentes situações gerem diferentes percepções da realidade, mesmo que cães bravos não participem do processo de convencimento. No ano de 2008, pesquisadores do California Institute of Technology e da Stanford Business School realizaram uma pesquisa curiosa, cujos resultados foram posteriormente publicados no *Proceedings of the National Academy of Sciences*, dos Estados Unidos[67]. Na experiência, arregimentaram voluntários para provar vinhos de cinco diferentes preços. O que as "cobaias" não sabiam é que um mesmo vinho foi oferecido duas vezes: numa delas a seu preço real, de 10 dólares; noutra, custando 90 dólares. Eles adoraram a bebida cara, mas não gostaram muito da sua "concorrente" barata.

---

[67] *Wine Study Shows Price Influences Perception*, Caltech, 2008. https://www.caltech.edu/about/news/wine-study-shows-price-influences-perception-1374. Acesso em 24/09/2023.

Mas o que revelou nossa já conhecida varredura de ressonância magnética funcional (fMRI)? Provando os vinhos mais caros, mais sangue e oxigênio são enviados para o córtex orbitofrontal medial, uma área encarregada de codificar o prazer. Segundo os pesquisadores, certezas cognitivas relacionam preço e qualidade, o que interfere nas avaliações. De acordo com o pesquisador Antonio Rangel, da Caltech, o cérebro é um ambiente ruidoso e que se vale de toda informação disponível para aprimorar seus métodos de aferição. "Se você tem muita certeza cognitiva de que uma experiência é boa, faz sentido incorporá-la em suas medições de prazer", explicou. É certo, portanto, que ações de *marketing* podem valorizar determinados produtos — não somente alimentos e bebidas — por seus atributos não intrínsecos.

O esporte é excelente para denunciar as ilusões do senso comum. O futebol, por exemplo, é o esporte mais popular do planeta e também um dos negócios mais lucrativos. É praticado por 275 milhões de pessoas e tem uma legião de 3,5 bilhões de fãs. Mas também é um reduto de mitos. O famoso bordão determina o que supostamente vale: "bola na rede". Mas será que é assim mesmo? Os estudiosos do esporte Chris Anderson e David Sally publicaram o perturbador livro *Os números do jogo: por que tudo o que você sabe sobre futebol está errado*[68]. Nesse trabalho, eles mostram que no campeonato inglês, que não é muito diferente de outros torneios nacionais, um gol rende, na média, um ponto para a equipe que o marcou. Recordemos: quem perde não ganha nada, quem empata leva um pontinho e quem vence a disputa arrebata três pontos. Vamos então a um raciocínio muito simples, mas que raramente passa pela cabeça do torcedor. Se um time não tomar gol nenhum já garante, pelo menos, um ponto na tabela. Caso consiga um único tento, leva três pontos para casa.

O trabalho acurado de estatística mostra que, nas partidas em que não tomam gols, os times faturam, em média, 2,5 pontos. Os

---

[68] ANDERSON, Chris; SALLY, David. *Os Números do Jogo. Por que tudo o que você sabe sobre futebol está errado.* 1ª. Edição. São Paulo: Paralela, 2013.

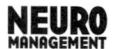

dois estudiosos perguntam: quantos gols um time precisa marcar para gerar o mesmo número de pontos produzido por uma partida sem tomar gols? E respondem: mais de dois! Você pode discordar e argumentar que essa é uma realidade dos gringos, muito diferente da nossa. Vamos, então, passar rapidamente os olhos sobre a tábua de classificação de um Brasileirão qualquer. Olhemos a edição de 2017. O Palmeiras teve um ótimo ataque, que anotou 61 gols, mas ficou apenas com o vice. O Grêmio registrou a segunda maior artilharia, com 55 gols, e ficou em quarto lugar. O Corinthians, que foi o campeão da temporada, anotou modestos 50 gols, o mesmo que o 16º. colocado, o Vitória, da Bahia, que por pouco não despencou para a segunda divisão. A diferença é que o time de Salvador tomou 58 gols, enquanto os alvinegros do Tatuapé compuseram a defesa menos vazada da competição, com apenas 30 gols tomados.

Ora, mas o que isso tem a ver com a gestão? Tudo! Numa empresa, lucro é todo o dinheiro que sobra depois que, da receita, forem descontados os custos e despesas para manter o negócio. Imagine que a receita sejam os gols marcados, em produção e vendas. E que as despesas sejam os gols tomados, em salários, aluguéis e gastos com manutenção. Pois bem, o cérebro humano pode perfeitamente funcionar segundo as regras do viés de "percepção seletiva".

Nesse caso, um indivíduo ou um grupo pode constituir um modelo cognitivo marcado pelo favorecimento de uma categoria ou classe de dados. Podem ser os gols marcados. Ou a planilha que mostra avanço nas vendas consolidadas. Esse viés pode ser reforçado por outro, o de "otimismo", em que a pessoa minimiza a probabilidade de vivenciar um evento negativo.

Por vezes, esse transe se agrava pela "superioridade ilusória", a condição em que a pessoa ou grupo superestima suas próprias qualidades e habilidades. Foi assim com a Seleção Brasileira de futebol na trágica derrota na final da Copa do Mundo de 1950. Há quem diga que foi o mesmo que ocorreu com o tradicional banco Lehman Brothers, em 2008. Muitas vezes, essas condutas seguem em paralelo ao "Efeito

Dunning-Kruger", situação em que pessoas pouco experientes e habilitadas tendem a superestimar suas capacidades.

Por fim, com merecido destaque, é preciso citar a famosa "escalada irracional de compromisso", quando um indivíduo ou grupo, mesmo testemunhando os efeitos negativos de uma decisão, método ou estratégia, decide manter-se fiel ao mesmo paradigma de conduta. No futebol, vimos esse fenômeno no comportamento da mesma Seleção Brasileira, durante o inacreditável jogo dos 7 a 1, contra a Alemanha. No meio corporativo, há dezenas de exemplos. Vale lembrar apenas um, a título de ilustração. Foi o caso da Nokia, empresa finlandesa fabricante de telefones celulares, que chegou a liderar o setor. Ao longo do tempo, no entanto, a companhia não soube interpretar a forma como a indústria de telefonia estava se fundindo com a comunicação cibernética, desconsiderando a evidência de que os aplicativos ganhariam enorme importância nos *smartphones*.

Os acadêmicos Anderson e Sally têm outro exemplo futebolístico que se aplica muito bem à realidade corporativa. Vou usá-lo porque é de um formidável didatismo. O triunfo é frequentemente determinado não apenas pelo quanto você joga bem, mas pelo quanto você não joga mal. Quer dizer que, no fim das contas, os elos fortes contam menos do que os elos fracos. Muitas vezes, os talentos fora de série não são capazes de compensar as falhas dos menos capacitados. Basta uma furada do zagueirão e a vaca despenca no brejo. De novo, tem ciência por trás dessa avaliação. Segundo os pesquisadores, um declínio no rendimento do elo mais fraco, e não do mais forte, significa, em média, 4,6 pontos a menos ao fim de uma temporada. Melhorar o elo mais fraco, em um desvio-padrão, se converte em 13,7 pontos na classificação final. O mais estarrecedor: as diferenças de desempenho dos elos mais fracos são 30% mais importantes, quando se leva em conta o saldo de gols, e quase duas vezes mais importantes no que tange ao número de pontos conquistados por jogo.

Nosso processo civilizatório foi decisivamente influenciado pelo Império Romano, que durou no Ocidente até o século V. Suas bases, no

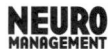

entanto, se mantiveram no Oriente, no Império Bizantino, por mais 977 anos. Até que a capital, Constantinopla, tornou-se alvo do sultão Maomé II, o Conquistador. Mesmo cercada havia 53 dias, a cidade mantinha-se firme na defesa. Até que, em 29 de maio de 1453, alguém deixou aberto o portão da muralha noroeste. Um destacamento otomano entrou por ali e alterou o curso da batalha. Os invasores saquearam e mataram o quanto puderam. E assim a história e a geografia do mundo mudaram para sempre. A negligência do elo mais fraco fez a diferença.

O mundo, muitas vezes, é alterado justamente por cérebros esquecidos ou desleixados. Em 1993, o economista Michael Kremer, da Universidade de Harvard, publicou um artigo denominado *The O-Ring Theory of Economic Development*[69], em que explica como eventuais erros e omissões de trabalhadores menos qualificados podem ter efeitos catastróficos na produção e na operação comercial. O título da obra deriva do triste acidente com o ônibus espacial Challenger, em 1986. Os engenheiros ultraqualificados tinham realizado um excelente trabalho. Tudo parecia perfeito. No entanto, um anel de borracha projetado para vedar os propulsores de combustível sólido se congelou, perdeu a elasticidade e permitiu que gases quentes alcançassem o tanque. O resultado foi uma explosão que matou os sete tripulantes e atrasou tremendamente o projeto espacial. Há um antigo provérbio chinês que determina: por causa de um prego perdeu-se a ferradura; por causa da ferradura perdeu-se o cavalo; por causa do cavalo perdeu-se a mensagem; e por causa da mensagem perdeu-se a guerra.

Julgar pessoas é outra incumbência que exige enorme responsabilidade. Será que punições e premiações são devidamente distribuídas, em casa, na escola ou no ambiente da empresa? Creio que os tribunais são os lugares em que as decisões equivocadas mais provocam danos. Vale um bom exemplo. Em 1992, os advogados norte-americanos

---

[69] KREMER, Michael. *The O-Ring Theory of Economic Development*. The Quarterly Journal of Economics. Vol. 108, No. 3 (Aug., 1993), pp. 551-575 (25 pages). https://www.jstor.org/stable/2118400. Acesso em 24/09/2023.

Barry Scheck e Peter Neufeld, da Cardozo School of Law, da Yeshiva University, de Nova Iorque, fundaram o Innocence Project. Foram inspirados por um estudo do Senado e do Departamento de Justiça dos Estados Unidos que fazia uma advertência alarmante ao sistema legal: das muitas condenações injustas no país, cerca de 70% se deviam a equívocos das testemunhas ao identificar os suspeitos.

Em 25 anos de atividades, o projeto conseguiu reverter as penas de cerca de 350 pessoas condenadas injustamente. Em muitos casos, os exames de DNA mostraram que os criminosos eram outras pessoas, identificadas anteriormente, mas desconsideradas nas investigações. Chamou a atenção, por exemplo, o caso de Joseph Lamont Abbit, que foi acusado de estuprar duas garotas em uma manhã de maio de 1991. No julgamento, em 1995, seu patrão confirmou que, no momento do crime, o acusado encontrava-se trabalhando. As vítimas, no entanto, se equivocaram na identificação, de modo que ele recebeu duas sentenças de prisão perpétua e mais 110 anos. Passou 14 anos em um presídio, em Winston-Salem, na Carolina do Norte. Abbit somente foi libertado em 2009, depois que testes de DNA comprovaram sua inocência.

De acordo com os gestores do Innocence Project, as pessoas são facilmente tomadas por falsas convicções, especialmente quando é necessário punir alguém por um crime monstruoso. Nesses casos, as opiniões da comunidade e as pressões dos investigadores podem induzir à criação de falsas memórias em vítimas e testemunhas. Na maior parte dos casos, essas testemunhas não estão mentindo deliberadamente, mas reproduzindo impressões que não correspondem à realidade dos fatos. Em situações como essa, a opinião pública é frequentemente induzida a condenar o suspeito. É uma forma de "resolver" o problema e eliminar o justificado incômodo com a impunidade.

O Brasil registra vários casos semelhantes, em que o imaginário coletivo elege os vilões errados. Em 1994, por exemplo, uma investigação mal-conduzida e a falta de zelo de parte da imprensa levaram os paulistanos a acreditar que crianças pequenas sofriam abuso sexual na Escola Base, no bairro da Aclimação. Antes que os donos, Icushiro Shimada e Maria

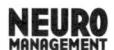

Aparecida Shimada, pudessem provar a inocência, a sede do estabelecimento foi cercada, atacada e teve seus muros pichados. Fim das atividades educativas. Tempos depois, provou-se que o caso era um grande equívoco. Ainda assim, a escola permaneceu fechada e um sonho de vida foi destruído.

Em maio de 2014, a dona de casa Fabiane Maria de Jesus, de 33 anos, perdeu a vida no Guarujá, no litoral paulista, agredida por populares que a confundiram com uma suposta sequestradora de crianças, cuja imagem tinha sido difundida nas redes sociais. O espírito "justiceiro" também comemorou quando o vendedor Atercino Ferreira de Lima Filho foi encarcerado, em abril de 2017. Ele fora condenado a 27 anos de reclusão por supostamente abusar dos filhos de oito e seis anos, conforme uma denúncia de 2003. No início de 2018, no entanto, o Tribunal de Justiça de São Paulo decidiu revogar a pena. A absolvição foi fundamentada nos depoimentos dos próprios filhos de Atercino. Eles revelaram que, quando crianças, tinham sido obrigados a mentir para prejudicar o pai.

Mas e as máquinas? Também erram? Também "pensam" de forma enviesada e defeituosa? Tendemos a considerar que a resposta é "não". Novamente, ledo engano. Esse tipo de falha está na raiz do mais escandaloso erro judiciário da história do Reino Unido. De 2000 a 2014, os Correios — que têm o governo como único acionista — processaram 736 funcionários por roubo e fraude. O "dedo-duro" nesse caso foi um *software* chamado Horizon Computer System, desenvolvido pela empresa japonesa Fujitsu, utilizado para supervisionar transações e checar registros contábeis. Volta e meia, o cérebro eletrônico apontava discrepâncias em várias agências, insistindo na tese de crime. Os acusados alegavam *bugs* no sistema, no que foram posteriormente endossados por peritos em finanças e TI.

Muitos dos acusados foram encarcerados, financeiramente arruinados e humilhados em suas comunidades. O caso gerou divórcios, falência e pelo menos quatro suicídios. Foi o caso de Seema Misra, que foi acusada de roubo, condenada e enviada para a prisão em 2010, enquanto estava grávida. Ela passou quatro meses atrás das grades e, depois de sair, foi obrigada a usar uma tornozeleira eletrônica. A família sofreu agressões e ataques racistas. Em 2019, depois de perder um processo de litígio civil, os Correios concordaram em pagar quase £ 58 milhões em compensações para 557 pessoas injustamente acusadas no caso. Em 2021, a condenação foi finalmente anulada pelo tribunal de apelação e Misra recebeu uma indenização de £ 100 mil. Cerca de 30 inocentes acusados no caso, no entanto, morreram antes que fossem reconhecidos como inocentes.

O cérebro de um gestor festejado por suas conquistas é o mesmo que, em outro momento, o conduz a decisões impróprias ou mesmo catastróficas. Os norte-americanos não são complacentes com a incompetência e muito menos com a inconsequência daqueles que dirigem grandes empresas. Uma pesquisa na internet revelará *rankings* e listas daqueles que falharam em suas missões.

Em quase todas elas, por exemplo, aparece o nome de Kenneth (Ken) Lee Lay, que fundou a Enron, em 1985, e tornou-se seu CEO no ano seguinte. No fim do século passado, a empresa experimentou um período de enorme crescimento, atuando em geração de energia, distribuição de gás e fornecimento de água. Por vários anos, foi considerada a empresa mais inovadora dos Estados Unidos, na lista da *Fortune*. Em 2000, atingiu US$ 101 bilhões em vendas.

Bem, Lay era um gênio dos negócios. Sabia aproveitar oportunidades, desenvolver capacidades e criar soluções para problemas de infraestrutura. Em dado momento, no entanto, ele usou suas habilidades para realizar uma monstruosa fraude contábil, ocultando passivos dos balanços corporativos. Como resultado, a empresa foi à falência e Lay acabou no banco dos réus de um tribunal. Morreu de ataque cardíaco em 2006, três meses antes da emissão da sentença, em que foi considerado culpado.

Situação semelhante ocorreu com William Thomas Seawell, que se formou na academia militar de West Point e comandou bravamente uma unidade aérea de bombardeiros durante a 2ª Guerra Mundial. Tinha um cérebro formidável, espetacular para imaginar estratégias e executar ações. Após o conflito, tornou-se oficial da Força Aérea e se formou em Direito pela Universidade de Harvard. Nos anos 1960, destacou-se em cargos administrativos na American Airlines e na Rolls-Royce Aero

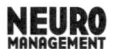

Engines. Em 1971, foi recrutado pela Pan American World Airways, que era a principal companhia aérea dos Estados Unidos nessa época.

Em 1978, foi aprovada a Lei de Desregulamentação das Companhias Aéreas. Habilitou outras companhias a operar rotas internacionais, mas também abriu o mercado de voos domésticos para a Pan Am. Criar uma rede interna, no entanto, seria um projeto lento e complexo. Em 1980, Seawell era o CEO da empresa e decidiu pegar um atalho, adquirindo a National Airlines. Na guerra de lances, aceitou pagar US$ 437 milhões pela companhia. Os custos da fusão elevaram esse valor a meio bilhão de dólares, o equivalente a US$ 1,85 bilhão em 2023.

Logo depois, percebeu-se que o passo tinha sido maior do que a perna. Um terrível erro estratégico, como perder a rainha no xadrez para capturar um cavalo. A empresa logo teve que se desfazer de outros ativos para se sustentar. Vendeu, por exemplo, seu icônico prédio em Nova Iorque e o controle acionário da InterContinental Hotels. Em 1981, com os contadores da empresa em desespero, Seawell foi substituído. Iniciou-se ali uma espiral descendente que levaria a empresa a colapsar dez anos depois. O celebrado cérebro do herói de guerra Seawell passou à história como o gênio trapalhão que arruinou uma das maiores empresas do mundo.

Quero terminar com um caso emblemático, que também serviu para mudar a história do mundo. Marco Licínio Crasso, da gente Licínia, foi uma das figuras mais destacadas da República Romana, eleito cônsul (mais alto cargo político da época) por duas vezes. E é também considerado um gênio dos negócios. Sua família perdera quase toda a fortuna, e seu principal objetivo de vida foi recuperá-la. Ele se aproveitava, sobretudo, do desespero alheio. No caso de incêndios e outros sinistros, comprava propriedades danificadas ou sob risco de desabamento. Pagava pouco. Depois, com seus arquitetos e operários escravos, reformava os imóveis e os alugava ou vendia, com alta margem de lucro. Além da especulação imobiliária, ele também atuava no tráfico de pessoas e em atividades de mineração. Segundo vários estudos de conversão, sua fortuna hoje seria avaliada em US$ 20 bilhões. Foi, de longe, o homem mais rico de sua época.

Mas nada lhe parecia suficiente, de modo que deliberou invadir a Pártia, no Nordeste do atual Irã. Queria a glória militar e, logicamente, mais riquezas. Partiu em novembro de 55 a.C. com seu exército, sem o consentimento oficial do Senado. Muitos romanos consideravam o conflito *nulla causa* (sem justificativa), pois vigorava um tratado de paz com os oponentes. O rei Artavasdes, da Armênia, o aconselhou a tomar uma rota em seu próprio território, a fim de evitar o deserto, e ainda lhe ofereceu mais 40 mil homens. Crasso recusou e decidiu pegar uma rota direta pela Mesopotâmia. Fiando-se em suas fontes locais, nada confiáveis, foi persuadido de que os inimigos eram fracos e levou suas tropas para uma região desolada e árida.

O general comandante dos romanos sugeriu a formação clássica, com a infantaria no centro e a cavalaria nas alas. Crasso concordou, mas depois mudou de ideia e se decidiu por um quadrado com cada lado formado por 12 "coortes", ou seja, batalhões. Quando chegaram à beira de um riacho, os generais sugeriram descansar e atacar na manhã seguinte. Crasso, então, ouviu um de seus líderes impacientes e decidiu iniciar imediatamente o combate. A linha de frente dos legionários entrou em ação. O problema, no entanto, era a chuva de flechas. Se formassem couraças de escudos, ficariam imóveis. Se partissem para o combate, seriam alvejados. Os romanos queriam o combate corpo a corpo, mas os inimigos eram ariscos. Atacavam e se retiravam. Um grupo de soldados partas com mil camelos reabastecia os arqueiros regularmente. Crasso montou, então, uma linha de vanguarda, com cavaleiros e legionários, comandada por seu filho Publius. Os partas recuaram, mas logo cortaram a comunicação entre esse destacamento e o corpo principal do exército romano. Cercados, em menor número, foram massacrados e Publius cometeu suicídio.

Percebendo que o plano fracassara, Crasso determinou um avanço massivo. E logo viu a cabeça de seu filho espetada numa lança. Os partas se organizaram nos flancos e seguiram disparando flechas, enquanto a cavalaria pesada atravessava os regimentos romanos. À noite, abalado, Crasso ordenou um recuo desesperado. Muitos de seus soldados se perderam no escuro e foram massacrados. No dia

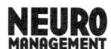

seguinte, Surena enviou um mensageiro que oferecia um encontro de negociação. Diante de um iminente motim de seus exércitos, Crasso aceitou. Mas era uma armadilha. Na reunião, foi assassinado e os partos derramaram ouro derretido em sua boca, debochando de sua riqueza e ganância. Balanço final: 20 mil romanos morreram, 10 mil foram capturados e o restante fugiu. As baixas nas linhas de Surena foram mínimas. Para alguns historiadores, o fim trágico do poderoso político e homem de negócios eliminou uma das bases do frágil acordo político entre as elites. Em pouco tempo, eclodiu uma guerra civil, Julio César a venceu e, rapidamente, se desfez a república, convertida na autocracia dos imperadores. Desse episódio, vem o termo "erro crasso", que utilizamos todos os dias. O resgate da história mostra que não foi somente um, mas uma série de graves equívocos. E o roteiro básico da tragédia foi construído nas redes neuronais de um único homem.

Na verdade, existe toda uma área da neurociência dedicada a compreender a atividade neural em situações de combate. Curiosamente, a arte da guerra e a arte da gestão em empresas competitivas mobilizam as mesmas áreas do cérebro, em combinações semelhantes. As duas regiões cerebrais mais relevantes para esse estudo são o sistema límbico e o córtex pré-frontal. No primeiro, como já vimos, estão os sistemas empenhados na geração de emoções, no arquivamento da memória e também na aprendizagem. O segundo é o centro do pensamento de nível superior, associado à razão.

O sistema límbico pode responder de maneira independente aos estímulos externos, na dimensão do subconsciente, quando a amígdala (centro de reação ao medo) compara os dados recebidos com aqueles depositados no banco de registros do hipocampo. Se houver correspondência com uma antiga ameaça, ou seja, situação de perigo, o corpo é instruído a agir. É rapidíssimo, mas é o que ocorre quando, ao mexer numa pedra, retiramos a mão ao perceber a presença de um artrópode, como um escorpião. Em outras situações, de menor urgência, o sistema límbico envia suas impressões para as áreas executivas do lobo frontal, submetendo-as a um crivo cognitivo.

Segundo o professor de neurologia Rand Swenson, da Dartmouth Medical School, o córtex pré-frontal define julgamento, planejamento, raciocínio abstrato, controle de impulsos, sequenciamento de atividades e reações racionais aos eventos percebidos. É essa área, segundo ele, que os líderes militares utilizam para prever riscos durante as batalhas, planejar ações e constituir padrões de comunicação que mobilizem os comandados. Mas o que ocorre quando a situação é dramática e o sistema límbico está fortemente engajado nas ações de defesa? Bem, ele "rouba" combustível, ou seja, sangue e glicose, de outras áreas, como os centros cognitivos. David Rock, especialista em "*neuroleadership*", autor de *Your Brain at Work*[70], explica: "O grau de ativação do sistema límbico é o grau de desativação do córtex pré-frontal". Nossas porções do cérebro primitivo, portanto, estão sempre dispostas a assumir o controle em situações de grande estresse. Imagine Crasso, ao ver seu exército sendo dizimado e a cabeça do filho numa estaca. Não era mesmo provável que tomasse as melhores decisões naquela manobra de retirada.

E nas empresas? Bem, o mecanismo é o mesmo, especialmente em situações imprevistas. Quando lembramos do acidente nuclear de Chernobyl, imediatamente vem à lembrança o engenheiro ucraniano Anatoly Dyatlov, sempre representado em filmes e documentários sobre a tragédia. Seu estilo de gestão era antigo, mostrando-se durão, implacável, mas também infalível. Costumava trabalhar até sete dias por semana, sem folgas, em longos turnos noite adentro. De fato, era respeitado por seu conhecimento e competência técnica. Até que chegou o dia 26 de abril de 1986. Nesse dia, ele supervisionou o teste de rotina no Reator 4. Tudo corria bem, como de costume, até que o sistema entrou em pane. O manual de operação era vago e até contraditório, de forma que se decidiu aumentar o nível de potência. Procurando restabelecer a normalidade, em poucos minutos, Dyatlov

---

[70] ROCK, David. *Your Brain at Work, Strategies for Overcoming Distraction, Regaining Focus, and Working Smarter All Day*. Harper Business, 2020.

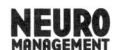

tomou uma série de decisões controversas. E cada erro induzia a outro, numa série terrificante de eventos. Em dado momento, ele decidiu baixar manualmente as hastes de controle. Mas ordenou que dois estagiários, Viktor Proskuryakov e Aleksandr Kudyavtsev, executassem o serviço. Logo depois, ele considerou que foi uma decisão estúpida. Arrependeu-se, correu atrás deles, mas já não os encontrou. Sem roupas de proteção, ambos os funcionários receberam doses letais de radiação e morreram em agonia.

Dyatlov conhecia seu ofício, mas certamente adotou procedimentos equivocados, o que o levou aos tribunais. Havia problemas estruturais na usina, manuais de procedimentos confusos, mas também um cérebro que, durante algumas horas, foi governado pelo sistema límbico. Como resultado, dezenas de trabalhadores morreram no complexo. Milhares de pessoas faleceram depois, afetadas pela radiação. Para muitos historiadores, a tragédia foi fundamental para enfraquecer o regime e determinar o fim da União Soviética, cinco anos depois.

Em todos os casos relatados, é bem provável que as áreas "modernas" do cérebro estivessem, de alguma forma, apenas parcialmente ativadas. Porque o sistema límbico tem uma autoridade química para iniciar planos de contingência e emitir respostas rápidas a ameaças. Nesses momentos, a adrenalina flui para o sangue, a digestão se paralisa e áreas motoras são mobilizadas, provocando tensão muscular imediata. O "bicho" que vive dentro de nós, entende que vai haver uma luta, e prepara os punhos. De alguma forma, em maior ou menor escala, é o que ocorre também em determinados momentos da vida corporativa. É quando Lay toma um susto com os números do balanço e toma a decisão menos ética possível na Enron. É quando Seawell, atemorizado com o possível avanço da concorrência, despreza o bom senso "pré-frontal" e torra o que não tem na aquisição de uma empresa.

Este breve resumo de casos mostra que nem sempre percebemos corretamente o que ocorre à nossa volta. E nos oferece uma ideia de como o cérebro, essa máquina incrível, pode realizar maravilhas e, ao mesmo tempo, enganar-se, equivocar-se e gerar o desastre.

Fundamental salientar que, quanto mais poderoso é o responsável pelo erro, maior é a probabilidade de que produza dano a um número expressivo de pessoas, seja numa empresa, seja numa nação. Cabe, portanto, renunciar à arrogância, entender melhor nossa máquina de pensar e zelar para que ela nos proporcione boas decisões, acertos e triunfos.

Estudo de Práticas

Convido a leitora e o leitor a me acompanhar em um exercício no campo da segmentação e do pensamento estratégico, temas que ainda representam complexos desafios para as organizações. Avaliemos a primeira situação.

Correções na agenda

Em uma reunião regular de vendas, a gerente de uma grande empresa multinacional, atuando em serviços e produtos no setor hospitalar, pede o planejamento de visitas de sua equipe. Afinal, parte do trabalho dos vendedores é contatar profissionais de saúde e funcionários administrativos das instituições prestadoras de serviços.

Ao analisar criticamente essa agenda, no entanto, ela se surpreende com um erro. Afinal, o primeiro passo de uma segmentação nesse modelo de negócio é ter claro quais são os hospitais que se enquadram em cada estágio, considerando-se o eixo de potencial de uso dos produtos e serviços da empresa e o eixo de adoção do hospital (*market share*). Ela percebe que 70% de seu time não tem as informações corretas para determinar em qual quadrante está cada hospital.

Ela prossegue com uma análise de produtividade. Trata-se da relação entre tempo, frequência e sequência de visitas em um ciclo de vendas, que gira em torno de quatro ou cinco semanas de trabalho. Ela nota que, quando executa uma análise maior de segmentação

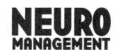

(ilustração 1), considerando nove estágios de potencial e adoção, quase 90% dos vendedores estão equivocados quanto a lugar, frequência e sequência, considerando a estratégia de produtos e serviços que têm a oferecer diante da concorrência.

Para complicar ainda mais, ao avaliar o caso do hospital 9 (ver ilustração), observando o mesmo eixo de potencial e adoção, ela novamente detecta níveis de segmentação distintos e que não estão sendo "visitados" da forma correta. O objetivo dessa gestora de vendas e da companhia é estabelecer uma agenda semana a semana hipersegmentada: tempo certo, frequência certa, sequência certa. E mais: com o cliente certo com as perguntas certas, para passar a mensagem certa, de acordo com a necessidade específica de cada perfil de cliente (ver ilustração 2).

A gestora informa que a equipe está 42% abaixo da meta de vendas do primeiro trimestre, que terminará em duas semanas. A boa notícia é que os trimestres são recuperáveis, mas para isso, é preciso atingir no mínimo 80% de vendas estipuladas na meta inicial.

O que você faria no lugar dessa gestora?

Com base no que você já leu neste livro, como a neurociência pode ajudar nesse caso?

ILUSTRAÇÃO 1

POTENCIAL MEDTRONIC

Cliente 3 Alto Potencial Baixa Adoção	**Cliente 2** Alto Potencial Média Adoção	**Cliente 1** Alto Potencial Alta Adoção
Cliente 4 Médio Potencial Baixa Adoção	**Cliente 5** Médio Potencial Média Adoção	**Cliente 6** Médio Potencial Alta Adoção
Cliente 9 Baixo Pontencial Baixa Adoção	**Cliente 8** Baixo Potencial Média Adoção	**Cliente 7** Baixo Potencial Alta Adoção

ADOÇÃO DO USUÁRIO

ILUSTRAÇÃO 2

POTENCIAL MEDTRONIC

Hospital 3
Alto Potencial Baixa Adoção

Hospital 2
Alto Potencial Média Adoção

Hospital 1
Alto Potencial Alta Adoção

Hospital 4
Médio Potencial Baixa Adoção

Hospital 5
Médio Potencial Média Adoção

Hospital 6
Médio Potencial Alta Adoção

Hospital 9
Baixo Potencial Baixa Adoção

Hospital 8
Baixo Potencial Média Adoção

Hospital 7
Baixo Potencial Alta Adoção

ADOÇÃO DO USUÁRIO

A força do hábito

Após um treinamento de capacitação em técnica de vendas consultiva, um diretor comercial vai "a campo" com 20 vendedores, durante algumas semanas. Para diminuir a subjetividade de análise da visita aos clientes, ele avalia três competências, alinhadas ao modelo de negócio da empresa. Além disso, estabelece uma "régua de desempenho para cada competência", com os valores de 1 a 5 (1=0-30%; 2=30%-50%; 3=50%-70%; 4=70%-90%; 5=90%->100%). As competências são: planejamento estratégico, conhecimento técnico e processo de vendas.

Dentre os 20 membros da equipe, dois tiveram os maiores *scores*, com as notas 4 e 5. Outros 14 vendedores ficaram na média, com a maioria das notas 3. Por fim, 4 vendedores tiveram desempenho abaixo do esperado. Se fizermos uma conta simples, determinamos: 10% dos vendedores são performáticos; 70% são medianos e 20% ficam abaixo da média.

Nessa experiência de campo, esse diretor efetuou uma profunda análise comportamental dos performáticos e identificou alguns hábitos interessantes. Esse grupo tem um processo de vendas mais incorporado que os demais. Desempenham suas funções com foco no

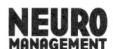

planejamento antes de cada visita. Atuam com singularidade diante de cada cliente, ou seja, colhem informações personalizadas e formulam perguntas mais elaboradas para descobrir as reais necessidades e demandas dos interlocutores. Eles também praticam uma "comunicação" mais efetiva, verbal e não verbal, constituindo relações empáticas. Com maior conhecimento técnico, podem expor os diferenciais em relação aos produtos da concorrência. No final de cada visita, em geral, fecham a venda ou geram um compromisso de experimentação.

O que mais chamou atenção do líder, no entanto, foi que esses dois funcionários têm mais hábitos saudáveis que os demais. Do que estamos falando? Sim, daquelas condutas sugeridas pela Organização Mundial da Saúde (OMS): praticam atividades físicas com frequência, alimentam-se de forma equilibrada e dormem bem. Ao mesmo tempo, mantêm-se atualizados, reciclam seus conhecimentos e são mais bem-humorados.

Como sempre digo, a performance de um cérebro profissional depende da performance de um cérebro "pessoal". Afinal, o processador é o mesmo, certo?

PERGUNTAS:

O que esse líder deve fazer para melhorar a performance dos demais?

Como a neurociência pode ajudar?

Business há 12 mil anos

Desde sempre fazemos negócios. Como dizia o banqueiro Edward D. Jones, a arte da administração é tão velha quanto a raça humana. Já era uma realidade no Paleolítico, quando o caçador que tinha abatido um auroque (o ancestral do boi) trocava uma costela por um cesto de batatas. O comércio organizado, mesmo local, tem cerca de 12 mil anos, início do tempo da pedra polida, quando resolvemos trocar a vida nômade pela prática da agricultura e a criação de animais em confinamento. O modo sedentário de ocupar o planeta se consolida por volta de 6000 a.C., quando descobrimos que podíamos fundir metais e transformá-los em utensílios. É quando, nos primeiros assentamentos, começamos também a nos dedicar à tecelagem, à cerâmica e à cestaria. Vestir-se era fundamental, mas também carregar e manter provisões. Por volta de 3400 a.C., em Uruk, atual Warka (Iraque), os sumérios resolveram acabar com a Pré-história. Como? Inventando a escrita, utilizada, sobretudo, como instrumenteo de gestão, ou seja, para documentar atividades agrícolas, oficializar contratos e estabelecer um controle financeiro primitivo dos negócios. Depois, é lógico, a invenção é aproveitada para escrever leis, definir dogmas religiosos e, como ocorre até hoje, contar as histórias dos heróis. Era o cérebro humano encontrando um meio de influenciar, educar e organizar outros cérebros humanos, distantes no espaço e também no tempo.

O chamado *Livro dos Documentos*, compilação de antigos textos chineses, apresenta, por exemplo, as ideias de *O Grande Plano*, lançadas por volta de 2200 a.C. Elas explicam como disciplina, planejamento e organização foram fundamentais na construção de um poderoso império. Em seu famoso livro *The Production of Knowledge* (2006)[71], William H. Starbuck, professor de administração criativa na Universidade de Nova Iorque, destaca o seguinte trecho:

As três virtudes são: procedimento correto, controle forte e controle brando. Adira ao procedimento correto em situações (momentos) de paz e tranquilidade; use gerenciamento forte em situações de violência e desordem; aplique gerenciamento brando em situações de harmonia e ordem.

Bem, consideradas essas datas, a Grécia dos primeiros filósofos não é tão antiga assim. E, nessa época, eles pensavam sobre tudo e sobre

---

[71] STARBUCK, William H. *The Production of Knowledge: The Challenge of Social Science.* Oxford University Press: 2006.

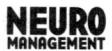

todos. Não é apenas metafísica. Por volta de 362 a.C. aparece uma obra pioneira formidável sobre assuntos administrativos, grandes e pequenos: *Oeconomicus* (Econômico). O termo une as expressõs *oikos* (casa) e *nemein* (gerenciamento). Certos filólogos acreditam que a obra é a fonte original da palavra "economia". Foi escrito por Xenofonte, que era militar, historiador e filósofo. O diálogo que abre o livro é um diálogo entre Sócrates e Critóbulo, no qual o primeiro reflete sobre o conceito de "riqueza", vinculando-o não somente a patrimônio, mas também a utilidade e bem-estar. Vincula a prosperidade a trabalho duro e moderação nos gastos. A obra da economia doméstica, de vida rural, de vida urbana, de relações interpessoais e de educação. Sócrates, que parece falar nos dias de hoje, argumenta que os bens de um homem não configuram real propriedade se ele não aprender a usá-los com diligência e sabedoria. No escrito, essa noção de conhecimento estratégico de gestão se aplica também aos negócios pessoais, aos exércitos e também aos governos.

O termo *"management"* — é importante salientar — tem origem no francês *"mesnagement"* ou *"ménagement"*, palavra associada à gestão doméstica, à criação animal e ao controle de um cavalo. A etimologia remete a dois termos facilmente reconhecíveis do latim: *manus* (mão) e *agere* (agir). Para já completar o serviço de explanação etimológica, "neuro" vem do grego *"neuron"*, termo utilizado para nomear a base do sistema nervoso. No nosso caso, referimo-nos a todo o processamento sensorial e cognitivo constituído no complexo encefálico.

A gestão, como conceito abrangente, consiste na administração articulada de um empreendimento pessoal, negócio, entidade, organização ou estrutura pública, ou seja, na mobilização planejada e controlada de recursos humanos e materiais para um fim específico, que pode ser a produção agropecuária, a fabricação de objetos ou a oferta de serviços. Essa atividade facultativamente busca o lucro financeiro. Nos tempos antigos (e também nos atuais), um empreendimento rural, por exemplo, pode apenas visar à produção de alimentos e bens básicos de subsistência. Ainda que essas culturas não foquem na lucratividade, também necessitam dos rudimentos da boa gestão. É preciso conhecer o solo, as condições climáticas, as espécies adaptadas a cada bioma, ao mesmo tempo em que é necessário que cada membro da família ou comunidade cumpra suas funções rotineiras, como irrigar lavouras, realizar colheitas, estocar grãos e cuidar dos animais.

É certo que, evolutivamente, a gestão estabeleceu um padrão de disciplina, modernamente científico, para todos os esforços humanos responsáveis pelo avanço civilizatório. É, portanto, a expressão máxima, objetiva e material da capacidade do cérebro humano em reorganizar o ambiente externo em seu próprio interesse, em ações coordenadas e integradas que geram benefício para os semelhantes e também para outros seres vivos.

Nos últimos séculos, construiu-se uma vasta literatura baseada na observação teórica e na experiência empírica da produção coletiva organizada, marcada por diferentes tipos de contribuição. O frade franciscano italiano Luca Bartolomeo de Pacioli, por exemplo, tornou-se o pai da contabilidade moderna em razão de livro *Summa de Arithmetica, Geometria, Proportioni et Proportionalitá*[72], em que descreve o método das "partidas dobradas". Sua premissa é de que o resultado das operações de um negócio deve ser avaliado a partir de duas aferições correspondentes, de débitos e créditos. Até hoje, essa é a base do sistema de escritura de transações financeiras nas empresas e outras organizações.

Em 1776, em *A Riqueza das Nações*[73], Adam Smith tratou de explicar que a produtividade não depende, necessariamente, da quantidade de trabalho individual, mas da forma como se organiza o processo fabril. Refere-se à destreza no ofício e redução na troca de contexto. Mostrou, portanto, os ganhos da divisão do trabalho. Ele ilustra sua tese com o famoso exemplo da fábrica de alfinetes. Nela, um trabalhador não treinado e sem conhecimento da utilização das máquinas pode não ser

---

[72] PACIOLI, Luca. *Summa de Arithmetica geometria proportioni : et proportionalita*. Paganino de Paganini, 1523.

[73] SMITH, Adam. *A Riqueza das Nações*. Lebooks Editora, 2020.

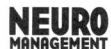

capaz de atravessar um dia sem terminar uma única peça. A divisão setorial, porém, altera esse panorama. Ele cita uma pequena manufatura, bem gerida, em que dez empregados produzem mais de 48 mil alfinetes por dia. Um desenrola o arame, outro o endireita, um terceiro o corta, um quarto faz as pontas e outros confeccionam e colocam a cabeça do produto. "Se, porém, tivessem trabalhado independentemente um do outro, e sem que nenhum deles tivesse sido treinado para esse ramo de atividade, certamente cada um deles não teria conseguido fabricar 20 alfinetes por dia, e talvez nem mesmo um", conclui o filósofo.

O raciocínio sobre a gestão exige inúmeras habilidades cognitivas. E podemos ilustrar essa afirmação por meio do interessante estudo *Brain Activation during Addition and Subtraction Tasks In-Noise and In-Quiet*[74], liderado por Aini Ismafairus Abd Hamid. A equipe realizou um rastreamento por ressonância magnética funcional (fMRI) para investigar as respostas neurais a problemas aritméticos apresentados em diferentes circunstâncias, de silêncio ou de ruído. As observações gerais, no entanto, me parecem especialmente relevantes. O grupo atesta que a resolução de problemas incorpora vários processos e estratégias cognitivas, com três operações mentais: armazenamento de informações, organização de dados e controle executivo. As áreas do lobo frontal estão envolvidas na recordação do conhecimento numérico e na memória de trabalho. Notou-se também que as áreas do lobo parietal são particularmente importantes para representar e manipular informações quantitativas. Nessa área, o cálculo ativa áreas como o sulco intraparietal, o giro angular e o giro supramarginal, inclusive em pensamentos associados à multiplicação. É claro, portanto, que o esperto e atilado pensador mobilizou essas áreas de seu cérebro para construir sua teoria.

Outro grande pensador do liberalismo clássico foi o inglês John Stuart Mill. Ele defendia a economia de mercado. Sua principal objeção

---

[74] HAMID, Aini Ismafairus Abd et al. *Brain Activation during Addition and Subtraction Tasks In-Noise and In-Quiet*. Malays J Med Sci, 2011. https://www.ncbi.nlm.nih.gov/pmc/articles/PMC3216211/#:~:text=For%20the%20inferior%20parietal%20lobe,the%20left%20IPL%20was%20activated. Acesso em 25/09/2023.

ao marxismo era o que ele via como destruição da competição. Era um igualitário, mas defendia a ênfase na igualdade de oportunidades e na meritocracia. Segundo ele, um mundo mais justo dependia da oferta de educação básica para todos. Ao desenvolver seu pensamento, ele chegou à conclusão de que o capital das empresas do futuro deveria estar distribuído entre os trabalhadores, e que estes deveriam eleger e destituir os gestores da unidade produtiva. Citado ainda hoje por políticos do espectro conservador, Mill era, sob vários pontos de vista, um progressista. Em sua visão, toda mulher de sua época estava submetida a um regime análogo ao da escravidão. Feminista "das antigas", afirmava que a "subordinação legal de um sexo ao outro" era um dos maiores obstáculos ao aperfeiçoamento humano. Advogava que esse modelo deveria ser substituído por outro, em que prevalecesse a perfeita igualdade.

BURROS E ELEFANTES

Mas, vamos lá: o que acontecia dentro da cabeça de Mill? Em 2020, na fase mais brava do isolamento, Lydia Denworth, colaboradora da *Scientific American* e autora do celebrado *Friendship: The Evolution, Biology and Extraordinary Power of Life's Fundamental Bond*[75], escreveu um interessante artigo sobre as diferenças neurológicas entre conservadores e progressistas[76]. E começou citando o famoso debate entre o pensador William F. Buckley Jr. e o escritor Gore Vidal. A ideia é que os dois representantes de elites intelectuais opostas mostrassem aos norte-americanos que as questões políticas podiam ser discutidas de maneira civilizada. Ao contrário do esperado, em pouco tempo, os dois começaram a se xingar. Depois, um processou o outro por difamação.

---

[75] DENWORTH, Lydia. Friendship: *The Evolution, Biology, and Extraordinary Power of Life's Fundamental Bond*. W.W. Norton & Company, 2020.

[76] DENWORTH, Lydia. *Conservative and Liberal Brains Might Have Some Real Differences*. Scientific American, 2020.

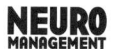

Lydia cita o excelente (e perturbador) livro *Predisposed*[77], de John Hibbing, Kevin Smith e John Alford, no qual se afirma que as diferenças entre conservadores e progressistas podem ser intransponíveis, pois estariam enraizadas em características de personalidade e predisposições biológicas. A pesquisa que deu origem à obra também recorreu à ressonância magnética. Nos conservadores, a amígdala, que processa emoções e avalia ameaças, é maior. Nos progressistas, tende a ser maior o volume celular neural no córtex cingulado anterior, que ajuda a detectar erros e solucionar conflitos.

No estudo liderado por Ingrid Haas, da Universidade de Nebraska-Lincoln, 58 pessoas foram submetidas a um escâner cerebral. E, diante de informações incongruentes ou incoerências políticas, os cientistas viram novamente uma ativação maior no córtex cingulado e na ínsula, áreas envolvidas em auxiliar as pessoas a formar conceitos e pensar sobre suas atitudes. Essa ativação, que representava um incômodo racional, tendia a ser maior nos "burros", numa referência aos eleitores do Partido Democrata, do que nos "elefantes", se pensamos nos republicanos.

A neurocientista Hannah Nam, da Stony Brook University, e seus colegas trilharam os mesmos caminhos neurais. Segundo ela, o volume de massa cinzenta na amígdala está ligado à tendência de perceber o sistema social como legítimo e desejável[78]. "Essa preferência está relacionada a predisposições neurobiológicas básicas", diz Nam. Sua equipe monitorou voluntários por três anos e descobriu que a varredura cerebral podia prever o grau de adesão a protestos políticos. O maior volume da amígdala indicava menor probabilidade de participação nesses eventos.

---

[77] HIBBING, John R.; SMITH Kevin; ALFORD, John. *Predisposed: Liberals, and the Biology of Political Differences*. Routledge, Setembro, 2013.

[78] NAM, Hannah et al. Political Neuroscience: The Beginning of a Beautiful Friendship. Political Psychology, Vol. 35, Supplement 1, 2014. https://www.jstor.org/stable/43783787. Acesso em 25/09/2023.

Há muitas áreas em cinza nas concepções políticas, de modo que a ressonância magnética mostra apenas algumas tendências. Há progressistas católicos contra o aborto. E há conservadores que abominam a discriminação conra os LGBTQIA+. Há ativistas ambientais e sindicalistas que se pautam pelo machismo e pela misoginia. Assim como há "cidadãos de bem" metidos com lenocínio e pedofilia. Nada é preto no branco. E o voto neste ou naquele partido não define caráter ou capacidade intelectual.

A ideia de fidelidade a um partido ou ideologia, no entanto, pode construir uma rede neural trapaceira na mente das pessoas. Em 2013, o ótimo estudo *"False Memories of Fabricated Political Events"*[79], liderado por Steven Frenda, do departamento de psicologia da Universidade da Califórnia, mostrou que o conservadores eram mais propensos a se lembrar, de forma equivocada, de Barack Obama apertando a mão do presidente do Irã. E os progressistas, erroneamente, tinham lembranças de George W. Bush permanecendo em férias após o desastre provocado pelo furacão Katrina. A tensão entre identidade (valores e ideologia) e precisão (distinguir a verdade) envolve uma região chamada córtex orbitofrontal, que cruza informações novas e crenças já estabelecidas. Fica, então, a pergunta: quais áreas eram acionadas em um cérebro tão formidável e complexo como o de John Stuart Mill? Pena que ele não esteja mais por aqui, para contribuir com os estudos do mapeamento do cérebro.

O pensamento da gestão reuniu muitos outros cérebros privilegiados. Inclui, por exemplo, os inovadores, como James Watt, que desenvolveu a máquina a vapor; Matthew Boulton, engenheiro que as instalou em inúmeras fábricas; e Eli Whitney, inventor da descaroçadora de algodão e precursor da linha de montagem industrial.

[79] FRENDA, S. J. et al. *False Memories of Fabricated Political Events*. Journal of Experimental Social Psychology, 49 (2), 2013. https://www.sciencedirect.com/science/article/abs/pii/S002210311200217X?via%3Dihub . Acesso em 25/09/2023.

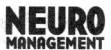

O gerenciamento moderno brota no interior de algumas mentes brilhantes do século XIX. O francês Jules Henri Fayol, por exemplo, desenvolveu um conjunto de métodos de administração e definiu as cinco principais funções dos gestores, resumidas na sigla POCCC: planejar, organizar, comandar, coordenar e controlar. Ele também definiu 14 princípios que considerava fundamentais a uma gestão eficaz, muitos deles ainda fundamentais ao sucesso corporativo. Destaco alguns, como reter talentos, estimular a iniciativa e criar um espírito de equipe, com destinos interligados.

A Segunda Revolução Industrial foi turbinada pela chamada Administração Científica, criada pelo engenheiro norte-americano Frederick Winslow Taylor, cujo principal interesse era aprimorar a operação industrial e aumentar a produtividade. É visto, muitas vezes, como um vilão capitalista, o cérebro por trás dos capatazes do chão de fábrica. Uma revisita à história, no entanto, pode desfazer essa ideia. Sua mãe, uma educadora dedicada, era uma empenhada ativista na luta contra a escravidão, delegada na World's Anti-Slavery Convention, de Londres, em 1840. Era também uma sufragista apaixonada e lutava pelos direitos das mulheres. Taylor dizia buscar maior produtividade, menores custos, maior lucratividade e, por conseguinte, salários mais elevados para todos. Para atingir esse objetivo, constituiu processos com tarefas rotinizadas, sequências rígidas e tempo cronometrado. Ao lidar com seus parceiros, sugeria um sistema de pagamentos que premiasse o esforço dos funcionários.

O "taylorismo" foi inicialmente aplicado na Midvale Steel Company, na Filadélfia, na Pensilvânia, uma empresa que operava na fundição, forjamento e usinagem de aço, produzindo peças para os setores de armamentos, máquinas industriais e refinarias de petróleo. Taylor estudava minuciosamente cada processo industrial, a fim de desenvolver o procedimento mais rápido, simples e eficiente. Suas ideias foram significativas para a produção em massa de bens e para a expansão do capitalismo industrial. Seus métodos, no entanto, foram fortemente contestados por trabalhadores e até mesmo por outros pensadores da gestão. Sua obsessão pela eficiência gerava também estresse, alienação, desinteresse e fadiga mental. Em muitas fábricas, os métodos foram utilizados de forma mecanicista, autoritária e desumanizante, inclusive no Brasil. O drama da atividade laboral desgastante e repetitiva, baseada no taylorismo e no fordismo, é denunciado pelo ator e diretor Charles Chaplin, o Carlitos, em seu filme *Tempos Modernos*, de 1936.

Na metade do século passado, os gestores japoneses fizeram uma releitura de Taylor, ao desenvolver o Sistema Toyota de Produção (STP), popularmente conhecido como toyotismo. Taiichi Ohno e Eiji Toyoda pensavam em métodos para recuperar o tempo e os recursos perdidos durante a 2ª Guerra Mundial. Optaram por um modelo de planejamento e controle capaz de reduzir o desperdício e aumentar a eficiência. Entre 1948 e 1975, trabalharam duro para converter o novo paradigma laboral em fonte de aprimoramento permanente. O padrão *just-in-time* já existia desde o século XIX, mas os nipônicos o elevaram a outro nível. Se havia recursos escassos e a necessidade de estabelecer preços competitivos, a ordem era acionar as máquinas somente quando necessário. A ideia era dar atenção máxima ao movimento de vendas, de forma a fabricar em pequenos lotes e nunca ter estoques abarrotados. Não se produzia uma alavanca de freio ou odômetro se não fosse para equipar um veículo na linha de montagem. Esse carro, pouco depois, estaria numa concessionária ou na garagem de um cliente.

No toyotismo e nos modelos de produção que o sucederam, os empregados não são sujeitos passivos do engenho fabril. São também protagonistas. Têm como missão detectar problemas, gerar soluções e compartilhar esse *know-how* com os colegas e com os supervisores. Qualquer novo conhecimento é agregado à literatura interna de boas práticas. A chave do sucesso, portanto, é a autoeducação permanente focada no aperfeiçoamento de processos. De certa forma, os cérebros japoneses foram, desde sempre, treinados para funcionar assim, com base na disciplina, no método, no saber coletivo e no aproveitamento racional dos recursos. E isso serve, tradicionalmente, a inúmeras outras atividades. Quem assistiu à aclamada série *Makanai: Cozinhando para a Casa Maiko*, do diretor Hirokazu Kore-eda, percebeu de que modo se expressa esse ethos japonês, no rigor educativo das moças e também na gestão das casas das aprendizes.

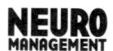

Para fechar essa introdução de grandes matrizes, gostaria de citar Peter Drucker, considerado o pai da gestão moderna. Antes dele, a ideia de administração estava focada em meios, máquinas e métodos, visando à manufatura em larga escala. O pensador austríaco voltou sua atenção para os processos que ocorriam na cabeça das pessoas, focalizando-os a partir de diversas matrizes científicas, transitando da psicologia à história, da antropologia à filosofia. Muitos dos leitores já devem estar familiarizados com essas lições, mas peço licença para destacar algumas questões relevantes para o *neuromanagement*.

Em *Conceito da Corporação*[80], de 1946, resultado de uma detalhada análise da General Motors, Drucker assume um papel disruptivo no teatro das transformações sociais em curso. A 2ª Guerra Mundial havia terminado e intelectuais das mais diversas vertentes ideológicas pugnavam pelo fim de modelos centralistas e autoritários. O livro faz um elogio à GM, mas sugere uma série de mudanças nas relações com parceiros, fornecedores, revendedores, clientes e funcionários. Segundo ele, os colaboradores não representavam custos, mas os ativos de maior valor em qualquer companhia. Ao mesmo tempo, sugeriu uma descentralização no negócio, de modo a incrementar a autonomia de cada divisão. Os chefões da empresa, evidentemente, não ficaram satisfeitos com a análise. Essas ideias, aliás, se casaram muito bem com as propostas dos jovens empreendedores do Japão, empenhados em compatibilizar tradição e inovação. Até hoje, aliás, ele é muito popular no país.

Drucker estimulou o "abandono planejado" de projetos em curso de obsolescência. Ao mesmo tempo, exaltou o gerenciamento por objetivos, o senso de comunidade e a atividade do chamado Terceiro Setor, ou seja, de entidades sem fins lucrativos, que considerava fundamentais ao bem-estar geral. Uma empresa moderna deveria ser gerida como um organismo vivo. Seguindo essa convicção, valorizou mais o cérebro do que a mão do trabalhador. Para ele, os funcionários deveriam ser sujeitos ativos e não passivos nas organizações. Se o taylorismo-fordismo avaliava os colaboradores pela

---

[80] DRUCKER, Peter. *Concept of the Corporation*. 1st Edition. Routledge, 1993.

destreza do movimento, a filosofia de Drucker via como virtude a qualidade do pensamento. Mais de uma vez, ele alertou, com exemplos, que a causa de todo fracasso é o agir sem pensar. Nesse contexto, os gestores teriam a função primordial de criar condições para o desenvolvimento integral de pessoas, mobilizando-as para o processo de inovação permanente.

Além de Drucker, outras figuras contribuíram decisivamente para o desenvolvimento da ciência da gestão, como Alfred DuPont Chandler Jr., professor de história dos negócios na Harvard Business School e na Johns Hopkins University. É dele uma ideia que valoriza e justifica todos os esforços no campo do *neuromanagement*: "A mente do homem cresce e se expande no exercício de responsabilidades". Em seus cursos, ele salientava a importância da capacitação organizacional e do aprendizado contínuo. Essa visão estruturada do poder do pensamento na gestão se desenvolveu também pelos estudos e escritos de Igor Ansoff, Rosabeth Moss Kanter, Henry Mintzberg, Michael Porter, Peter Senge, Tom Peters, Linda Hill, Jim Collins e Clayton M. Christensen. O que eles têm em comum? A visão de que o destino de uma empresa depende das mentes que a governam. Quando elas decifram o ambiente, percebem demandas (explícitas ou latentes) e mobilizam pessoas, constituem caminhos sólidos para o desenvolvimento organizacional. Ao contrário, quando se prendem às antigas regras prontas, à repetição e ao conformismo, patrocinam a obsolescência e pavimentam as trilhas da espiral descendente. Nesse contexto, gerir equivale a compreender e melhorar os processos de percepção, cognição e execução das pessoas que realizam a mudança. Jack Welch, que foi CEO da General Electric e um pensador prolífico, tratou do assunto com entusiasmo e vigor. Ele pronunciou frases que nos ajudam a tomar consciência do desafio. Recordo quatro delas:

— *"Se você não está confuso, você não sabe o que está acontecendo."* (Sua inspiração foi o alerta do engenheiro espacial Edward Aloysius Murphy, aquele da famosa Lei de Murphy: "Se você não está confuso, é porque não está prestando atenção.")

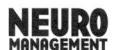

— *"Mude antes que você precise."*

— *"Algumas pessoas têm ideias melhores; algumas são mais inteligentes ou mais experientes ou mais criativas. Mas todos devem ser ouvidos e respeitados."* (Esse pensamento está no capítulo "Todos os Cérebros no Jogo", de seu livro *Winning [Vencer]*[81], de 2005. Segundo Welch, uma das atribuições do bom CEO é gerar sinergias mentais. O desafio seguinte é separar as melhores soluções e partilhá-las com o resto da equipe.)

O cérebro de fora

Há, no entanto, outra vertente desse fenômeno que precisa ser esmiuçada. Trata-se da ousada aventura do cérebro humano em reproduzir-se no ambiente externo. Sim, porque a computação nada mais é do que emulação dirigida de nossas competências cognitivas.

Talvez o mais antigo engenho dessa natureza seja o Engenho de Anticítera, datado de 87 a.C., encontrado em 1901, no fundo do mar, nos restos de um naufrágio na costa da Grécia. Demorou 56 anos para que um cientista descobrisse a funcionalidade do aparelho. Era, pois, um computador analógico, mecânico, que servia como calendário e marcador de eventos astronômicos, do passado e do futuro. Uma tomografia digital mostrou que era muito complexo. Podia indicar o movimento dos planetas, prever eclipses, determinar períodos propícios à semeadura e colheita, mostrar as datas dos jogos pan-helênicos e, por último, servir como instrumento de localização para navegadores.

No início do século XIX, o engenheiro mecânico Charles Babbage inventou o primeiro computador programável, também mecânico, destinado ao cálculo matemático, à predição de eventos astronômicos e à navegação. Os alemães chegaram a desenvolver computadores eletrônicos no início da década de 1940, mas a primeira máquina complexa, versátil,

[81] WELCH, Jack. *Winning*. 1st Edition. Harper Business, 2013.

programável e concebida no padrão Turing completo (compatibilidade para emulação algorítmica em outros equipamentos) foi o Electronic Numerical Integrator and Computer (ENIAC), cuja construção foi finalizada em 1945, na escola de engenharia elétrica da Universidade da Pensilvânia. O trabalho de desenvolvimento foi liderado pelos professores John Mauchly e J. Presper Eckert. Pouca gente sabe que o ENIAC era possivelmente muito inculto, algo como uma cabeça de vento. E quem programou o vovô dos atuais *laptops* e *smartphones* foi um formidável time de mulheres, formado por Kay McNulty, Betty Jennings , Betty Snyder , Marlyn Meltzer , Frances Bilas e Ruth Lichterman. Essa referência é importante, pois já tratamos das diferenças entre os cérebros de homens e mulheres. E algumas pesquisas indicaram maior probabilidade de que elas desenvolvam habilidades matemáticas. As "professoras" do ENIAC mostraram que essa inclinação não compõe regra. E o mesmo fizeram Katherine Johnson, Dorothy Vaughn e Mary Jackson, três geniais matemáticas negras que ajudaram a alavancar o programa espacial norte-americano e a levar o homem até a Lua.

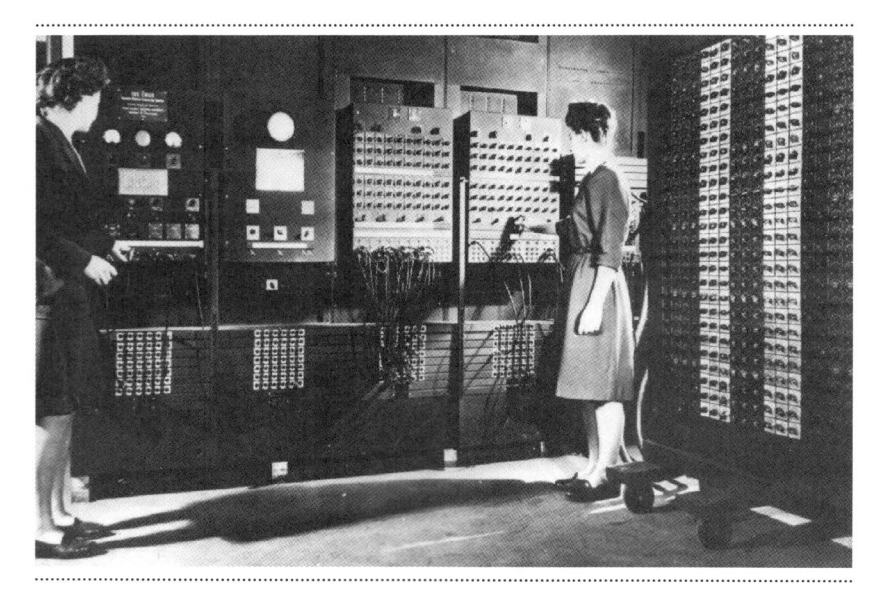

Programadoras do ENIAC. Crédito: U.S. Army.

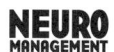

No meio da década de 1970, no entanto, ocorre uma nova revolução, que foi a miniaturização do computador e o desenvolvimento de versões para o uso das pessoas comuns. Em 1975, em parceria com Paul Allen, o jovem Bill Gates, então com 19 anos, funda a Microsoft e lança o interpretador BASIC para o Altair 8800. Dez anos depois, a empresa lançaria o Windows, o sistema operacional que facilitaria tremendamente o uso dos cérebros eletrônicos.

Em 1976, na Califórnia, foi fundada a Apple, por Steve Wozniak, Steve Jobs e Ronald Wayne, e passou a produzir um computador pessoal com uma placa de circuito impresso totalmente montada. Foi um dos primeiros aparelhos do gênero e aquele que mais rapidamente evoluiu para uma máquina completa e operável por não técnicos. O cérebro de Jobs, por sua vez, moldou o cérebro cibernético do mundo atual. Sempre visionário, trabalhou para tornar intuitiva a relação entre homem e máquina. Além do uso *friendly* da tecnologia, apostou na convergência digital, ou seja, na integração de sistemas e serviços nos mesmos meios físicos. Esse pensamento permite que você, no dia de hoje, carregue no bolso um aparelhinho que "pensa" mais e melhor do que o monstruoso ENIAC, que pesava 30 toneladas e ocupava uma área de 180 metros quadrados. Gates e Jobs são para a revolução digital o que Henry Ford foi para a indústria automobilística. Tornaram popular aquilo que antes era reservado às elites econômicas.

O advento da computação doméstica e pessoal é, provavelmente, o maior triunfo instrumental do cérebro humano. Ele deixou a cabeça das pessoas e penetrou no mundo das coisas físicas, no telefone, no automóvel e na máquina de lavar. Ao mesmo tempo, por meio da web, projetou-se em novas formas de diversão, namoro e difusão de conhecimento. Na aurora deste século, os mercados globalizados experimentaram o forte impacto sísmico das novas formas de capacitar, fazer, propagandear, comunicar e vender. Novos serviços, disruptivos, surgiram de experiências de garagem. E parcerias antes inimagináveis começaram a movimentar o mundo dos negócios. Vencidas as limitações da distância, um canadense, um argentino e um indiano puderam somar esforços, por exemplo, para desenvolver um novo *videogame*. Conhecimento puro e abstrato pôde ser monetizado, por meio de cursos, obras artísticas ou compilações catalogadas de bens culturais.

A revolução digital recriou, portanto, sobre o planeta, uma verdadeira rede neuronal, permitindo que diálogos de alto nível integrassem as mais diferentes culturas. Essa condução sináptica entre pessoas se deu, primeiramente, pelas redes sociais, como a pioneira SixDegrees, criada em 1997, por Andrew Weinreich. Os *chats* se espalharam pelos portais de notícias e serviços. Na virada do milênio, no Brasil, já eram celebrados casamentos de pessoas que haviam se conhecido, por exemplo, nas famosas salas de bate-papo do portal UOL. O Orkut revelou afinidades e diferenças entre milhões de pessoas, que se tornaram amigas ou inimigas sem que precisassem recorrer a um único encontro presencial. Depois disso, o Myspace, o LinkedIn, o Facebook, o Instagram, o Youtube e o X (antigo Twitter) viraram as sedes do pensamento compartilhado de boa parte da população mundial.

Ao mesmo tempo, as grandes coleções da cultura deixaram de ser privilégio dos ricaços excêntricos. Antigamente, você podia se gabar de uma prateleira com 500 discos de vinil ou 700 CDs. O sueco Daniel Ek tinha apenas 25 anos quando, em 2008, criou o Spotify, e logo tornou obsoleto esse tipo de acervo. Em 2023, a plataforma disponibilizava 100 milhões de músicas e 5 milhões de *podcasts*. Algo parecido ocorreu com o setor de filmes. Se você tem mais ou menos a minha idade, sabe como era antigamente. Ficávamos ansiosos, aguardando que a TV passasse uma reprise de *Guerra nas Estrelas*, *ET, o Extraterrestre* ou *Indiana Jones*. E era assim também com quem, no fim dos anos 1990, alugava ou comprava DVDs da Netflix pelo correio. Em 2007, a empresa lançou seu serviço de *streaming*. Cinco anos depois, estreou *Lilyhammer*, a primeira de suas séries originais. A grande sacada é que todo o conteúdo pode ser exibido sob demanda, a qualquer hora do dia ou da noite. Para quem segurava o xixi para não perder uma cena de *Curtindo a Vida Adoidado*, parece estranha

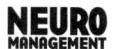

a possibilidade de escolher, pelo controle remoto, o desenvolvimento do roteiro de *Bandersnatch*, da série *Black Mirror*.

Como diz o alemão Klaus Schwab, engenheiro e economista, fundador do Fórum Econômico Mundial:

> Estamos a bordo de uma revolução tecnológica que transformará fundamentalmente a forma como vivemos, trabalhamos e nos relacionamos. Em sua escala, alcance e complexidade, a transformação será diferente de qualquer coisa que o ser humano tenha experimentado antes.

As novas ferramentas

Se o cérebro emulou-se numa rede física em permanente expansão, também é certo que desenvolveu uma série de ferramentas para ajudar na metamorfose dos processos de gestão. Gostaria de destacar algumas delas: OKR, BSC, Canvas BMG, Kaizen, SixSigma, Lean, Project Canvas, Design Thinking, Scrum, PDCA, IA, VR e Gamification.

OKR (Objectives and Key Results) — Esse método foi desenvolvido por Andrew Growe, na Intel, na década de 1970, e popularizado pelo Google nas últimas décadas. Consiste no estabelecimento de uma meta concreta e significativa e na constituição de critérios para alcançar e avaliar os resultados. Ajuda as empresas a manterem o foco no que realmente importa e a definir prioridades em cada missão. Incentiva a transparência, a colaboração e a corresponsabilização. É uma prática de gestão que qualifica o desempenho, aumenta a produtividade e alinha os membros da equipe na conclusão de tarefas.

BSC (Balanced Scorecard) — Trata-se de um método de gestão estratégica desenvolvido por Robert Kaplan e David Norton no início dos anos 1990. Permite que as empresas definam e acompanhem seus objetivos por meio da definição de indicadores de desempenho alinhados com a missão, visão e valores da organização. Baseia-se em quatro perspectivas principais: finanças, clientes, processos internos e aprendizado para o crescimento. Além disso, permite que as organizações tenham uma visão holística de seu desempenho, identificando áreas de melhoria e oportunidades de crescimento. O processo de definição dos objetivos e resultados-chave envolve a participação dos membros da equipe, que estabelecem metas ambiciosas, mas realizáveis, e determinam as ações específicas que devem ser tomadas para alcançá-las. Os objetivos são frequentemente estabelecidos em ciclos trimestrais e revisados periodicamente para garantir que estejam alinhados com as prioridades da empresa.

BMG (Business Model Generation) — Método inovador de planejamento, organização e gerenciamento estratégico. Foi desenvolvido por Alexander Osterwalder e Yves Pigneur no livro *Business Model Generation: A Handbook for Visionaries, Game Changers, and Challengers*. Utiliza um canva, ou mapa, para demonstrar e esquematizar o modelo de negócio de uma empresa. É composto por nove blocos: proposta de valor, segmentos de clientes, canais de distribuição, relacionamento com clientes, atividades-chave, recursos principais, parcerias principais, fontes de receita e estrutura de custos. Permite que os gestores compreendam como a empresa cria, entrega e captura valor. Mostra a companhia como um organismo, em que o sucesso depende de um funcionamento harmônico e cooperativo. É uma ferramenta flexível e adaptável, que pode ser utilizada por empreendimentos de todos os tamanhos, em diferentes ciclos de desenvolvimento. É especialmente útil para *startups* e empresas que iniciam negócios disruptivos e inovadores.

Kaizen — É uma filosofia japonesa de gestão que busca a melhoria contínua em todos os aspectos de um negócio, incluindo processos, produtos, serviços, atendimento ao cliente e cultura organizacional. Popularizada por empresas como a Toyota, procura engajar todos os funcionários,

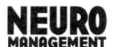

independentemente do nível hierárquico, em ações de aprimoramento. Tem como base a ideia de que pequenas melhorias diárias graduais resultam em grandes mudanças. Envolve a identificação de problemas, a busca de soluções e a verificação dos resultados. O processo é repetido continuamente, de modo que a empresa pode identificar suas prioridades em cada momento. O objetivo final é reduzir custos, eliminar o desperdício, aumentar a qualidade dos produtos, dinamizar processos e atender às demandas do cliente. Na busca por inovação, também favorece a descoberta de novas oportunidades de negócio.

Six Sigma — É um método de gestão de qualidade desenvolvido nos anos 1980, na Motorola, composto de um conjunto de técnicas destinadas a identificar e eliminar falhas nos processos corporativos. Concentra-se em cinco etapas, representadas pela sigla DMAIC: definir, medir, analisar, melhorar (*improve*, em inglês) e controlar. Os objetivos são reduzir custos, aumentar a eficiência, elevar a qualidade de produtos e serviços e gerar satisfação para o cliente. Investe, portanto, na melhoria contínua e incentiva a busca por novas oportunidades de negócios.

Lean — Método de gestão que se concentra na eliminação de desperdícios e na maximização do valor para o cliente. Também conhecido como *Lean Manufacturing* ou *Lean Thinking*, foi desenvolvido pela Toyota, na década de 1950. Baseia-se em cinco princípios fundamentais: definir o que é relevante para o público-alvo, mapear o fluxo de valor, eliminar o desperdício, produzir apenas o necessário (sistema puxado) e buscar o aperfeiçoamento contínuo. Permite que as empresas sejam mais ágeis e responsivas às mudanças no mercado.

Project Canvas — Ferramenta visual que permite a elaboração de projetos claros, objetivos e concisos. Identifica lacunas e problemas potenciais antes que o projeto seja iniciado. Também ajuda a garantir que todos na equipe estejam alinhados em relação às metas do projeto e entendam seus papéis e responsabilidades.

Em 2012, tive a oportunidade de fazer uma certificação pela FGV na metodologia do Canvas BMG, do livro *Business Model Generation*. É uma extensão do *Business Model Canvas*, com nove elementos, detalhados abaixo.

1. Proposta de Valor — Descreve o que a empresa oferece aos seus clientes e como esse produto ou serviço resolve um problema ou atende a uma necessidade específica. É o coração do modelo de negócios.

2. Segmentos de Clientes — Descreve os diferentes grupos de clientes que a empresa atende. Essa identificação ajuda a personalizar a proposta de valor e a desenvolver estratégias de *marketing* mais eficientes.

3. Canais de Distribuição — Descreve como a empresa entrega sua proposta de valor aos clientes. Inclui canais de *marketing*, vendas, distribuição e comunicação.

4. Relacionamento com o Cliente — Descreve o tipo de relacionamento que a empresa tem com seus clientes. Pode ser pessoal, via uma loja física, ou totalmente automatizado, por meio de um aplicativo de *smartphone*.

5. Fontes de Receita — Descreve as principais fontes de receita da empresa, como vendas diretas, assinaturas e publicidade.

6. Recursos Principais — Descreve os recursos físicos, humanos e financeiros que a empresa precisa para fornecer sua proposta de valor. Inclui infraestrutura, equipamentos, tecnologia e pessoal.

7. Atividades Principais — Descreve as atividades-chave que a empresa precisa realizar para entregar sua proposta de valor. Inclui produção, *marketing*, vendas, atendimento ao cliente e pesquisa e desenvolvimento.

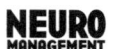

8. Parcerias Principais — Descreve as parcerias e alianças que a empresa forma com outras empresas para fornecer sua proposta de valor. Este bloco pode incluir fornecedores, parceiros de distribuição ou empresas complementares.

9. Estrutura de Custos — Descreve os custos associados ao desenvolvimento e operação do modelo de negócios. Inclui custos fixos e variáveis, como materiais, mão de obra, aluguel, publicidade, entre outros.

Cada bloco é importante e interdependente, e todos devem ser levados em consideração ao se criar um modelo de negócios.

Em várias empresas, realizei um teste de congruência. Depois de explicar o modelo do canvas, pedia para que os representantes de cada departamento, em grupos de quatro ou cinco colaboradores, preenchessem cada um dos nove blocos. O resultado foi sempre o mesmo. Pessoas da mesma companhia, com o mesmo propósito e os mesmos clientes produziam descrições completamente distintas. Dessa experiência, brotaram algumas dúvidas. Será que a proposta de valor está sendo entregue de maneira adequada? Será que temos um grave problema de desalinhamento interno? Há falhas gritantes na comunicação? As lideranças estão falhando na missão de definir metas comuns para os colaboradores? Buscar respostas para o canvas, portanto, pode revelar descompassos e dissonâncias. Ao mesmo tempo, pode oferecer pistas de como reestruturar os pilares de organização do empreendimento.

Design Thinking — Método que utiliza técnicas de *design* para, de forma criativa e inovadora, solucionar problemas em processos de planejamento e gestão. Baseia-se em cinco etapas: empatia, definição, ideação, prototipagem e teste. Tem foco nas necessidades do usuário e encoraja a livre geração de ideias. Também é útil para enfrentar grandes problemas, ao desmembrá-los em questões menores, menos complexas. Em minhas aulas na Santa Casa, sugiro aos alunos que o utilizem em atividades ambulatoriais, mapeando toda a jornada do paciente.

Scrum (alinhamento) — É um *framework* ágil de gerenciamento de projetos, usado para desenvolver produtos complexos. É baseado em um processo iterativo (repetitivo) e incremental que enfatiza a colaboração, a transparência e a adaptação a mudanças. Tem três protagonistas: o Product Owner, o Scrum Master e a equipe de desenvolvimento. Ajuda a garantir que o trabalho seja entregue em intervalos regulares e gere valor para o cliente com mais frequência. Induz o grupo a adaptar-se rapidamente às mudanças e reconhecer as oportunidades de mercado.

PDCA (Plan-Do-Check-Act) — Foi criado por Walter A. Shewhart na década de 1920 e popularizado por William Edwards Deming, nos anos 1950. É uma abordagem iterativa que visa a melhorar continuamente os processos e produtos de uma organização. Compõe-se de quatro etapas: planejar, fazer, checar e agir. É uma ferramenta importante para a melhoria contínua de processos e produtos, ajudando a organização a identificar problemas, desenvolver soluções eficazes e implementar melhorias duradouras.

IA (Inteligência Artificial) — É um ramo da ciência da computação que se dedica a desenvolver algoritmos e sistemas capazes de simular a inteligência humana, como o raciocínio, a percepção, a aprendizagem e a tomada de decisão. Suas principais áreas de desenvolvimento são: aprendizado de máquina, processamento de linguagem natural, robótica e automação e aprendizado profundo (uso de redes neurais artificiais para a realização de tarefas de alta complexidade). Tem sido aplicada a diferentes áreas da gestão, como finanças, *marketing*, logística e vendas. Empresas e organizações que desejam se manter competitivas devem estar atentas a essas iniciativas de inovação tecnológica.

VR (Realidade Virtual) — Por meio de um fone de ouvido ou óculos, permite que o usuário experimente uma realidade simulada e interaja com objetos e elementos emulados em um espaço tridimensional. Tem sido integrada a outras tecnologias, como a IA e a Internet das Coisas (IoT), para criar experiências personalizadas e imersivas. Serve como

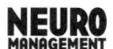

ferramenta de treinamento para criar experiências práticas e realistas. É largamente utilizada em jogos e entretenimento. Atualmente, é empregada também para fins médicos, como em exercícios de terapia de exposição, gerenciamento da dor e capacitação de cirurgiões.

Gamification — É a aplicação de mecânicas de jogo em áreas como educação, negócios e saúde. A ideia é envolver e motivar os usuários, incentivando comportamentos positivos e a aprendizagem de novas habilidades. Pode ser aplicada no treinamento em diversas áreas de atividade. Em um programa de saúde, por exemplo, estimula a adoção de hábitos saudáveis, como a prática regular de exercícios e a alimentação adequada. É uma ferramenta poderosa para empresas e organizações que desejam elevar desempenho, gerar engajamento, promover a aprendizagem e fidelizar clientes.

Urgência na noosfera

Hoje, não estar no digital equivale a perder negócios e entregar espaço à concorrência. Essa via de ação também é indispensável ao aprendizado permanente, à comunicação e à inovação, um tripé fundamental da competitividade. Você até pode cogitar de ausentar-se das mídias sociais. Mas precisa considerar que outras pessoas ou instituições podem fazer uso desses canais para emitir opiniões sobre seu produto ou serviço. Uma postagem pode alcançar milhões de pessoas num único dia. E o custo de uma detração massiva é incomensurável. Convém, portanto, que você garanta o acesso a um "microfone" no grande debate público.

Neste momento, parte do poder se transferiu a um novo *player*, o indivíduo comum conectado. Ele não precisa de permissão para postar suas ideias, elogios ou reclamações. Nesse novo contexto de liberdades máximas de expressão, não existe controle possível da opinião pública. Nem mesmo o dinheiro faz muita diferença. Um imenso e rico conglomerado pode ser "fritado" na internet caso perca uma disputa de narrativas. O jogo mudou. O cliente tem voz. E os colaboradores também. Eles decidem.

Se você está lendo este livro, é muito improvável que não tenha se dado conta dessa exigência do mundo contemporâneo. Ainda assim, não basta ter conta no "Insta" ou ter um *site* convencional. Não adianta possuir canais digitais e ainda pensar de modo analógico. Não importa se você tem um brechó na garagem de casa ou se comanda uma montadora automotiva. É fundamental que você module seu cérebro para se conectar com a rede neurocibernética que governa o mundo. E quais são os atributos necessários para obter êxito nessa nova dimensão do pensamento? Velocidade, atenção, empatia, respeito, responsividade, iniciativa, criatividade, clareza, responsabilidade e senso de comunidade. Estamos todos ligados numa grande "aldeia global", como previu o filósofo canadense Herbert Marshall McLuhan.

O polímata russo Vladimir Vernadsky acredita em um processo de desenvolvimento da Terra. Primeiro, veio a geosfera, composta das coisas inanimadas. Depois, a biosfera, ou seja, a vida, a energia dos seres em evolução. Surge daí uma nova fase, mais elevada, chamada noosfera, marcada pela consciência, pelo pensamento dialógico e por sua pulsão transformadora. O filósofo francês Teilhard de Chardin completou esse conceito. Segundo ele, operamos no mundo particular das ideias, constituído do espírito racional, da linguagem, do conhecimento e dos produtos culturais.

Esse constructo de ideias em metamorfose, em última análise, é resultado da inquietude do cérebro humano, constantemente agitado por tempestades elétricas e inundações químicas. Se existe um alvoroço nas redes, certamente é resultado das lucubrações do córtex cerebral. Oculto na caixa craniana, ele organiza o mundo, mas também o torna instável, imprevisível e até mesmo perigoso. Talvez estejamos todos participando de um grande jogo de simulação. Mas você precisa ter vez. E também jogar os dados.

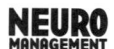

CANSADO DE TUDO ISSO?

Já faz tempo que nos tornamos dependentes dos sistemas digitalizados. A pandemia de Covid-19, no entanto, elevou essa condição viciante a outro patamar. Como resultado, as pessoas estão exaustas e sobrecarregadas. É muita informação nova a ser processada. Há recorde de calor em tal lugar, mudou a alíquota de tal imposto e tudo indica que tal ministro vai cair. Ao mesmo tempo, as demandas não param de chegar, nas madrugadas, nos fins de semana e nos feriados. Por vezes, o resultado inevitável é a ansiedade e a depressão.

No Brasil, estima-se que cerca de 85% da população utilize regularmente a internet. Segundo um relatório da App Annie, empresa de análise de mercado digital, vivemos no país em que as pessoas passam mais tempo conectadas, em média cinco horas e meia por dia. Somos também "campeões" no uso de celulares. Não por acaso, segundo o mapeamento global de transtornos mentais (2023), realizado pela Organização Mundial da Saúde (OMS), o Brasil é o país com a maior proporção de pessoas acometidas de ansiedade patológica. Lideramos com 9,3% da população nessa condição, contra 7,6% do Paraguai, 7,4% da Noruega, 7,3% da Nova Zelândia e 7% da Austrália.

Sem dúvida, convivemos com outros fatores de estresse, como a violência, o trânsito pesado e a luta diária pela sobrevivência. O uso excessivo da internet, no entanto, é um fator decisivo nesse processo de exaustão. As redes sociais, em particular, geram inúmeras tensões, estabelecendo padrões irreais de felicidade. Ali, as pessoas estão sempre sorridentes, com dinheiro no bolso, em festas, viajando e vivendo grandes romances. Na comparação com esses sortudos do destino, é bem provável que nos sintamos inferiorizados e injustiçados. A verdade é que esse não é o mundo da transparência. Raramente alguém posta que levou um "pé na bunda", que está com dor de dente, que foi rejeitado numa entrevista de emprego e que ganhou dez quilos durante as férias. Outra fonte de desassossego é o permanente conflito de natureza política, em que cada lado reivindica o monopólio da razão. Tem sido assim no Brasil e em outros países ideologicamente polarizados, como os Estados Unidos.

As mídias sociais, na verdade, são projetadas para ativar os centros de recompensa do cérebro, liberando dopamina, um neurotransmissor associado à sensação de prazer e recompensa. É o que ocorre quando uma postagem é curtida, positivamente comentada ou compartilhada. E a busca dessa satisfação pode ser viciante. Outro fator que contribui para essa dependência é o fenômeno do FOMO, *fear of missing out*, ou seja, o receio de "ficar de fora". As pessoas têm medo de perder alguma informação importante ou serem excluídas de conversas ou eventos que envolvem familiares, amigos ou colegas de trabalho.

A neurociência tem estudado esse fenômeno e mostrado que o uso excessivo das mídias sociais pode levar a mudanças no cérebro, incluindo uma redução na matéria cinzenta em áreas associadas a autocontrole, tomada de decisões e empatia. Outro malefício é a alteração nos ciclos de sono e vigília.

Para evitar ou reduzir o estresse digital, é importante estabelecer limites para o uso da tecnologia, reduzir a exposição excessiva à internet e aproveitar também o mundo *offline*. Primeiramente, procure gerenciar seu tempo com disciplina. Se entre duas e seis da tarde você se dedica à montagem das planilhas, não interrompa o trabalho para discutir, nas redes, sobre o fim daquela série de TV ou sobre a SAF (Sociedade Anônima do Futebol) do Vasco. Reserve, por exemplo, uma hora e meia, à noite para essas interações. Por fim, entenda que há outras coisas a se fazer neste mundo. Você pode também pintar, tricotar, desenhar, tocar um instrumento, praticar um esporte, caminhar, ensinar o cachorro, brincar com o gato, ler um livro de papel, cuidar de uma horta ou simplesmente olhar as estrelas. Em certos casos, no entanto, mesmo em extremo sofrimento, a pessoa simplesmente não consegue se desconectar da internet. Se chegou a esse ponto, é hora de buscar ajuda profissional.

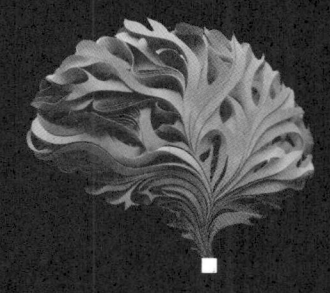

CAPÍTULO 12

CÉREBROS EM CONSTRUÇÃO

O *neuromanagement* é um campo interdisciplinar emergente que utiliza técnicas de neuroimagem e outros métodos de aferição da função cerebral, a fim de identificar substratos neurais associados a decisões e comportamentos no ambiente organizacional. O objetivo desse ramo da ciência é potencializar capacidades no campo da aprendizagem, do pensamento crítico, da visão sistêmica, da comunicação, da liderança e da tomada de decisões.

> Nosso neocórtex é um território virgem quando o cérebro é criado. Ele tem a capacidade de aprender e, portanto, de criar conexões entre seus identificadores de padrões. Mas conquista essas conexões a partir das experiências.

O pensamento acima é de Ray Kurzweil, inventor e futurista norte-americano, na brilhante obra *Como Criar uma Mente*[82]. Ele frisa que a "experiência" tem um grande papel na construção da memória emocional e, por conseguinte, no aprendizado. Já escrevi isso antes, mas vale recordar. A melhor maneira de firmar uma memória é por meio do "fazer" e do "vivenciar", ou seja, da construção de situações em que

---

[82] KURZWEIL, Ray. *Como Criar uma Mente: Os Segredos do Pensamento Humano*. Editora Aleph, 2015.

os dados ganham códigos de barras associados a emoções. Podemos ter excelentes aulas na universidade sobre a gestão de recursos humanos ou lendo as obras de David Ulrich e de John W. Broudeau, mas o aprendizado se forma e se consolida quando vivenciamos uma situação no ambiente organizacional. Se você, por exemplo, negociou com os trabalhadores a reforma do restaurante da empresa, jamais vai esquecer dos detalhes do processo.

Prestar atenção a esse mecanismo é especialmente importante no momento que vivemos. Ele pode ser explicado pelo pensador judeu polonês Zygmunt Bauman (1925-2017), autor de *Modernidade Líquida*[83], que se dedicou a estudar profundamente o processo contemporâneo da mudança. Segundo ele, na atualidade, as coisas não são feitas para serem sólidas nem duráveis. Há excesso de informação (sem sabedoria resultante), urgência para tudo e instabilidade permanente. Ele explica:

> Líquidos mudam de forma muito rapidamente, sob a menor pressão. Na verdade, são incapazes de manter a mesma forma por muito tempo. No atual estágio da modernidade, os líquidos são deliberadamente impedidos de se solidificarem. A temperatura elevada — ou seja, o impulso de transgredir, de substituir, de acelerar a circulação de mercadorias rentáveis — não dá ao fluxo uma oportunidade de abrandar, nem o tempo necessário para condensar e solidificar-se em formas estáveis, com uma maior expectativa de vida.

Bauman refletiu sobre as facilidades criadas pela virtualidade. Escreveu: "caso as coisas fiquem quentes demais, você pode simplesmente desligar, sem necessidade de fornecer explicações complexas". Mas advertiu, lembrando um provérbio inglês, que "não existe almoço grátis". Essa vantagem exige uma contrapartida. Entre as perdas, destaca-se a incapacidade crescente para o estabelecimento de relações de confiança entre as pessoas. Nesse contexto, afeta-se também o

---

[83] BAUMAN, Zygmunt. *Modernidade Líquida*. Zahar, 2001.

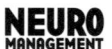

aprendizado. Segundo o filósofo, não temos tempo para reciclar fragmentos de informação em sabedoria.

Nossos avós ou pais foram pautados pela ideia de estabilidade. Fazer um bom curso, arranjar um bom emprego, vestir a camisa da empresa, conseguir promoções e, se possível, se aposentar ao fim de 30 ou 35 anos de serviço. Era um mundo lento, controlável, previsível, de hierarquias fortes, de controle, de planos de longo prazo, que visava à segurança.

Hoje, o cenário é VUCA e BANI. A primeira sigla diz respeito ao que é volátil, incerto, complexo e ambíguo; a segunda a frágil, ansioso, não linear e incompreensível. Este é o resultado do mundo criado pela tecnologia da informação. É uma realidade diferente dos *millennials* e dos integrantes da Geração Z, pautados pela inconstância, pela velocidade, pelos projetos de curto prazo, pela imprevisibilidade, pela mobilidade, pela diversidade e pelo risco.

O grande perigo para uma empresa, hoje, é pensar a gestão para pessoas que já não existem. Neste livro, avaliamos resumidamente a evolução das doutrinas de administração. Mas é preciso considerar que muitas delas foram moldadas para os tempos do arado e da linha de produção, em que a maior parte das pessoas atuava nos setores primário e secundário. As grandes cidades, por exemplo, eram povoadas pelos operários do macacão azul, empenhados na manufatura. Hoje, são poucos, substituídos por robôs e máquinas inteligentes. Na época da produção deste livro, 70% da população ativa brasileira ganhava seu sustento no setor terciário. E crescia o setor quaternário (ou terciário superior), responsável pela geração de ideias e inovação para os outros três segmentos. Era o caso dos especialistas em tecnologia da informação (TI), consultoria, pesquisa e desenvolvimento (P&D) e educação dirigida.

Estamos vivendo na Quarta Revolução Industrial, a 4IR, caracterizada pela convergência de tecnologias, pela produção inteligente, pelos sistemas ciberfísicos, pela internet das coisas, pela informatização em nuvem, pela engenharia genética e, sobretudo, pela neurotecnologia. A rigor, é o cérebro humano moldando o ambiente à sua semelhança, reproduzindo no planeta a sua rede complexa de produção e processamento.

A grande pergunta é: como integrar o seu modelo de gestão (e a sua empresa) a essa nova configuração do mundo organizacional? Como não ficar para trás?

FALANDO PELOS COTOVELOS

Ray Hull, professor de Distúrbios da Comunicação na Wichita State University, pesquisou o assunto a fundo. Na década de 2000, ele mediu a velocidade da fala de inúmeras pessoas nos Estados Unidos. Elas pronunciavam cerca de 145 palavras por minuto[84].

Na década passada, já estavam falando 180 palavras nesse intervalo. Em tempos recentes, há apresentadores de televisão disparando 200 palavras por minuto. E não são narradores esportivos. São comentaristas que tratam de economia, artes ou política.

Segundo Hull, nem os próprios norte-americanos entendem os mais apressados. Ele encontrou até professores do ensino básico disparando as tais 180 palavras por minuto. O resultado é que muitas crianças não são capazes de processar a informação. E dificulta-se a experiência de aprendizagem.

"O sistema nervoso delas não está programado para processar informação nessa velocidade", afirma o acadêmico. Segundo Hull, o ideal é que o cérebro normal receba e processe um pacote de 124 a 130 palavras por minuto.

---

[84] ROSS, Colleen. *How technology is turning us into faster talkers.* CBS News, Oct 31, 2011. https://www.cbc.ca/news/canada/how-technology-is-turning-us-into-faster-talkers-1.1111667. Acesso em 25/09/2023.

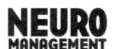

Novas competências

Alvin Toffler (1928-2016), futurista norte-americano, autor de *A Terceira Onda*[85], mostrou muito didaticamente a aventura humana, dos primeiros assentamentos agrícolas até as comunidades autônomas da Era da Informação. Ele tem uma frase formidável:

O analfabeto do século XXI não é aquele que não consegue ler ou escrever, mas sim aquele que não consegue aprender, desaprender e reaprender.

Está colocada, portanto, a primeira competência exigida: aprendizagem constante para o desenvolvimento de competências. Mas afinal, o que é competência? É, pois, o *mix* de conhecimento (saber), habilidade (fazer), atitude (querer) e emocionalidade (sentir). Muitas organizações trabalham com os conceitos de *softskills* (inteligência emocional/ habilidades interpessoais) e *hardskills* (habilidades mais elaboradas). Prefiro usar o termo *essential skills*, referindo-me à combinação das habilidades do mundo objetivo, como saber operar uma máquina ou escrever um programa de computador, e das habilidades da dimensão subjetiva, isto é, das virtudes sociocomportamentais. Todas elas são processadas no cérebro e nele podem ser potencializadas.

Considero estas as dez principais competências exigidas dos novos profissionais:

1. Comunicação
2. Criatividade (Inovação)
3. Visão sistêmica
4. Ser digital
5. Empatia
6. *Design Thinking* (abordagem para criar soluções inovadoras)

---

[85] TOFFLER, Alvin. *A Terceira Onda*. 32ª. Edição. Record, 1981.

7. Inteligência social
8. Colaboração Virtual
9. Pensamento Transcultural
10. Pensamento crítico e adaptativo

Comunicação

Em minha opinião — e na de muitos pesquisadores de diversas ciências —, essa é a competência central (*core competence*) humana! É simples: desde o momento em que nascemos até a hora da partida, vamos nos "comunicar".

Segundo o livro *Sapiens*[86], de Yuval Noah Harari, essa capacidade fez com que nossa espécie superasse todas as demais. Nosso diferencial é o fato de acreditarmos naquilo que nunca vimos ou tocamos. Operamos, pois, na dimensão da "realidade imaginada", extremamente poderosa construção dos signos comunicacionais. Sem ela, não seríamos capazes de compor e decifrar um poema romântico. E também não seríamos capazes de convencionar que três pedaços de papel impresso valem um pneu ou um bolo de casamento.

O já citado Peter Drucker sentenciou: "Grande parte dos problemas das empresas resulta da ineficiência da comunicação". De fato, muitos gestores apontam as falhas de comunicação como responsáveis por resultados insatisfatórios. É necessário que essa interação se dê com todos os investidores e pessoas envolvidas (*stakeholders*), em todas as esferas de contatos. Não basta que o CEO explique claramente suas ideias para a imprensa e para parceiros estratégicos. É preciso, por exemplo, que o funcionário do estoque se entenda com o pessoal da logística do fornecedor. É preciso que o SAC identifique, valorize e atenda as demandas do cliente.

---

[86] HARARI, Yuval Noah. *Sapiens*. 1ª Edição. Companhia das Letras, 2020.

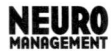

Retornemos, pois às *softskills*. A comunicação humana é complexa e depende de múltiplos fatores. Não é somente o que dizemos, mas como dizemos. Gestos, posturas e expressões reforçam nossas mensagens ou denunciam nossas mentiras. A ausência da verdade, enquanto construção social e estratégia de ação, sabota irremediavelmente as relações. O já citado neurocientista Daniel Langleben adverte que três áreas do cérebro se tornam mais ativas durante a elaboração da mentira: o córtex cingulado anterior (responsável pelos erros de monitoramento), o córtex pré-frontal lateral dorsal (envolvido no controle do comportamento) e o córtex parietal (um processador de entradas sensoriais). As inverdades sobrecarregam o sistema neural, porque exigem uma dupla codificação. O cérebro, primeiramente, pensa na verdade e, depois, toma a decisão de expressar o oposto. Recorrendo à ressonância magnética, ele atesta que a fraude exige energia extra. Quando uma pessoa é instruída a dizer que o céu é verde, o cérebro antes codifica a cor verdadeira, o azul, para depois construir a burla. O pior de tudo é que, muitas vezes, as mentiras "colam". No estudo *Accuracy of Deception Judgments*[87], os cientistas Bond CF Jr. e DePaulo BM chegaram à conclusão de que as pessoas atingem uma modesta média de 54% de discriminação correta entre mentira e verdade. E até os caçadores de mentiras são iludidos. Segundo a pesquisa, a taxa de precisão dos policiais é quase a mesma: 55,91%.

Para complicar, segundo o neurologista Richard Restak, autor de *The Brain Has a Mind of Its Own*[88], há razões para se duvidar de que a plena consciência de nossos motivos seja possível. Traduzindo: ele quer dizer que a mente consciente toma decisões sobre necessidades e aspirações que foram processadas em níveis inferiores. O que dizemos e escrevemos, portanto, é o resultado de uma complexa

---

[87] BOND, Charles F.; DEPAULO, Bella. *Accuracy of Deception Judgments*. Personality and Social Psychology Review. Pubmed, 2006. https://www.researchgate.net/publication/6927452_Accuracy_of_Deception_Judgments . Acesso em 26/09/2023.

[88] RESTAK, Richard. *The Brain Has a Mind of Its Own: Insights From a Practicing Neurologist*. First Edition. Crown, 1991.

construção de intenções, que envolve atores neurais anônimos. No estudo *In the Theater of Consciousness*[89], Bernard Baars afirma que os humanos utilizam a consciência para diversas finalidades, como gerenciar a linguagem. Mas a consciência, no entanto, é municiada por diversas fontes independentes de conhecimento, a maioria delas inconsciente. "Nossa incapacidade de relatar intenções e expectativas simplesmente reflete o fato de que elas não são qualitativamente conscientes", explica. Por esse motivo, tantos consumidores oferecem respostas erradas em pesquisas de satisfação. O mesmo se aplica a trabalhos de recursos humanos para determinar o clima organizacional. Muitas vezes, não conseguimos dizer o que pensamos. E, por vezes, não pensamos aquilo que realmente sentimos.

Outros estudos mostram que, ao ver um anúncio, o lado direito do cérebro determina se aquele conteúdo tem alguma relevância pessoal. Nessa central, portanto, é realizada uma triagem para reduzir o fluxo de informações a níveis que a mente consciente, dotada de uma memória de trabalho limitada, possa suportar. O lado esquerdo, responsável pelo raciocínio analítico, elaborador da linguagem, costuma funcionar somente depois desse pente-fino.

Criatividade

No estudo *The Creative Brain*[90], o neurocientista Roger E. Beaty, da Penn State University, explica que o pensamento criativo é apoiado, em parte, por nossa capacidade de imaginar o futuro, ou seja, de visualizar experiências que ainda não ocorreram. Curiosamente, esse processo tem forte participação do hipocampo, envolvido no arquivamento de experiências passadas. Avaliações de ressonância

---

[89] BAARS, Bernard J. *In the Theater of Consciousness: The Workspace of the Mind*. Oxford University Press, 2001.

[90] BEATY, Roger E. *The Creative Brain*. Pubmed, 2020. https://pubmed.ncbi.nlm.nih.gov/32206175/ . Acesso em 26/09/2023.

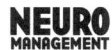

magnética funcional mostraram lesões nessa área em pacientes com dificuldades para imaginar o futuro. Beaty sustenta que essa construção de ideias passado-futuro mobiliza um grande conjunto de regiões corticais conhecido como "rede padrão", uma rota que abrange o córtex pré-frontal medial, o córtex cingulado posterior, os lobos parietais inferiores bilaterais e os lobos temporais medianos.

Mas o que isso significa? De onde vêm, afinal, as boas sacadas? Beaty refuta as noções românticas de um processo espontâneo, mágico, derivado das paixões invisíveis. Os mapeamentos neuronais mostram claramente que a criatividade requer esforço cognitivo, primeiramente para superar a distração, e depois para vencer as limitações do conhecimento prévio. Por meio dessas descobertas, podemos dizer que a criatividade depende de uma interação entre os centros de memória e os sistemas de controle. Sem memória, não temos matéria-prima para alimentar a imaginação criativa. Sem o controle mental, no entanto, ficaríamos presos ao universo das coisas passadas, incapazes de conceber a novidade.

É, portanto, constituir hábitos criativos. Dependendo da natureza da atividade mental, neurônios novos se multiplicam em distintas zonas cerebrais e constituem-se novas sinapses. É importante saber que o conhecimento é fundamental para a criatividade, pois as boas ideias surgem sempre de um estímulo de memória. Vejamos um caso clássico. Em 30 de outubro de 1938, a Columbia Broadcasting System (CBS) levou ao ar um drama radiofônico dirigido e narrado pelo ator e diretor Orson Welles. A novela apresentava uma série de boletins que noticiavam a queda de um objeto espacial em uma fazenda localizada em Grover's Mill, em Nova Jersey, e citava uma invasão de alienígenas marcianos.

Muita gente tomou a ficção criativa por verdade. E milhares de ouvintes, desesperados, buscaram a polícia, os bombeiros ou a imprensa em busca de detalhes. Ao contrário do que diz a lenda, os Estados Unidos não foram tomados pelo pânico, mas uma parcela considerável dos ouvintes efetivamente se assustou. No dia seguinte, o jornal *The New York Times* publicou em sua primeira página: "ouvintes em pânico ao tomar um drama como fato". Mas como esse "causo" se encaixa na teoria? Primeiramente, porque a peça não foi resultado de geração espontânea. Foi baseada no romance de Herbert George Wells, publicado em 1897. Welles criou baseado na memória que tinha da obra de Wells. O mais interessante é que o livro original também não surgiu de sopro artístico divino. O escritor inglês admitiu, anos depois, que a trama foi inspirada no efeito catastrófico da colonização europeia na sociedade dos aborígines da Tasmânia. Mas, e a imaginação das pessoas? Estudos posteriores mostraram que a população norte-americana encontrava-se receosa e esperava más notícias. Um dos motivos foi a assinatura do Acordo de Munique, um mês antes da novela radiofônica, quando a França e o Reino Unido, a fim de evitar a guerra, aceitaram que a Alemanha anexasse parte do território da antiga Checoslováquia.

Visão sistêmica

É a capacidade de associar informações diversas, selecionar relevâncias e compor uma imagem do todo. O cérebro tem centrais para processar esses estímulos. É o caso do tálamo, um verdadeiro centro de organização de informações, recebendo impulsos de diferentes vias neuronais. Muitos dos sinais ascendentes que seguem para o córtex fazem sinapse nos núcleos dessa região. No caso da vida corporativa, é preciso que o gestor tenha esse comportamento talâmico, captando informações, decodificando sinais, compartilhando mensagens e constituindo conexões sinérgicas entre setores, departamentos e pessoas. A visão sistêmica interpreta o ambiente, antevê possibilidades e agrega saberes na obra de planejamento. Permite prever consequências e, assim, viabiliza a produção de um plano B, C ou D. Os canvas de negócio permitem estruturar visualmente esses planos de ação.

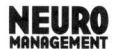

Ser Digital

Já tratei do tema anteriormente. Mas vale mais uma reflexão. Ser digital não equivale a abdicar da nossa humanidade. Na verdade, é exatamente o oposto. Os processos de automação e otimização eletrônica liberam as pessoas para planejar, pensar e realizar atividades criativas. As novas tecnologias também permitem que as capacidades do cérebro sejam potencializadas e constituídas no mundo físico. O importante é estar no controle. Ser digital é comandar a máquina, e não o contrário.

Empatia

É a capacidade de se colocar no lugar do outro! Você trata os outros como gostaria de ser tratado? Sim? Já é um começo. Mas essa conduta ainda não explora integralmente seu potencial empático! Devemos tratar os outros como os outros gostariam de ser tratados! Mas também é preciso alinhar expectativas. Empatia não é apenas sobre como tratar as pessoas com respeito. É também sobre como estabelecer, estimular, incentivar, agregar, amparar e oferecer horizontes.

Design Thinking

É outro tema que já foi tratado. Mas vale reforçar que não se trata da simples representação de um projeto em desenhos. Ainda que a construção de referências gráficas e visuais seja uma ferramenta importante no processo, trata-se de um procedimento muito mais complexo. Envolve a organização de ideias, um viés crítico e criativo, com o objetivo de a analisar diferentes perspectivas. Mais do que um método, é uma abordagem, que funciona melhor em ambientes colaborativos.

Inteligência Social

É preciso reforçar: quanto mais tecnologia, maior é a necessidade de vivenciarmos plenamente nossa natureza sociável, comunicativa e cooperativa. Nas melhores empresas, de ontem e de hoje, há conexões significativas, diretas e autênticas. Trata-se, pois, da capacidade de entender e lidar efetivamente com as emoções e comportamentos dos outros, procurando compreender seus motivos. Um líder dotado de alta inteligência social é capaz de identificar quando os membros de sua equipe estão estressados, desmotivados ou infelizes. É também hábil para efetuar correções, estabelecer mudanças e restabelecer o ânimo do grupo.

Colaboração Virtual

Há quem acredite que se resuma à promoção de videoconferências. Na verdade, é uma forma de colaboração dinâmica em larga escala, que pode mobilizar diferentes cabeças na confecção de um mesmo projeto. Esse método permite a modularidade, isto é, que várias atividades de experimentação, organização e execução sejam realizadas simultaneamente, em distintos ambientes. É uma forma de acelerar o processo e permitir trocas permanentes de impressões. Nos dias de hoje, é fundamental, porque permite o intercâmbio de ideias até mesmo entre pessoas de culturas diferentes. É quando utilizamos as ferramentas tecnológicas de comunicação para promover a integração de diferentes cérebros em eventos de cocriação.

Pensamento Transcultural

Exige outra habilidade já citada: a empatia. É necessária essa projeção dialética no "outro", seja ele um parceiro, um colega, um cliente e mesmo um competidor. Mas é preciso também constituir

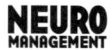

um conhecimento profundo sobre hábitos, costumes e tradições daquele igual concebido na diferença. No velho mundo, as pessoas tendiam a assumir lados em disputas. No mais, à frente da modernidade global integrada, a ordem é entender razões e contextos particulares. Um bom exemplo é a suposta divisão entre árabes e judeus. No Brasil, em particular, assistimos a um processo de convivência civilizada e até cooperativa entre imigrantes e descendentes. A cultura árabe moldou parte considerável do conhecimento ocidental no campo da literatura, da física e da medicina. O mesmo se pode dizer da cultura judaica, que também nos proporcionou avanços significativos na economia, na gestão e em diversos ramos da ciência. Ao mesmo tempo, no caso do Brasil, é fundamental compreender a importância das comunidades africanas na composição do nosso ethos cultural. Muito da inteligência adaptativa, criativa e científica do país tem origem na negritude. É preciso saber quem foi André Rebouças, Maria Firmina dos Reis, Machado de Assis, Tereza de Benguela, Tia Ciata e Luiz Gama, entre tantas figuras históricas de relevo. Ao mesmo tempo, é igualmente necessário compreender a importância das populações originárias na composição nacional. Não é possível mais vê-los como figuras do folclore. São representantes de culturas ricas, herdeiros de saberes ancestrais e que, nos dias de hoje, ocupam legitimamente lugares na sociedade, nas mais diversas áreas das artes às ciências médicas, da comunicação às atividades de docência. O melhor dos mundos reúne os cérebros iguais que, em algum momento histórico, receberam programas diferentes. O pensamento *cross-cultural* conduz a uma saudável convergência de ganha-ganha. Deixe de lado, portanto, **já**, todos os preconceitos e respectivos bordões de desqualificação. Apure-se no diálogo intercultural e também inter-religioso, respeitando não apenas os saberes, mas também a fé de cada sujeito social. Este conhecer derruba, rapidamente, a crença em falácias de superioridade.

Quero deixar meu testemunho pessoal a respeito. Sou diretor para a América Latina da maior empresa deste continente no campo de *devices* médicos. Viajo regularmente por Brasil, Colômbia, Porto Rico, República Dominicana, Panamá, Costa Rica, México, Argentina, Chile, Uruguai, Peru e Estados Unidos. Nessas visitas, procuro uma imersão cultural para compreender peculiaridades linguísticas, hábitos, costumes e padrões de comportamento. O resultado é sempre positivo. Enriqueço minha bagagem de conhecimentos, faço amizades e constituo formidáveis sinergias. Projetos nascidos da cooperação da diversidade tendem a gerar melhores produtos e serviços.

Há excelentes estudos neurocientíficos que exibem diferenças e similaridades no cérebro "global". A primeira constatação é que não existe nenhuma "raça" ou etnia superior, ao contrário do que pensavam os eugenistas dos séculos XIX e XX. Uma criança de uma aldeia no Congo pode desenvolver as mesmas potencialidades de outra que vive em Estocolmo. É possível, no entanto, que cada uma desenvolva habilidades e competências específicas. O famoso estudo *Culture Wires the Brain: A Cognitive Neuroscience Perspective*[91], de Denise C. Park e Chih-Mao Huang, revela que "as experiências culturais de aprendizado moldam os processos neurocognitivos e influenciam os padrões de ativação do cérebro, podendo até mesmo afetar as estruturas neurais". Valores e práticas, portanto, alteram a mecânica do pensar e do desenvolvimento do raciocínio.

É o caso fascinante da visão. Os ocidentais, por exemplo, influenciados pelo foco mais individualista e autocentrado de sua cultura, tendem a processar objetos centrais e organizar informações por meio de regras e categorias. Os asiáticos orientais, em contraste, com base em um paradigma coletivista, tendem a se enxergar como parte de um todo maior, resultando em um viés holístico de processamento de informações. Essas são descobertas do detalhado estudo liderado pelo professor Peter Kochunov, da escola de medicina da Universidade de

---

[91] PARK, Denise; HUANG, Chih-Mao. *Culture Wires the Brain: A Cognitive Neuroscience Perspective*. Pubmed, 2010. https://www.ncbi.nlm.nih.gov/pmc/articles/PMC3409833/. Acesso em 26/09/2023.

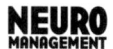

Maryland[92]. No caso dos orientais, segundo a pesquisa, "o objeto e o contexto são codificados em conjunto, e as informações relacionais são priorizadas sobre as informações categóricas". Por meio do escaneamento cerebral, a equipe também localizou pequenas regiões nas áreas frontal, temporal e parietal que eram significativamente maiores em chineses do que em norte-americanos. A equipe determinou que essas diferenças não são caprichos da genética, mas se originam das características particulares, fonéticas, ortográficas e semânticas, dos idiomas em uso na China.

Pensamento crítico e adaptativo

Leonard Mlodinow, um cientista multidisciplinar e projetista de *games* de computador, autor de *De Primatas a Astronautas*[93], costuma contestar as verdades estabelecidas. É um crítico por excelência, mas que recorre à lógica e à pesquisa para defender suas teses. Em seu livro *O Andar do Bêbado*[94], ele mostra como em situações que envolvem o acaso, nossos processos cerebrais costumam ser gravemente deficientes. Ele demonstra como a cabeça fechada em modelos pré-concebidos é incapaz de notar e aproveitar oportunidades. E Mlodinow tem sempre fartos exemplos para oferecer. Foi o caso de um livro considerado chato e maçante por inúmeros editores. Um dia, no entanto, alguém resolveu publicá-lo, e se tornou um *best-seller*, com 30 milhões de

---

[92] KOCHUNOV, Peter. *Localized morphological brain differences between English-speaking Caucasians and Chinese-speaking Asians: New evidence of anatomical plasticity.* Pubmed, 2003. https://www.researchgate.net/publication/10712527_Localized_morphological_brain_differences_between_English-speaking_Caucasians_and_Chinese-speaking_Asians_New_evidence_of_anatomical_plasticity . Acesso em 26/09/2023.

[93] MLODINOW, Leonard. *De primatas a astronautas: a jornada do homem em busca do conhecimento.* 1ª. Edição. Zahar, 2015.

[94] MLODINOW, Leonard. *O andar do bêbado: como o acaso determina nossas vidas.* Zahar, 2018.

exemplares vendidos até 2022. O título é *O Diário de Anne Frank*, que dispensa maiores apresentações. Outro livro, de uma escritora britânica, foi rejeitado e desprezado por nove editoras. Até que alguém notou seu potencial. O nome da autora é J. K. Rowling e a obra era o primeiro volume de *Harry Potter*.

Segundo Mlodinow, a história humana está repleta de insucessos gerados pelos cérebros amarrados a regras, receios e mitos do senso comum. Já citamos as broncas recebidas por Galileu. Mas há inúmeros outros eventos assustadores de negação da novidade, como as revoltas contra as vacinas e o desprezo inicial por aparelhos como o telefone. Para Mlodinow, felizmente, no extremo do outro espectro está o chamado pensamento elástico. Ele não segue regras, mas se adapta para conceber novas estruturas, capazes de analisar situações, organizar dados e atacar os problemas. Trata-se, segundo ele, do "pensamento elástico", que requer do indivíduo a capacidade de abrir mão de ideias confortáveis, acostumar-se à ambiguidade, confiar na imaginação e ousar propor ideias.

Há um estudo recente muito interessante que altera a antiga visão compartimentada do cérebro. Em *The Brain Is Adaptive Not Triune: How the Brain Responds to Threat, Challenge, and Change* (2022)[95], publicado por Patrick R. Steffen, Dawson Hedges e Rebekka Matheson, questiona-se a separação funcional convencional das três principais regiões cerebrais: o tronco, o sistema límbico e o córtex. De acordo com os cientistas, as teorias tradicionais não explicam com precisão como o cérebro funciona na vida cotidiana ou durante a resposta ao estresse. Eles teorizam:

> Especificamente, a emoção e a cognição são interdependentes e trabalham juntas. O sistema límbico não é um centro puramente emocional nem existem circuitos puramente emocionais no cérebro, e o córtex

---

[95] STEFFEN, Patrick R; HEDGES, Dawson; MATHESON, Rebekka. *The Brain Is Adaptive Not Triune: How the Brain Responds to Threat, Challenge, and Change*. Front Psychiatry, Pubmed, 2022. https://pubmed.ncbi.nlm.nih.gov/35432041/ . Acesso em 26/09/2023.

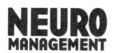

não é um centro puramente cognitivo nem existem circuitos puramente cognitivos no cérebro.

Evidentemente, eles não rejeitam a especialização primordial das regiões cerebrais, mas utilizam a ciência do mapeamento para mostrar que os processos mentais são muito mais complexos e envolvem a contribuição de diversas centrais decodificadoras de dados. Mas por que estou citando especificamente esse estudo? Steffen e seus colegas afirmam que a função primária do cérebro é compor modelos adaptativos dos ambientes externos e internos. Suas diversas áreas — especialmente seus três "distritos" — não operam de forma autônoma, mas em regime de interdependência. Foi essa natureza cooperativa intracraniana que nos permitiu, lá atrás, iniciar o mais notável processo evolutivo do planeta.

Em particular, o cérebro parece funcionar integrando informações interoceptivas e exteroceptivas para fazer previsões sobre futuras necessidades metabólicas, energéticas e outras, enquanto se adapta às condições externas e internas em constante mudança para manter a homeostase e iniciar a alostase (processo de busca de estabilidade por meio de mudança fisiológica ou comportamento) conforme necessário. Como parte desse processo adaptativo, o cérebro compara as previsões com as informações recebidas e faz ajustes para minimizar a previsão de erros, promovendo ainda mais a adaptação e a saúde.

A ciência está dizendo, portanto, que nosso cérebro está se esforçando, há muito tempo, para desenvolver habilidades críticas e adaptativas. Foi por meio dele que descobrimos a penicilina, viajamos à Lua e inventamos à internet. Utilizar essas competências é fundamental em qualquer atividade. Se você julga ter uma boa ideia, não desista diante da primeira negativa. Nem da segunda nem da terceira. Mlodinow nos dá outro exemplo de que a teimosia pode valer a pena. Na década de 1970, um jovem diretor teve uma ideia sensacional, que chamou de *Adventures de Luke Skywalker as taken from "The Journal of the Whils"*. O estúdio Universal o rejeitou sem rodeios. Depois de muito empenho, o cineasta conseguiu vender o projeto, baratinho, para a 20th Century Fox. Bem, a obra, renomeada como *Guerra nas Estrelas*, foi um sucesso, iniciou uma série e George Lucas se tornou uma das figuras mais celebradas da sétima arte.

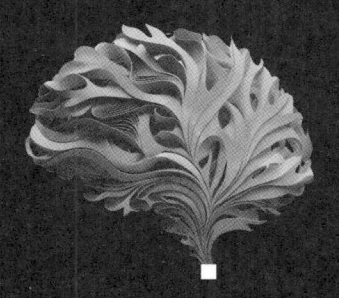

CAPÍTULO 13

DESENVOLVENDO APTIDÕES

Acredite: a neurociência pode, de fato, impactar positivamente a área de treinamento de qualquer organização, não importa seu tamanho, área de atividade ou propósito. Durante muito tempo, determinou-se que o núcleo estratégico de uma empresa era o *marketing*. Hoje, sabemos que a área de treinamento e capacitação tem o mesmo valor. Afinal, são pessoas que fazem a gestão central, o planejamento, a logística, o controle financeiro, as vendas e o próprio *marketing*.

Peter Senge, celebrado especialista em aprendizado organizacional, autor de *A Quinta Disciplina*[96], conhece muito bem a importância da construção de novos modelos de pensamento no desenvolvimento organizacional. Segundo ele, os novos líderes são *designers*, administradores e professores, e são responsáveis por construir corporações em que as pessoas expandem continuamente suas capacidades, a fim de aprimorar modelos mentais compartilhados.

Ele também aponta para um tema que acabamos de esmiuçar no capítulo anterior. "Novos *insights* não são colocados em prática porque entram em conflito com imagens internas profundas de como o mundo funciona", analisa. Na opinião de Senge, estamos limitados a formas familiares de pensar e agir. Para mudar esse quadro, é necessário criar, aplicar e testar novos modelos mentais, de

---

[96] SENGE, Peter. *A quinta disciplina: Arte e prática da organização que aprende*. 38ª. Edição. Best Seller, 2013.

forma a produzir novas "fotos" internas de como o mundo funciona ou poderia funcionar.

Para estruturar um treinamento dessa natureza, creio ser importante atuar em quatro dimensões do aprendizado:

Diagnóstico — Para essa atividade, é fundamental desenvolver as dez competências listadas no capítulo anterior, especialmente a visão sistêmica. Nessa fase, é preciso inventariar os processos correntes, identificar ameaças e pontos fracos, oportunidades e pontos fortes, a partir do SWOT — *Strengths, Weaknesses, Opportunities, and Threats* (Forças, Fraquezas, Oportunidades e Ameaças) tradicional e de suas variações adaptativas. Para conhecer a realidade, é fundamental observar o ambiente e entrevistar os aprendentes sobre o tema em questão. É importante compreender a semiosfera (ambiente onde os signos compõem linguagens e sentidos) que cerca cada assunto na empresa. Vamos supor que o objeto a ser estudado seja "produto". Por vezes, essa dimensão da cultura organizacional é um tabu na empresa. Por questões culturais internas, a natureza da peça não pode ser criticada, contestada nem mesmo modificada. Muitas vezes, o cérebro endurecido dos gestores mais antigos rejeita qualquer aprimoramento, considerado como heresia de adulteração. O exemplo mais comum dessa obsessão simbólica é a famosa frase de Henry Ford: "O cliente pode ter o carro pintado da cor que quiser, desde que seja preto". Bem, mas isso ocorreu em 1909. Não era propriamente cromofobia. O grande empreendedor desejava produzir em escala, e sabia que a tinta preta era a mais barata e secava mais rapidamente. Na verdade, Ford se encontrava em aprendizado constante, de modo que ouvia funcionários e consumidores. O famoso Modelo T foi mesmo pintado apenas de preto por mais de uma década. Depois, no entanto, ganhou uma variedade de outras cores: verde, vermelho, azul, marrom e cinza. A famosa marca brasileira Dudalina produziu somente camisas masculinas durante décadas. E é certo que os funcionários antigos tinham aquela restrição como uma regra. Até que, em 2010, a CEO Sonia Hesse decidiu lançar a linha feminina.

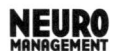

Internamente, a quebra de paradigma foi uma surpresa, mas logo os colaboradores compraram a ideia. As excelentes peças fizeram muito sucesso, promoveram a imagem da empresa e aumentaram significativamente a lucratividade. Tenha, portanto, cuidado com diagnósticos. As pessoas podem não dizer o que realmente pensam, mas o que julgam mais apropriado segundo a cultura da empresa e a mentalidade de seus proprietários e gestores graduados.

Design — Uma vez realizado um bom diagnóstico, é hora de colocar a mão na massa! É preciso "desenhar", ou seja, esquematizar o processo de treinamento. Não falo somente da agenda, mas de toda a estrutura necessária a uma experiência pedagógica. É preciso definir quais serão as ferramentas de apoio e que material didático será utilizado. Também é preciso reservar tempo para cada atividade.

NOS MÍNIMOS DETALHES

AO ESTRUTURAR UM TREINAMENTO PRESENCIAL, CONSIDERE OS SEGUINTES FATORES:

Objetivos — Certifique-se de que o conteúdo é relevante e atraente para o público-alvo. Verifique se o tema abordado pode realmente resultar em benefício para os treinandos, para o departamento e para a empresa como um todo. Ótimos cursos e palestras podem, simplesmente, não representar interesse para um determinado setor ou grupo de colaboradores.

Público-alvo — Considere o perfil de seus interlocutores. O ideal é que o grupo tenha alguma homogeneidade em termos de experiência e propósitos. Verifique também a prontidão e a capacidade de absorção de conteúdos. Colete informações que permitam engajar e motivar a turma.

Duração e frequência — Nem longo nem curto demais. Longo demais tende a cansar. Curto demais passa a impressão de superficialidade. Estabeleça intervalos e pausas. Elas são importantes para que o cérebro descanse e absorva as informações coletadas. Defina se promoverá apenas uma sessão ou um conjunto de apresentações. Misturar conteúdos demais num único dia não costuma gerar bons resultados.

Método de ensino — Ao conhecer o público-alvo, você terá uma ideia de quais métodos pedagógicos devem ser aplicados para avaliar o tema em questão. Cogite utilizar uma peça de exibição gráfica, vídeos e áudios. Recorra a estudos de caso. Uma história fixa-se muito mais facilmente na memória humana. Vai falar de um extraordinário caso de vendas? Busque um *case* que ilustre sua teoria. Estabeleça momentos para que as pessoas formulem perguntas. O ideal é que não seja durante a apresentação. Quebra-se o raciocínio e perde-se o fio da meada. A fixação do conhecimento adquirido é facilitada por meio de exercícios práticos. Procure realizá-los ao fim de cada sessão.

Recursos e equipamentos — De quais ferramentas você realmente necessita? Certifique-se de que são as mais apropriadas. E também verifique antecipadamente se estão funcionando de acordo com seus propósitos. É comum participarmos de cursos e palestras em que o microfone simplesmente não funciona ou emite um som cheio de chiados. Quando isso ocorre, a atenção sobre o tema em foco se dilui. Se vai passar um filme, por exemplo, efetue um teste preliminar para ajuste de foco e volume de som. Para poupar energia e emitir respostas mais rápidas, o cérebro trabalha por padrões. Quando mal projetado ou com problemas de reprodução sonora, um ótimo vídeo acaba contestado em seu próprio conteúdo. A mente humana costuma cruzar forma e conteúdo.

Avaliação — Em seu benefício e dos participantes, estabeleça um sistema para medir o sucesso do treinamento. Houve retenção do conteúdo? Os hipocampos foram bem sensibilizados? Deu-se a correta compreensão

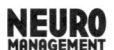

dos conceitos? Será que as pessoas tiraram proveito das lições e vão alterar condutas no ambiente de trabalho? Você pode elencar expectativas, antes da atividade, e compará-las com as avaliações após o término da interação. Esses dados vão ajudá-lo a aperfeiçoar seu modelo de comunicação e ensino.

Espaço — As salas em formato de auditório são ideais para a realização de palestras, em que o objetivo principal é a difusão de informações ou ideias. As salas com cadeiras dispostas em forma de U favorecem a interação entre os participantes e o facilitador, permitindo boas discussões em grupo. As salas com mesa redonda favorecem a comunicação e também o desenvolvimento de atividades em grupo. As pessoas ganham uma base para escrever, desenhar ou exibir objetos. Nas salas-arquipélago, há "ilhas", ou seja, mesas e cadeiras que servem a subgrupos. É um formato favorável ao desenvolvimento de atividades modulares e complementares, em que cada equipe se ocupa de uma função no exercício. É chover no molhado, mas vale a pena insistir no básico. Não pode estar quente nem frio demais. Os centros de sensibilidade básica do cérebro começam a tomar conta de atenção nessas ocasiões, prejudicando decisivamente o aprendizado. Garanta que o local tenha instalações sanitárias limpas em quantidade suficiente para não gerar filas. Garanta que todos estejam alimentados e hidratados. Você se lembra da Pirâmide de Maslow? Atenda primeiramente às atividades básicas e fisiológicas dos participantes.

Entrega — É a tangibilização de todo esforço na construção de um ambiente de sensibilização educativa, em que os conteúdos são efetivamente percebidos, apropriados e agregados ao arquivo pessoal de competências. Um treinamento pode ser bonito, chique, atraente e até divertido, mas não se concretizar numa entrega real, ou seja, na construção de um novo saber de capacitação. Muitas vezes, nos lembramos de um treinamento por causa das piadas, dos exercícios lúdicos e das amizades feitas, mas não temos viva recordação dos conceitos apresentados, menos ainda dos conhecimentos adquiridos. O sucesso de uma ação dessa natureza depende muito da nitidez das memórias impressas e também de seu significado emocional. Somente assim, os repositórios hipocampais terão condições de expedir essas informações, sempre que necessário, para as centrais superiores do córtex cerebral.

Acompanhamento — Sim, pode ocorrer uma real entrega, ou seja, absorção de conhecimento, sem que essa capacitação produza efetivo resultado na organização. Por vezes, as pessoas guardam o aprendizado para si mesmas. Não valorizam ou compreendem a importância do compartilhamento. Noutras ocasiões, em estruturas rígidas de poder, julgam que a aplicação pode constituir afronta às lideranças. É vital, portanto, acompanhar os resultados. E, nesse pós-treinamento, vale conversar com os gestores para saber como estão aproveitando as novas habilidades e competências dos colaboradores.

Por que é tão difícil mudar?

O cérebro pode ser, de modo grosseiro, comparado a um computador recém-adquirido. Ele já vem com um sistema operacional, mas "não sabe" quase nada. Com o tempo, você instala programas e abre pastas para guardar arquivos. Neles, você armazena as suas fotos de família, cartas de amor, receitas de bolo, artigos acadêmicos e projetos de trabalho. De certa forma, o aparelho digital adquire saberes e se torna um repositório agregado da consciência.

Não é tão diferente na máquina humana de pensar. A criança também chega ao mundo com o *hardware* comum da espécie e um *software* operacional básico. Com o tempo, por meio de exercícios,

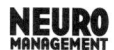

testes, experiências e aprendizado, vai compondo seus "programas", criando rotinas e armazenando informações relevantes.

Os núcleos (ou gânglios) de base são estruturas subcorticais e localizam-se numa área primitava do cérebro. Há controvérsias, mas a maioria dos autores considera que são compostos de cinco pares de áreas: putâmen, núcleo caudado, globo pálido, núcleo subtalâmico e substância negra. É basicamente lá que se processam comportamentos automáticos e se criam os hábitos. A partir de informações selecionadas, solidificam-se as redes neurais e se definem as rotas sinápticas.

Vamos buscar uma referência precária dessas malhas neuronais, mas que vai auxiliar no entendimento. No meio físico externo, duas cidades importantes precisam se comunicar. Para isso, construímos estradas entre elas. Para ir do Rio a São Paulo, por exemplo, há muito tempo, as pessoas se utilizam da Rodovia Presidente Dutra. Ela tem, portanto, um traçado fixo, bem definido, conhecido por seus usuários. É, pois, o resultado do costume estabelecido dos viajantes. No cérebro, essas "vias" de comunicação frequente definem, por exemplo, que haverá fome e, portanto, almoço entre meio-dia e uma da tarde.

É esse complexo sistema que nos impede de acordar às 5 horas da manhã e fazer uma caminhada. O putâmen e sua "gangue" nos sabotam, nos coagem a botar o despertador no modo soneca e instigam a procrastinação, ou seja, o adiamento da atividade para outro dia. Para esses controladores, o ideal é manter o costume. Acordar às nove, tomar café, ligar a TV e assistir aos programas televisivos de variedades. É certo que o putâmen age também como um traficante de drogas, liberando GABA (ácido gama-aminobutírico), encefalina, substância P e acetilcolina, enquanto recebe serotonina, glutamato e dopamina (produzida na substância negra). Com sua comparsa ínsula, está seriamente envolvido no chamado "circuito do ódio", desempenhando forte papel em manifestações de desprezo e repulsa. Ao mesmo tempo, tem seu outro lado. É uma central muito empenhada no aprendizado, processando sinais do ambiente e informações decorrentes de experiências significativas. De posse desses dados, estipula as condutas repetitivas mais úteis ou mais agradáveis para o corpo.

Quer dizer que somos cativos dos maus hábitos? Na verdade, não. A conectividade sináptica nessa área pode ser modificada por meio da neuroplasticidade intencional. Pois bem, pensemos no que é pior no campo dos hábitos: a mente criminosa. Há uma excelente obra científica sobre o tema, denominada *Cognitive Self Change: How Offenders Experience the World and What We Can Do About It*[97], produzida por Jack Bush, Daryl M. Harris e Richard J. Parker, lançada em 2016. Bush, um dos mais conceituados especialistas no campo da psicologia da delinquência, trabalha há décadas oferecedo tratamento cognitivo-comportamental para detentos de médio e alto risco. Em um artigo publicado no canal digital da prestigiada Yale University, ele sentencia:

> "Com esforço e prática, mesmo os infratores mais sérios podem aprender a mudar seu modo de pensar sobre outras pessoas e sobre si mesmos. Eles podem aprender a ser bons cidadãos e se sentirem bem com isso".

Bush cita os famosos estudos do psiquiatra Aaron Beck, que investigou profundamente as bases cognitivas do comportamento hostil e violento, analisando desde agressores no ambiente doméstico a terríveis genocidas de guerra. Na maioria dos casos, esses elementos cultivavam hábitos (atente para a palavra) de pensamento que os mantinham deprimidos. No moderno tratamento correcional, a terapia cognitiva evoluiu para o treinamento (atente também para esta palavra) de habilidades mentais, como controlar a raiva, lidar com situações sociais estressantes e resolver problemas sem ferir a lei. O verdadeiro criminoso, portanto, não é o corpo que comete a infração, mas o cérebro que o comanda. Para Bush, a atitude ilícita é o resultado de uma forma peculiar de pensar. Vencer esse vício destrutivo,

---

[97] BUSH, Jack; HARRIS, Daryl M. PARKER, Richard J. *Cognitive Self Change: How Offenders Experience the World and What We Can Do About It*. 1a. Edição. Wiley-Blackwell, 2016.

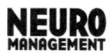

portanto, depende de uma mudança na atividade cognitiva. Muitos programas para detentos simplesmente não funcionam porque os profissionais não estão focados na alteração das áreas de pensamento onde se originam os estímulos de natureza delituosa.

Assim como Oliver Sacks, que tinha seus pacientes-modelo, Bush também coleciona histórias de personagens exemplares no processo de transição. Um deles, nomeado Ken, era um criminoso reincidente e perigoso. Tinha um hábito mental pernicioso, representado por uma frase que rodava em seu programa cerebral 24 horas por dia: "quero ser o pior criminoso que alguém já viu". Apesar desse comportamento destrutivo, Ken era inteligente e um líder representante dos outros detentos. A penitenciária do Estado do Oregon, então, decidiu investir em sua recuperação. O tratamento foi focado na substituição de hábitos mentais. Seu bordão foi, aos poucos, trocado por "quero ser um homem honrado". Depois de libertado, Ken continuou a investir na transformação neuroplástica do seu engenho cerebral. Quando o caso foi relatado, o personagem estava havia 20 anos longe das prisões. Encontrava dificuldades sociais, mas ganhava a vida de forma honesta, trabalhando em programas de tratamento de drogas e no atendimento de postos de gasolina.

Quero citar outros três estudos de especialistas na área de neuroplasticidade:

Michael Merzenich e colaboradores (1996) utilizaram treinamento de discriminação auditiva em ratos para investigar a neuroplasticidade. Os resultados mostraram que o estímulo aumentou a representação cortical da frequência de tom utilizada na experiência. E essa mudança foi acompanhada por melhorias na discriminação auditiva dos ratos.

Eric Kandel e colaboradores (2000) recorreram ao treinamento de gerenciamento de lembranças em humanos para investigar a neuroplasticidade no hipocampo. Os resultados mostraram que os estímulos aumentaram a densidade sináptica nessa região, e que essa mudança resultou na elevação na capacidade de memorização.

Richard Davidson e colaboradores (2004) empregaram a meditação para investigar a neuroplasticidade no córtex pré-frontal. Os resultados indicaram aumento na ativação do córtex pré-frontal esquerdo, associado com emoções positivas, e diminuiu a ativação do córtex pré-frontal direito, associado com emoções negativas.

Resumindo: quando uma pessoa compreende um conceito de forma integral, do ponto de vista emocional e cognitivo, habilita-se a estabelecer um novo hábito. Ao adotar um novo modelo mental, que pode ser declarativo, começa a construir um novo padrão de comunicação sináptica em seus gânglios de base. Quando isso ocorre, estabelece-se ali uma "estrada pensamental" que indica e estimula um costume. Podemos deduzir, portanto, que é perfeitamente possível abandonar ideias deletérias. O lobo frontal, como área neural do livre-arbítrio e da autorresponsabilidade, nos permite reavaliar condutas, constituir novos conceitos, solucionar problemas e mudar procedimentos.

Acredito que procedimentos simples possam auxiliar tremendamente na recalibragem mental. Há muitos anos, adoto uma prática bem simples, que é regularmente promover um retiro, eu comigo mesmo, no campo, na montanha ou na praia. Em geral, dura um fim de semana ou feriado prolongado. O objetivo é sempre o mesmo: ampliar a consciência, identificar hábitos danosos, eliminar o processo de autossabotagem e adotar novos motes de pensamento que possam ampliar minhas competências. É quando revejo meu planejamento estratégico de vida. Depois, trabalho mentalmente para que essas novas trilhas neuronais se consolidem.

Normalmente, foco em quatro áreas:

1) **Vida pessoal** — penso em tudo que envolve a minha saúde e os relacionamentos com familiares e amigos.

2) **Vida profissional** — revejo meu projeto profissional, como empregado e como empreendedor. Este livro, por exemplo, faz parte do meu canvas pessoal.

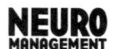

3) **Lazer e espiritualidade** – planejo minhas atividades de férias e também reflito sobre minhas crenças.

4) **Gestão financeira** – reavalio todo o meu plano de finanças, considerando curto, médio e longo prazo, imaginando a melhor gestão possível do risco. Considero que a dívida é o encargo mais fragilizante do ser humano. Livre-se dela, poupe e aprenda a investir.

O treinamento na empresa

Quando uma organização busca capacitar estrategicamente seu time, alinhando-se com os princípios da neurociência, deve seguir três etapas fundamentais, conforme detalhado a seguir.

Pré-trabalho

Imaginemos o seguinte cenário: um treinamento para 25 pessoas sobre técnicas de vendas consultivas. A atividade terá duração de dois dias e será realizada em um mês. Como devemos implementar, considerando as três etapas?

Primeiramente, duas semanas antes do dia do treinamento presencial (também chamado de f2f), encaminharemos alguns materiais como "pré-*work*". Mas, exatamente, o quê?

O nosso dever é promover a melhor experiência possível em todas as etapas. O estudo precisa ser prazeroso. Dessa forma, quanto mais assertivos forem os mecanismos sensoriais disponíveis, mais preparados os participantes chegarão para a atividade.

Mas de que mecanismos sensoriais estou falando? Refiro-me àqueles que estão relacionados com nossas inclinações de aprendizado. Para algumas pessoas, conta mais o estímulo auditivo. Para outras, o estímulo vistual. Há também aquelas que precisam escrever ou desenhar um esquema, como um fluxograma.

Todo nós, no entanto, somos sensibilizados por cada um desses estímulos. Como ainda não conseguimos perceber qual é o estilo dos participantes, minha sugestão é usarmos na preparação todos os recursos disponíveis.

Envie um texto conciso, isto é, um artigo de poucas páginas com viés prático. Pode ser da HBR (*Harvard Business Review*) ou da HSM (*Highly Structured Message*). Mande também um vídeo do TED ligado a vendas. Há vários. Sugiro o de Simon Sinnek. Por fim, peça aos participantes que elaborem um "esquema de aprendizado" (fluxograma) em uma folha, relacionando seus principais *insights*. Para concluir, envie uma avaliação com as principais questões relacionadas aos conteúdos enviados. Pronto! Este é um belo "pré-*work*"!

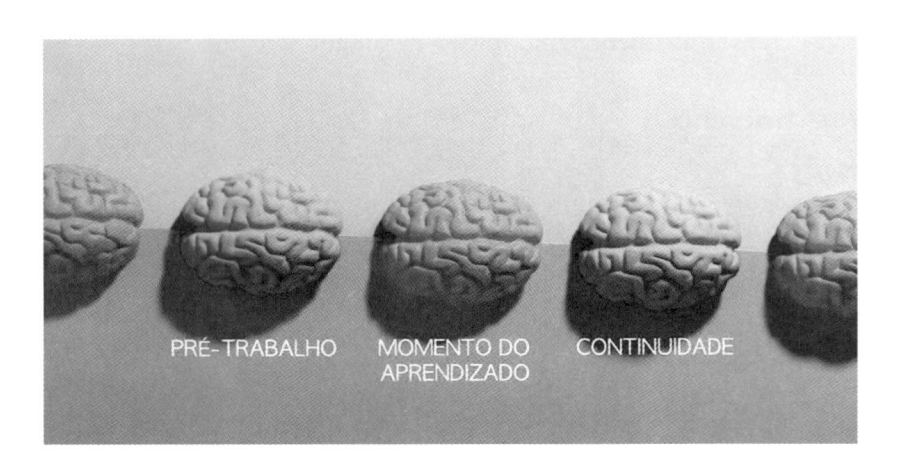

Atividade presencial ou *online*

Agora, avançamos para a próxima etapa — F2F —, o momento em que a capacitação será realizada de forma presencial ou *online*. Nesta fase, é fundamental conseguirmos o máximo de informações sobre os participantes. O importante é gerar o maior impacto singular possível. Dê uma olhada nas mídias sociais de cada inscrito. Aproveite também as informações obtidas na preparação. Sabemos quem foi

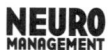

melhor (geralmente 10%), quem ficou na média (70%) e quem teve o menor aproveitamento (20%). Utilize essas informações de maneira estratégica. Nunca monte grupos juntando os que ficaram acima da média e os que ficaram abaixo da média. Misture-os com os medianos.

Já falamos anteriormente sobre os cuidados de organização. Mas quero frisar novamente: nunca faça valer o ditado "casa de ferreiro, espeto de pau". Se você vai falar de missões, prazos e metas, não cometa falhas na elaboração da agenda ou no gerenciamento do tempo. Quando falhas deste tipo ocorrem, exibe-se uma contradição. E o passo seguinte é a desmoralização. As aulas não devem durar mais do que 45 minutos. Em casos especiais, tolera-se uma hora. Nesse caso, no entanto, é necessário que o palestrante tenha uma boa didática e que prenda a atenção da plateia. O ideal é que, na sequência, seja realizada alguma atividade de retenção dos conhecimentos adquiridos.

Pós-treinamento

Sabemos que, após um treinamento, a maioria das pessoas volta ao padrão normal. Para que isso não ocorra, é preciso que os participantes, periodicamente, produzam algum material (ou ação) que recobre e consolide os conhecimentos adquiridos. Sem dúvida, depende da empresa e do empenho dos gestores em desenvolverem as pessoas engajadas no aprendizado. Uma excelente experiência produz ótima sensação, e ótima sensação cria uma cicatriz neural.

J. L. Beckley sentenciou, com razão: "A maioria das pessoas não planeja fracassar; fracassa porque não planeja". Um bom planejamento possibilitará uma boa entrega e elevará as chances de obtenção dos resultados desejados. Nesse sentido, exercite-se na visão sistêmica. Procure ver o treinamento de cima, em todas as suas fases. Como fazer isso? Mais uma vez sugiro os estudos do "canvas" de Osterwalder, já citado anteriormente. Saiba que é perfeitamente possível customizar esse método e adaptá-lo às necessidades do projeto de capacitação de sua empresa ou organização.

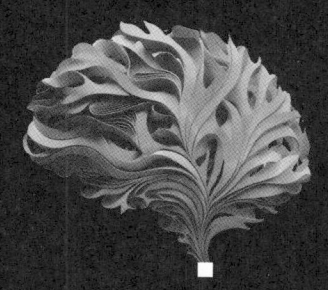

CAPÍTULO 14

O QUE GANHAMOS COM ISSO?

Creio ser importante conhecer ainda melhor o sistema de recompensa do cérebro, já analisado em outros capítulos deste livro. Ele pode ser utilizado em benefício das organizações, por exemplo, em treinamentos, reuniões de alinhamento e até mesmo em convenções de vendas. A Universidade Johns Hopkins descreve o processo de recompensa como uma experiência que nos agrada de forma imediata. Associamos essa experiência a estímulos externos (visuais, olfativos ou auditivos) ou internos (pensamentos e sensações). Ao estabelecer essa associação, a conduta que gerou prazer provavelmente se repetirá em situação familiar.

Processo do mecanismo de recompensa

Tudo começa quando somos estimulados a realizar uma atividade concreta que, no passado, nos proporcionou satisfação. Nesse momento, o cérebro ordena o uso da dopamina, de modo que já podemos nos imaginar realizando a ação. Quando passamos a agir concretamente, entram em cena a adrenalina e a noradrenalina, encarregadas de modular o organismo para o fazer. Depois de concluído o evento, fecha-se o circuito e ocorre uma descarga de serotonina, hormônio importante no controle de muitas funções do organismo, associado ao bem-estar e à felicidade.

Há uma gama enorme de atividades capazes de ativar o circuito da recompensa. Quero apresentar uma lista de estímulos que podem auxiliar na retenção de conteúdo, bem como no aumento da concentração e do foco.

• **Olfato** — Promova a experimentação de aromas. O alecrim é ótimo em situações de esforço mental excessivo. Ajuda a revitalizar as células cerebrais, fortalece a mente em casos de esgotamento e ainda estimula a memória. O cipreste tem ação calmante e tranquilizante. Abre caminho para a apreciação do novo. O eucalipto estimula a concentração e clareia a mente.

• **Visão** — Use imagens evocativas em alta resolução. Recorra também a vídeos curtos. Pelo ambiente, distribua livros e revistas alusivos ao tema tratado. Se possível, produza *banners* para marcar a experiência.

• **Paladar** — Caso o evento conte com um *coffee break* ou almoço, escolha bem os alimentos, pois também somos o que comemos.

1. **Ovos** — Fonte de colina, que participa da formação dos neurônios e repara as células cerebrais avariadas. Produz acetilcolina, neurotransmissor fundamental para a memória e o aprendizado. Outros alimentos com alto teor de colina são brócolis e couve.

2. **Peixe** — Salmão e sardinhas fazem bem ao cérebro. Melhoram a memória, a concentração e possuem ação anti-inflamatória. Ricos em Ômega 3, estes nutrientes promovem a boa saúde dos neurônios e a comunicação rápida entre eles.

3. **Cereais Integrais e Frutas Secas** — Contêm vitamina B, fundamental para as funções do cérebro, fortalecendo as artérias. Nozes, amêndoas e avelãs também favorecem o trabalho neural. Ajudam na liberação da serotonina.

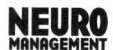
4. **Frutas Vermelhas** — A cereja e o morango possuem flavonoides, capazes de proteger os neurônios e, portanto, beneficiar a aprendizagem e a memória.

5. **Maçã** – Você já deve ter ouvido o ditado inglês *"An Apple a day keeps the doctor away"* (Uma maçã por dia mantém o médico longe). Pois ela, de fato, beneficia a saúde. É boa fonte de fisetina, composto que favorece o amadurecimento das células nervosas e estimula os mecanismos cerebrais.

6. **Chocolate Puro** — Contém vários estimulantes naturais que aumentam a concentração e incentivam a produção de endorfinas, promovendo o bom humor. O chocolate preto, com alto teor de cacau, é o mais indicado.

   • **Azeite de Oliva** — É rico em ácidos graxos monoinsaturados, que integram a membrana das células nervosas e aceleram a transmissão de informação entre elas. Favorece, pois, a memória. Outras fontes são o óleo de canola e a linhaça.

   • **Chá Verde** — Graças à cafeína, dá energia ao corpo e melhora a concentração.

Rir é o melhor remédio?

Primeiramente, o valor do riso não é unânime. Em seu excelente *O Nome da Rosa*[98], o linguista e filósofo italiano Umberto Eco constrói uma fascinante trama medieval para discutir o assunto. Na obra, o livro II da *Poética* de Aristóteles seria um volume bem guardado por sua periculosidade. O monge ancião Jorge de Burgos considera o riso

---

[98] ECO, Umberto. *O nome da rosa*. 20ª. Edição. Record, 2019.

pecaminoso por espantar o medo e gerar dúvidas no ser humano. Seria a fagulha que atearia fogo ao mundo inteiro. O frade franciscano William de Baskerville, ao contrário, não vê ameaça nessa manifestação e repete a argumentação aristotélica de que o riso está na essência do homem. Eco pretende mostrar que o riso era muito malconsiderado pelo homem católico europeu medieval. Entre seus detratores, os teólogos Basílio de Cesareia e Clemente de Alexandria e o orador João Crisóstomo. Na verdade, ainda hoje, o riso é tema de muita polêmica.

Nossa sociedade condena, com razão, rir da desgraça alheia. E, em tempos recentes, as piadas preconceituosas, felizmente, perderam a graça. Há, no entanto, outra construção do riso que deve ser exaltada e celebrada. O melhor humorista é aquele que sabe rir de si mesmo, de suas falhas, equívocos e fragilidades. E que também sabe apontar contradições e incoerências no dito mundo civilizado.

O famoso estudo *Neural correlates of laughter and humour*[99], liderado por Barbara Wild, da Universidade Tübingen, na Alemanha, revela um tema complexo, especialmente porque não há consenso acerca da natureza do humor. Existe até mesmo um riso patológico, expresso como sintoma de lesões cerebrais. Supõe-se que existam dois tipos de risos, que utilizam vias neuronais parcialmente independentes. O primeiro deles, involuntário ou impulsionado pela emoção, envolve a amígdala, áreas talâmicas e o tronco encefálico dorsal. O segundo, tido como voluntário, origina-se nas áreas operculares pré-motoras frontais e se transmite do córtex motor e do trato piramidal até o tronco encefálico ventral. Ambos os sistemas parecem ser coordenados por um centro especializado na parte superior dorsal da ponte. Mas a percepção do humor precede esse conjunto de ações. Notar o que é engraçado ou divertido estabelece um processo que envolve o córtex frontal direito, o córtex pré-frontal ventral medial, as regiões temporais posteriores direita e esquerda e, possivelmente, até o cerebelo. A rigor,

---

[99] WILD, Barbara et al. *Neural Correlates of Laughter an Humour*. Pubmed, 2003. https://pubmed.ncbi.nlm.nih.gov/12902310/ . Acesso em 26/09/2023.

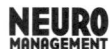

portanto, é uma das manifestações humanas mais complexas e que envolvem inúmeras conexões em diferentes partes do cérebro. Após mais de 120 anos de investigações neurológicas sobre o fenômeno, ainda há dúvidas e polêmicas no meio científico.

O riso pode ser absolutamente assustador. Nos filmes de terror e suspense, a figura agressiva muitas vezes se manifesta em gargalhadas ruidosas. E o que dizer do sorriso sarcástico e permanente do personagem Coringa, antagonista do Batman, no universo da DC Comics? E o mais interessante é que, muitas vezes, por medo ou desespero, as pessoas se põem a rir de modo incontrolável.

Felizmente, existe um riso saudável, facilmente identificável, que geralmente está associado a atividades gregárias. Já falamos sobre os encontros ao redor da fogueira, em tempos primitivos, estabelecidos para estreitar laços sociais. Pois bem, é certo que um dos estímulos para o desenvolvimento da linguagem foi encontrar modos de narrar eventos supostamente engraçados e inusitados. Diante do clã, um caçador-coletor precisava contar que, na neblina matutina, seu irmão atacara ferozmente uma formação rochosa, confundindo-a com um alce. Nessas situações, o cérebro realiza duas operações. A primeira é checar, recorrendo ao hipocampo, se há sentido em destroçar a ponta de um tacape em uma pedra. Com essa finalidade, as áreas visuais associadas à imaginação são ativadas. E a cena ridícula se projeta na tela mental de cada ouvinte. A segunda operação é a do espanto diante da incoerência do ato, quando as redes neuronais apontam a natureza escabrosa do desacerto. O riso surge em meio a um disparo simultâneo de substâncias químicas. Se havia cortisol na corrente sanguínea, depois de um dia difícil, ele começa a ser trocado por endorfinas e dopamina. É certo que rir também ajuda em processos de reavaliação, reduzindo o impulso límbico à luta ou à fuga. O riso induz ao relaxamento, estado de equilíbrio em que podemos pensar com mais clareza sobre como enfrentar ameaças e buscar recompensas. Os estudos de imageamento também mostram que o humor mais sutil e os jogos verbais requerem maior atividade do lobo frontal, desenvolvido mais recentemente no cérebro. A compreensão desses estímulos refinados, portanto, é um resultado do processo evolutivo.

Enfim, a resposta para a pergunta formulada neste bloco: sim, rir pode gerar imensos benefícios para a saúde. Estudos mostram que o riso pode reduzir o estresse, melhorar o humor, aliviar a dor e aumentar a imunidade. As já citadas endorfinas promovem uma sensação única de bem-estar e prazer. Uma prova desses benefícios é o trabalho espetacular do ator, palhaço e empreendedor social Wellington Nogueira, que, em parceria como Regina Nogueira, minha amiga, fundou em 1991 os Doutores da Alegria, uma organização sem fins lucrativos com forte e saudável presença em hospitais de São Paulo, Recife e Rio de Janeiro. Interagindo com crianças, os artistas subvertem a rotina hospitalar e estabelecem novos sentidos para a experiência terapêutica. Os resultados são palpáveis, pois os processos de cura dependem, sobretudo, da cadeia de humor do cérebro. As apresentações promovem uma evidente intervenção em malhas neuronais associadas aos processos internos de reparação biológica. Os cérebros especiais e generosos da trupe de Wellington estabelecem, pela boa pândega, uma conexão de apoio fundamental aos petizes que buscam recuperar a plena saúde.

Ainda não havia citado a oxitocina, mas a unidade básica da gargalhada, o sorriso, pode disparar uma carga desse hormônio na corrente sanguínea. Como já dissemos, essa é a "droga" natural do amor, que não tem contraindicações. Ela gera bem-estar e nos dispõe a retribuir o ato de carinho.

Como falamos de crianças, convém também citar os veteranos. Numa pesquisa comportamental, os psicólogos convidaram 20 idosos, de 60 a 70 anos, para um experimento. Metade permaneceu sentada, em silêncio, lendo ou usando o celular. O outro grupo foi convidado a assistir a vídeos engraçados. Depois de 20 minutos, cada voluntário entregou uma amostra de saliva e submeteu-se a um teste de memória de curto prazo. Como era de se esperar, o pessoal que havia se divertido tinha níveis menores de cortisol no corpo e se saiu muito melhor num teste de memória.

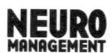

Em minha experiência em organizações, procuro criar um ambiente marcado pelo bom humor, mas é uma iniciativa que requer bom senso e jogo de cintura. Boa parte das piadas populares está focada na bestial desqualificação e humilhação do outro. Em nosso anedotário, há peças infames que insultam gravemente negros, homossexuais, mulheres, judeus, "turcos", obesos, nordestinos, gaúchos, argentinos, religiosos, excluídos sociais e outros atores sociais. Criou-se no país até uma subcategoria, destinada a ofender louras. Costumo recorrer, por exemplo, a uma pilhéria envolvendo números. Faço uma "adivinhação" e, na caçoada, atribuo a um sistema de sorteio cerebral. Funciona muito bem para quebrar o gelo e fomentar maior participação do grupo na atividade. Então, essa é uma boa pista para a melhor conduta: evite qualquer tipo de chiste quando ele envolver uma categoria de pessoas. As melhores brincadeiras são sobre situações, sobre vicissitudes da vida. Quando elas contemplam as preocupações de todos, geram um sentimento de camaradagem, compadrio e intimidade, unindo aqueles que são companheiros de viagem nesta dimensão da existência.

"Pensefazendo"

Deixando um pouco de lado o rigor da nomenclatura científica, talvez este seja um bom neologismo para se classificar as novas práticas de aprendizado no ambiente organizacional. Ao tratar das organizações que aprendem, o já citado Peter Senge costuma dizer:

> "A chave para o sucesso não é apenas pensar sobre o que estamos fazendo, mas alguma coisa sobre o que estamos pensando".

Essa é a base de todo o progresso humano na esfera do tangível. O fazer nos premia sempre, pelo êxito ou pelo aprendizado derivado do equívoco. E até a mão do acaso nos ilumina nessas situações. Já citei a penicilina e considero apropriado retormar a referência. O médico e bacteriologista escocês Alexander Fleming era um "faze-dor" nato, incansável na atividade de pesquisa. Certa vez, em 1928, pesquisava substâncias capazes de combater bactérias em feridas. Mas chegou a época das férias. Ao sair, deixou no Hospital St. Mary, em Londres, algumas placas com micro-organismos. No retorno, observou que as culturas de *Staphylococcus aureus* se encontravam contaminadas por mofo. Nas partes onde o fungo havia se instalado, havia áreas transparentes, sugerindo uma ação bactericida. Esse bolor, do gênero *Penicillium*, realmente funcionava para aquele propósito. Comprovadamente inofensivo para as células animais, foi isolado e purificado, tempos depois, por Ernst Chain e Howard Florey. Transformada em medicamento na década de 1940, a peniciliana foi produzida em grande quantidade e se tornou um enorme avanço para a humanidade, salvando milhões de vidas.

Há um detalhe importante nessa história, porque a descoberta de Fleming não foi o suficiente para desenvolver e produzir o remédio. Muitas pessoas participaram desse processo na sequência, algumas anônimas até hoje, tanto na lida dos laboratórios quanto nas plantas industriais farmacêuticas. Por este motivo, creio ser importante prestar atenção a dois pensamentos de Senge.

- A colaboração é vital para sustentar o que chamamos de mudança profunda ou realmente profunda, porque sem ela, as organizações são apenas subjugadas pelas forças do *status quo*.

- O pensamento sistêmico é uma disciplina para ver o todo. É uma estrutura para ver inter-relações em vez de coisas, para ver "padrões de mudança" em vez de "instantâneos" estáticos.

Segundo o engenheiro e consultor, no ambiente do trabalho em equipe, o que mais impressiona é o significado da experiência. As pessoas se sentem naturalmente bem em fazer parte de algo maior do que elas mesmas, de estarem conectadas, de serem geradoras da

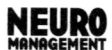

mudança. Muitas, mesmo sem nunca verem seus nomes estampados em jornais ou portais, manifestam enorme satisfação por terem participado de um projeto de descoberta ou desenvolvimento. Guardam essas experiências na memória com carinho e orgulho. Segundo Senge, são "períodos singulares da vida, vividos ao máximo".

Em mais de 20 anos dedicados ao ambiente organizacional, tenho me debruçado sobre um tema que julgo especial: por que algumas pessoas têm desempenho superior ao de outras? Cheguei aos números já citados: 10% de alta performance, 70% na média e 20% abaixo da média. Outros gestores de equipes me apresentaram cálculos com resultados semelhantes. Procurei me aprofundar no assunto, focando em performance de vendas. Li artigos na *Harvard Business Review* e procurei dados em relatórios da Salesforce State, do Aberdeen Group, da CSO Insights e da consultoria Gartner.

Concluí que as pessoas estão sempre buscando recompensas. Mas elas nem sempre se apresentam como ganhos de natureza material. O cérebro procura, naturalmente, prêmios por seu esforço. Muitos trabalhadores excelentes, de uma hora para outra, baixam tremendamente a performance. Pode acontecer com aquele centroavante que não marca mais gols, com aquela pesquisadora que não atingiu suas metas, com aquele vendedor que passou o mês em branco. Há inúmeras pesquisas que exibem as causas dessa baixa de rendimento. A falta de reconhecimento é uma delas. Nas empresas, há muitos carregadores de piano que são ignorados. Ao se pautarem por um padrão de produtividade, simplesmente não chamam mais a atenção. Por vezes, são veteranos, há muitos anos na casa. De repente, aparece um garotão bonito, bem vestido, de boa família, e seus primeiros bons resultados geram celebrações e paparicagens em exagero. Você certamente já testemunhou situações dessa natureza.

Nessas situações, o cérebro não sente apenas o desprezo, mas processa um segundo estímulo que gera descontentamento. E um terceiro que se prepara para dar o troco, ou seja, promover a vingança. A pesquisadora Olga Klimecki-Lenz, do Centro Suíço de Ciência Afetiva, da Universidade de Genebra, aplicou a 25 voluntários marcados por eventos de desigualdade e injustiça, um teste baseado em um jogo econômico. Além do participante analisado, havia um jogador justo e um injusto. Como era de se esperar, as atitudes incorretas geraram raiva. A ressonância magnética funcional mostrou atividade no lobo temporal superior (o irmão racional do cérebro) e também na amígdala (a irmã emocional do sistema). Interessantemente, há um momento em que os injustiçados podem promover uma vingança contra o jogador sacana. A maioria dos participantes, 14 deles, se aproveitou dessa oportunidade. Nessas situações, o cérebro vê a desdita do adversário como uma recompensa para si mesmo. Curiosamente, 11 participantes mantiveram-se justos com o jogador desleal. Nesses, houve uma ativação muito maior do córtex pré-frontal dorsolateral.

Essa região é muito conhecida por lidar com o controle cognitivo, adaptação, inibição e modulação do comportamento. "Observamos que essa área age em coordenação com o córtex motor, direcionando a mão que escolhe ou não o comportamento vingativo", afirma Olga. Essas pesquisas têm obviamente vieses de natureza cultural. Os suíços são regulados, em geral, pela temperança, pela moderação e pelo respeito às regras. Talvez os resultados fossem diferentes nos Estados Unidos, nas Filipinas ou no Brasil. Ainda assim, fica evidente que existe um padrão de funcionamento cerebral que estabelece a decepção, a revolta e a ideia de retaliação. Mesmo a maioria dos suíços puniu o elemento injusto.

No ambiente empresarial, situações dessa natureza ocorrem com muita frequência. Dois vendedores com performances semelhantes podem ganhar o mesmo bônus. Mas aquele que não ganhou um abraço do gerente vai se sentir injustiçado. Nas áreas profundas do cérebro, a ideia de punição não está somente associada ao gosto de ver o sofrimento do outro. A vingança tem por base, também, enfraquecer aquele que os centros de registro inconsciente detectaram como uma ameaça. O "vender menos" de um ótimo profissional pode denunciar seu desânimo e o impulso interior de punir a organização.

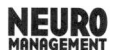

Como o cérebro é complexo, em determinadas circunstâncias, avaliações negativas também podem se converter em motivação. No estudo *How the Brain Converts Negative Evaluation into Performance Facilitation*[100], liderado por Charlotte Prévost, os voluntários que tiveram esse tipo de resposta mostraram ativação na ínsula e no corpo estriado. Curiosamente, segundo os pesquisadores, a facilitação de desempenho após avaliação negativa foi associada a uma rede de regiões cerebrais previamente implicadas na postura agressiva em resposta à atenção, à percepção de ameaças e ao comportamento direcionado a objetivos. Podemos até imaginar uma frase vulgar para determinar esse comportamento: "querem me ferrar, mas não vão conseguir".

Ao longo dos anos, percebi que a melhor maneira de obter bons resultados é lidar de forma inteligente e coerente com as idiossincrasias do cérebro. Somos naturalmente programados para reagir a ataques e ameaças. Ao mesmo tempo, tendemos a mobilizar nossas energias e habilitar talentos quando somos estimulados, incentivados e reconhecidos. E isso não é palavrório de *coach* nem achismo do senso comum. Uma pesquisa da Wharton School e da Harvard Medical School mostrou o poder do encorajamento. Eles dividiram arrecadadores de fundos universitários em dois grupos. O primeiro time fez suas ligações do modo como sempre fizeram, no piloto automático. O segundo pelotão, no entanto, assistiu a uma palestra estimulante do diretor de contribuições anuais, que manifestou antecipadamente o agradecimento pelo esforço. Os resultados foram inequívocos: o grupo incentivado fez 50% mais ligações do que o outro grupo.

Há inúmeras pesquisas, nos mais diversos campos, do esporte à educação, que atesta a importância do incentivo. De acordo com o neurocientista Alex Korb, a gratidão tem um impacto poderoso na vida humana, porque envolve o cérebro em um círculo virtuoso. Em nossas vidas, muitas vezes mesquinhas à procura de dinheiro, ostentação e

100 PRÉVOST, Charlotte et al. *How de Brain Converts Negative Evaluation into Performance Facilitation*. https://www.ncbi.nlm.nih.gov/pmc/articles/PMC6676962/. Acesso em 26/09/2023.

fama, costumamos zombar das pessoas que, por crença religiosa ou filosófica, agradecem diariamente pelo Sol, pela água e pela vida. O próprio Korb revela que já foi muito cético em relação ao poder da gratidão. Depois, no entanto, viajando na nave da ciência, descobriu um mundo novo por trás desse conceito. Praticar a gratidão modula os principais circuitos cerebrais que contribuem para a motivação, o humor e a atitude resiliente. De forma efetiva, estimula a região do tronco cerebral onde a dopamina é produzida, alterando o estado de ânimo. E não para por aí. Ativa também o nosso já conhecido núcleo accumbens, no qual a dopamina é liberada e ilumina o sistema com faíscas de alegria. Mais importante de tudo é que altera a atividade do córtex cingulado anterior, de modo que prestamos mais atenção aos aspectos positivos da realidade. É quando percebemos detalhes incríveis de elementos antes negligenciados, seja numa flor, no olhar do cão, na entonação de voz da pessoa amada. As pesquisas — e são muitas — mostram que praticar a gratidão diminui o estresse, gera felicidade e proporciona noites de sono mais tranquilas e reparadoras.

O que é interessante nessas situações é que o cérebro se "acostuma" com o que é bom. Ele cria e reforça as ligações neuronais que proporcionam o bem-estar e ativam as áreas de percepção para tudo que é positivo. Quando assim programado, o indivíduo se habilita a detectar e aproveitar oportunidades. É o tal círculo virtuoso de Korb. Os cientistas da Universidade Vanderbilt, Tennessee, descobriram que empreendedores trabalhando duro com a perspectiva de recompensas experimentaram uma maior liberação de dopamina no corpo estriado e no já citado córtex pré-frontal ventromedial, áreas que desempenham importante papel na motivação. De acordo com o professor John Salamone, da Universidade de Connecticut, baixos níveis de dopamina tornam as pessoas menos propensas a se dedicarem a seus projetos. Desse ponto de vista, esse hormônio exerce um papel mais significativo na conduta emocional do que no prazer em si.

Já citei brevemente a Pirâmide de Maslow, na qual se empilham cinco categorias de necessidades, associadas a motivações: fisiologia,

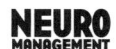

segurança, relacionamento, estima e realização pessoal. As novas descobertas da ciência, no entanto, revelam que as coisas podem não ser tão simples assim. O que nos faz trabalhar, estudar, praticar atividades físicas, correr riscos? Uma vez resolvidas as necessidades básicas, o que nos move é uma exigência interna de autonomia, conhecimento e envolvimento. Estudiosos enxergam a maior fonte da motivação humana na ampliação das competências. No processo de evolução, esse "motor" mental é acionado por duas razões antagônicas: o medo e a curiosidade. O medo nos mobiliza para encontrar meios de proteção. A curiosidade nos conduz ao aproveitamento de oportunidades.

Como nesta obra a ciência tem a palavra, apresento quatro exemplos:

Estudo de Kashdan e Roberts (2004): avaliou a relação entre curiosidade, ansiedade e desempenho em uma tarefa de solução de problemas em crianças de seis a 10 anos de idade. Resultado: as crianças mais curiosas e menos ansiosas tiveram melhor desempenho na execução dos exercícios propostos.

Estudo de Gottfredson e Saklofske (2009): investigou a relação entre curiosidade e inteligência em crianças de sete a 11 anos. Resultado: as crianças mais curiosas tiveram maior pontuação em testes de inteligência verbal e não verbal. Confirma a tese de que a curiosidade está associada ao desenvolvimento cognitivo.

Estudo de Kashdan e Yuen (2007): examinou a relação entre curiosidade e coragem em crianças de sete a 14 anos de idade. Resultado: as crianças mais curiosas e corajosas eram mais propensas a enfrentar situações desafiadoras e resolver problemas.

Estudo de Kidd e Hayden (2015): examinou a relação entre curiosidade, medo e aprendizado em crianças de quatro a cinco anos de idade. Resultado: as crianças que eram curiosas, mas também um pouco medrosas, tinham melhor desempenho em uma tarefa de aprendizado do que as crianças que eram passivas ou excessivamente medrosas.

É importante frisar, ainda, que existem três importantes fatores associados à motivação:

Autonomia — Pesquisas revelam que a percepção de autonomia pode ser um fator importante para determinar com qual energia os indivíduos perseguirão uma meta. Nessas situações, as pessoas têm mais liberdade para decidir como lidar com o desafio. Ao mesmo tempo, se sentem mais responsáveis pelos resultados. Quando se percebem controlados, os indivíduos julgam que não têm escolha em relação a métodos e abordagens, de modo que precisam se conformar com as regras do jogo. Diante das circunstâncias, naturalmente se consideram menos responsáveis por eventuais fracassos.

A Teoria da Autodeterminação tem sido muito difundida desde a década de 1980, quando da publicação de *Intrinsic Motivation and Self-Determination in Human Behavior*[101], livro dos psicólogos Richard Ryan e Edward Deci, da Universidade de Rochester, em Nova Iorque. Segundo eles, para ter motivação e prosperar em qualquer área, não bastam dinheiro, boas notas ou mesmo aprovação social. Internamente, é preciso que existam autonomia, competências e relacionamentos. Segundo essa visão, é muita ingenuidade imaginar que somos motivados apenas por recompensa e punição, conforme o padrão estabelecido pelo behaviorismo skinneriano. Ryan repete sempre em suas palestras e entrevistas: "As pessoas que se sentem mais autônomas tomam melhores decisões". A dupla também ressalta a enorme importância do apoio inter-relacional entre amigos, irmãos, parceiros ou mesmo na relação entre o psicólogo e o paciente. Segundo Ryan, a longa colaboração de Deci é fundamental, contribuindo para a evolução do trabalho. "Um equilibra o outro", define.

---

[101] DECI, Edward L; RYAN, Richard M. *Intrinsic Motivation and Self-Determination in Human Behavior (Perspectives in Social Psychology)*. Plenum Press, 1985.

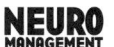

Valor — A motivação também está ligada a nossos princípios e crenças. Quando estamos convictos da justeza de um propósito, ganhamos energia para evoluir ao modo de ação. Ao longo da história, desafios imensos foram superados porque havia uma consciência ética de que a missão deveria ser realizada. Em 2003, um guia chamado Gelje subia o Monte Everest quando viu outro alpinista agarrado a uma corda e tremendo de frio, na perigosa Zona da Morte, a mais de 8,3 mil metros de altitude. Muitas vezes, nessas ocasiões, ninguém ajuda. Cada um cuida de atingir seus próprios objetivos. Esse sherpa, no entanto, cancelou temporariamente o contrato com seu cliente e carregou o escalador enfermo nas costas por seis horas, descendo 600 metros, até uma área que poderia ser acessada pelo helicóptero de resgate. Para muitos especialistas, o risco foi enorme e o próprio Gelje poderia ter morrido na operação. Ele conseguiu porque estava motivado. Mobilizou diversas áreas cerebrais, a fim de ganhar coragem e ativar suas competências. Ousou enfrentar a extrema dificuldade porque enxergava um "valor" maior em seu esforço.

Um dos grandes inimigos do "passar à ação" é a falta de clareza a respeito do que desejam de nós e do que desejamos para nós. Por este motivo, é preciso ter clareza de quais são os reais propósitos de nossos parceiros, sócios e empregadores. E, na sequência, precisamos definir se existe congruência e alinhamento de aspirações. Quando existe descompasso, a motivação inevitavelmente vai desaparecendo, mesmo que tenhamos grandes recompensas materiais na atividade. É fundamental, portanto, que empregados e empregadores revisem periodicamente suas metas, com *feedbacks* claros e genuínos.

Competência — Gostamos do que fazemos ou fazemos o que gostamos? À medida que dedicamos mais tempo a uma atividade, percebemos que nossas habilidades se desenvolvem e adquirimos senso de competência. O esforço, portanto, promove a excelência. Ayrton Senna tinha habilidades naturais para a pilotagem. Essa aptidão o motivava a buscar novos desafios. E, mais do que isso, o estimulava a continuar aprendendo para refinar suas capacidades. O grande astro da Fórmula 1 estudava os adversários, avaliava muito bem os circuitos e tinha pleno conhecimento do potencial de cada carro que pilotava. Esse saber acumulado o conduzia a triunfos, reforçando sua motivação, num grande círculo virtuoso.

Uma história

Ao longo de mais de 25 anos no mundo corporativo, já ministrei muitos treinamentos. Posso dizer que foram milhares, para os mais diversos públicos, nos mais diversos formatos, com durações variadas. Numa dessas ocasiões, a proposta era repensar toda a capacitação de uma empresa que atuava com um conteúdo extremamente técnico dentro do setor de saúde, na área de cirurgias complexas. Comecei por realizar um bom diagnóstico, avaliando o treinamento já existente. Durava quatro semanas, com aulas o dia todo, provas frequentes e uma avaliação de maior peso às sextas-feiras. Eram aulas de anatomia e de procedimentos operatórios. Outras versavam sobre produtos (equipamentos cirúrgicos), serviços agregados e desenvolvimento de *softskills*.

Minha avaliação não foi das melhores. As aulas eram longas demais, a disposição de mesas e cadeiras era imprópria, os *slides* não tinham *design* instrucional, os facilitadores não dominavam boas estratégias pedagógicas, faltava interação entre os aprendentes, o ambiente era tenso e os *coffe breaks* ofereciam alimentos que atrapalhavam a concentração e o funcionamento neural.

Depois desse momento, acionei os conhecimentos nas áreas básicas da neurociência: aprendizagem, memória, sistema atencional, performance, emocionalidade, sistema motivacional e de recompensa, expansão da consciência e cognição de alto nível.

A primeira medida foi refazer a agenda e alterar o tempo de duração das aulas, uma vez que o cérebro saudável, sem a competição de outros estímulos sensoriais, sustenta o sistema atencional entre 20 e

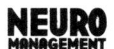

40 minutos, de acordo com as habilidades do facilitador. Mas o que mais eu e os facilitadores aprimoramos?

1. Os facilitadores, que eram médicos ou profissionais de *marketing*, foram recapacitados, com um curso de oratória e estratégia didática.

2. Modificamos o cenário. Dividimos os participantes ao redor de mesas, com grupos de quatro a seis pessoas.

3. Orientamos os professores na escolha e montagem de novos *slides*, mais claros e de fácil compreensão.

4. Criamos Atividades Potentes de Retenção do Conhecimento (APRC). Após uma aula de 45 minutos, por exemplo, realizávamos um exercício para validar o conhecimento da turma. Se um determinado *score* era alcançado, o facilitador podia avançar para a aula seguinte. Essas interações de memorização foram alicerçadas em dois elementos fundamentais: a abordagem divertida e a competição leve entre os grupos.

5. Alteramos o cardápio do *coffee break*, retirando refrigerantes, frituras, farinhas e alimentos ricos em açúcares refinados. Optamos por alimentos leves e saudáveis.

6. Criamos uma premiação para incentivar os participantes mais empenhados.

Após essas mudanças, guiadas pelos postulados da neurociência, o treinamento produziu resultados muito mais satisfatórios, com engajamento, memorização e retenção do conhecimento.

É importante que os facilitadores contribuam com atividades de retenção. Em minhas aulas na pós-graduação em neurociência, na Santa Casa de São Paulo, costumo pedir para que os alunos produzam *podcasts* sobre os temas estudados. O resultado é sempre muito satisfatório, pois esse tipo de produção organiza a compreensão, solidifica a memória construída e ainda auxilia na difusão de conhecimentos. Nesse sentido, criamos uma rede colaborativa para compartilhar esses conteúdos e disseminá-los em grupos *online*. Pessoalmente, adoto a mesma estratégia. Quando leio um bom livro, com informações relevantes, produzo um *podcast* ou *videocast* sobre o tema. É uma forma simples e efetiva de condensar as informações relevantes e fixar os saberes adquiridos.

Acerto e erro

Se as pessoas, de fato, aprendem enquanto fazem, é sempre salutar que insistam na repetição. Refazer mobiliza o cérebro para resgatar o erro, determinar a correção e executar o aprimoramento. Há uma frase muito direta que ilustra esse pensamento.

> Errei 9 mil cestas, perdi 300 jogos, em 26 diferentes finais de partidas fui encarregado de jogar a bola que venceria o jogo... e falhei, e é por isso que me tornei o Michael Jordan.

O ala-armador é considerado por muitos atletas, técnicos, jornalistas e torcedores como o maior jogador de basquete de todos os tempos. Mas ele nem sempre foi um craque invencível. Chegou a jogar beisebol e futebol americano. No segundo ano do colégio, na Emsley A. Laney, foi recusado no time de basquete. Argumentaram que era baixo demais, por medir 1,80m. Ele continuou treinando duro, até crescer mais 10 centímetros e, finalmente, conquistou sua vaga. Durante toda a carreira, coroada com o sucesso no Chicago Bulls, foi um artista da repetição e do aprimoramento. Ganhando ou perdendo, no dia seguinte, bem cedo, estava na quadra treinando. A cesta de três pontos, por exemplo, não era seu forte, especialmente em seus primeiros anos. Com muito treino, ele melhorou nesse quesito e terminou a carreira com uma taxa de sucesso respeitável. Além disso, Jordan estudava detidamente os adversários,

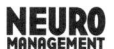

para detectar seus pontos fracos. Sim, era muito talentoso, mas também acreditava no poder da capacitação constante. A repetição, pois, conduz sempre à qualificação de performance e melhores resultados.

Em complemento, destaco o ótimo estudo *Action Anticipation and motor resonance in elite basketball players*[102], liderado por Salvatore M. Aglioti, da Universidade Sapienza, de Roma, sobre os craques das quadras. Os melhores atletas profissionais da modalidade, segundo o estudo, possuem uma maior capacidade de antecipação. Supõe-se que essa habilidade se deva a uma ativação maior do sistema de neurônios-espelho. Eles são acionados quando os movimentos de outras pessoas devem ser percebidos, reconhecidos e processados. Os jogadores de basquete são mestres em prever o movimento dos adversários. Essa capacidade é fundamental para iludir marcadores, roubar bolas, pegar rebotes e realizar transições. De acordo com os cientistas, são os muitos anos de treinamento que permitem o desenvolvimento desses processos combinados de percepção e execução.

Treinar, portanto, é encarar seguidamente a imperfeição. De forma geral, não lidamos emocionalmente bem com o erro. Mas ele pode, entretanto, converter-se em excelente professor. O cérebro tem duas reações rápidas em caso de falha. Primeiramente, reconhece o equívoco, em âmbito de negatividade. É o popular "deu zica", que se manifesta em 50 milissegundos. Em seguida, no âmbito da consciência, entre 100 e 500 milissegundos, define a natureza do erro e começa a remover a decepção. Esses dados foram revelados pelos estudos do professor de psicologia Jason Moser, da Michigan State University[103]. O trabalho revela ainda que há diferenças nas reações cerebrais de quem acredita que pode aprender com seus erros. Segundo o cientista, as pessoas

[102] AGLIOTI, Salvatore M, CESARI, Paola; ROMANI, Michela; URGESI, Cosimo. *Action anticipation and motro resonance in elite basketball players*. https://pubmed.ncbi.nlm.nih.gov/19160510/ . Acesso em 27/09/2023.

[103] MOSER, Jason. *The Effects of Exercise on Emotion Regulation and Cognitive Control in PTSD*. Michigan State University, 2022. https://clinicaltrials.gov/study/NCT05643716. Acesso em 27/09/2023.

convencidas da possibilidade desse aprendizado têm um sistema neural mais habilitado para detectar rapidamente o equívoco.

É possível que o erro humano mais famoso não tenha um culpado direto, mas elegeu uma série de heróis reparadores. Aconteceu em abril de 1970, com a Apollo 13, a terceira missão do programa destinado a pousar na Lua. No dia 14, ocorreu uma falha grave em um tanque de oxigêncio do módulo de serviço. Foi quando o piloto do módulo de comando, Jack Swigert, pronunciou a famosa frase: *"Okay, Houston, we've had a problem here"* (*Ok*, Houston, tivemos um problema aqui). O pouso lunar foi abortado e iniciou-se uma maratona de complexos procedimentos para preservar a vida dos astronautas e trazer a nave de volta para a Terra. A tripulação teve de enfrentar grandes dificuldades, como a escuridão, a falta de água potável e a temperatura extremamente baixa na cabine, que despencou para 3 graus Celsius. Um dos maiores desafios foi remover o dióxido do carbono, que era absorvido por recipientes com pastilhas de hidróxido de lítio. O estoque de vasilhas não era suficiente para sustentar os três astronautas. Os engenheiros de solo, então, num exercício de criatividade desesperada desenvolveram uma "gambiarra" para driblar a dificuldade. Utilizando plástico, capas de manuais, fita adesiva e outros materiais, os tripulantes improvisaram o equipamento para adaptar os cânisters de hidróxido de lítio no módulo lunar. Perplexo, o mundo inteiro acompanhava a façanha. Enquanto as mentes adaptáveis recorriam a invencionices de emergência, a nave deu uma volta na Lua e conseguiu retornar à Terra em 17 de abril. O episódio constitui um ótimo exemplo de como o cérebro bem treinado pode lidar com o erro, recorrendo às mais complexas estratégias para manter a vida.

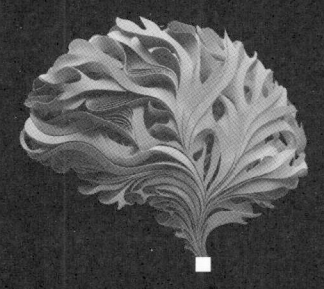

CAPÍTULO 15

O CANVAS NEUROMANAGEMENT

Um dos objetivos deste livro é fazer com que você identifique e desperte suas potencialidades, habilitando-se a alterar comportamentos, melhorar performance e alcançar o sucesso em seus empreendimentos pessoais e profissionais. Ao mesmo tempo, espero que a obra possa estimulá-lo a trabalhar estruturadamente no treinamento de equipes, de modo a compartilhar saberes, estabelecer padrões de excelência e multiplicar benefícios. Dessa forma, para facilitar o aprendizado, fixar a memória e organizar a práxis de transformação, recorro a um método moderno e largamente aplicado em instituições de prestígio, caracterizadas pela inovação contínua e pelo poder de realização.

Este modelo representa uma ferramenta por meio da qual você poderá aplicar muitos dos conceitos apresentados nas páginas anteriores. É composto por sete macrotemas: Gestão, Comunicação, Tomada de Decisão, Emocionalidade, Gestão de Pessoas, Aprendizagem e Criatividade/Inovação. São estas as chaves temáticas para um processo organizado de mudança estratégica, aperfeiçoamento contínuo e ganho sustentado de qualidade.

* * *

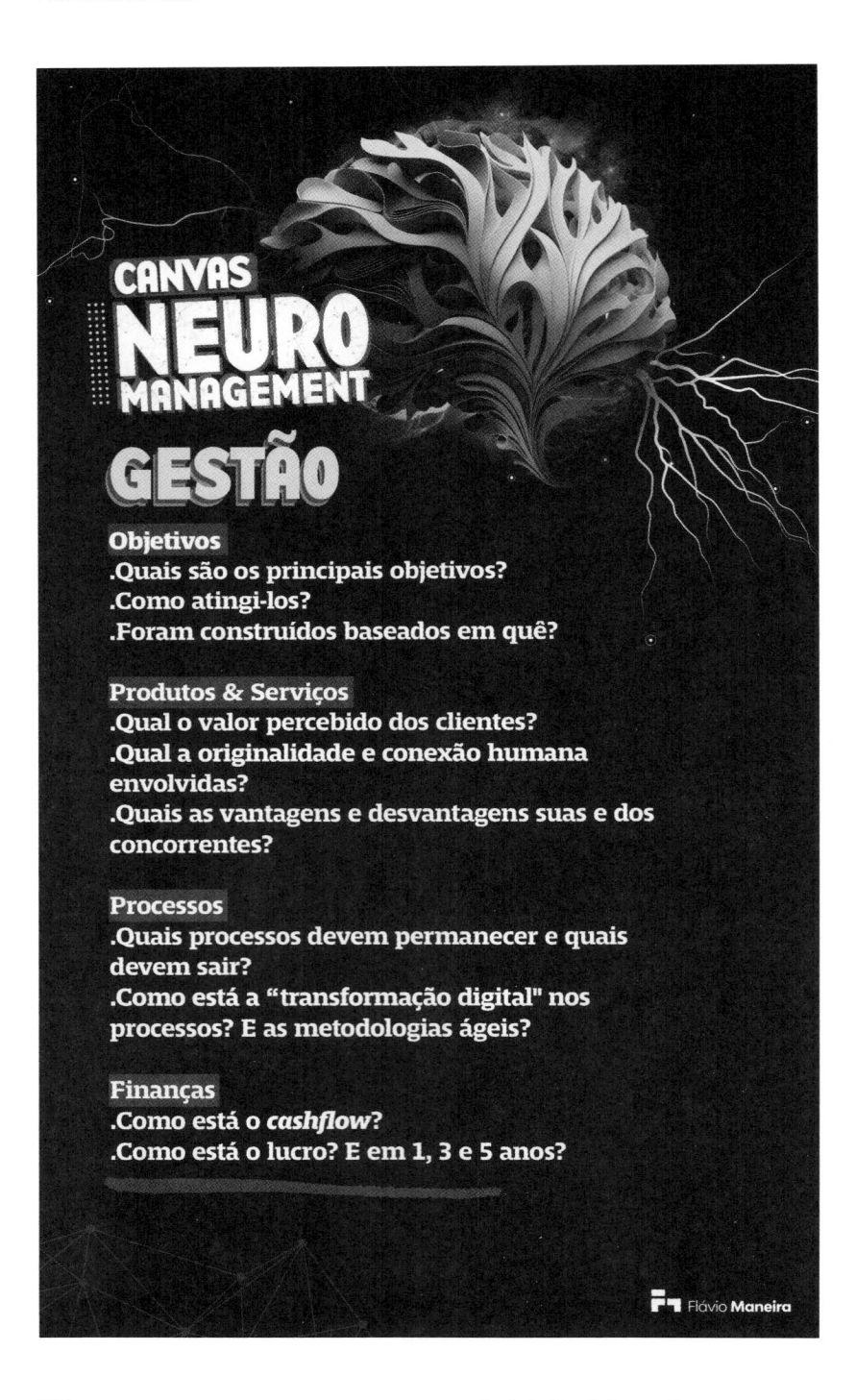

CANVAS
NEURO
MANAGEMENT

GESTÃO

Objetivos
.Quais são os principais objetivos?
.Como atingi-los?
.Foram construídos baseados em quê?

Produtos & Serviços
.Qual o valor percebido dos clientes?
.Qual a originalidade e conexão humana envolvidas?
.Quais as vantagens e desvantagens suas e dos concorrentes?

Processos
.Quais processos devem permanecer e quais devem sair?
.Como está a "transformação digital" nos processos? E as metodologias ágeis?

Finanças
.Como está o *cashflow*?
.Como está o lucro? E em 1, 3 e 5 anos?

Flávio **Maneira**

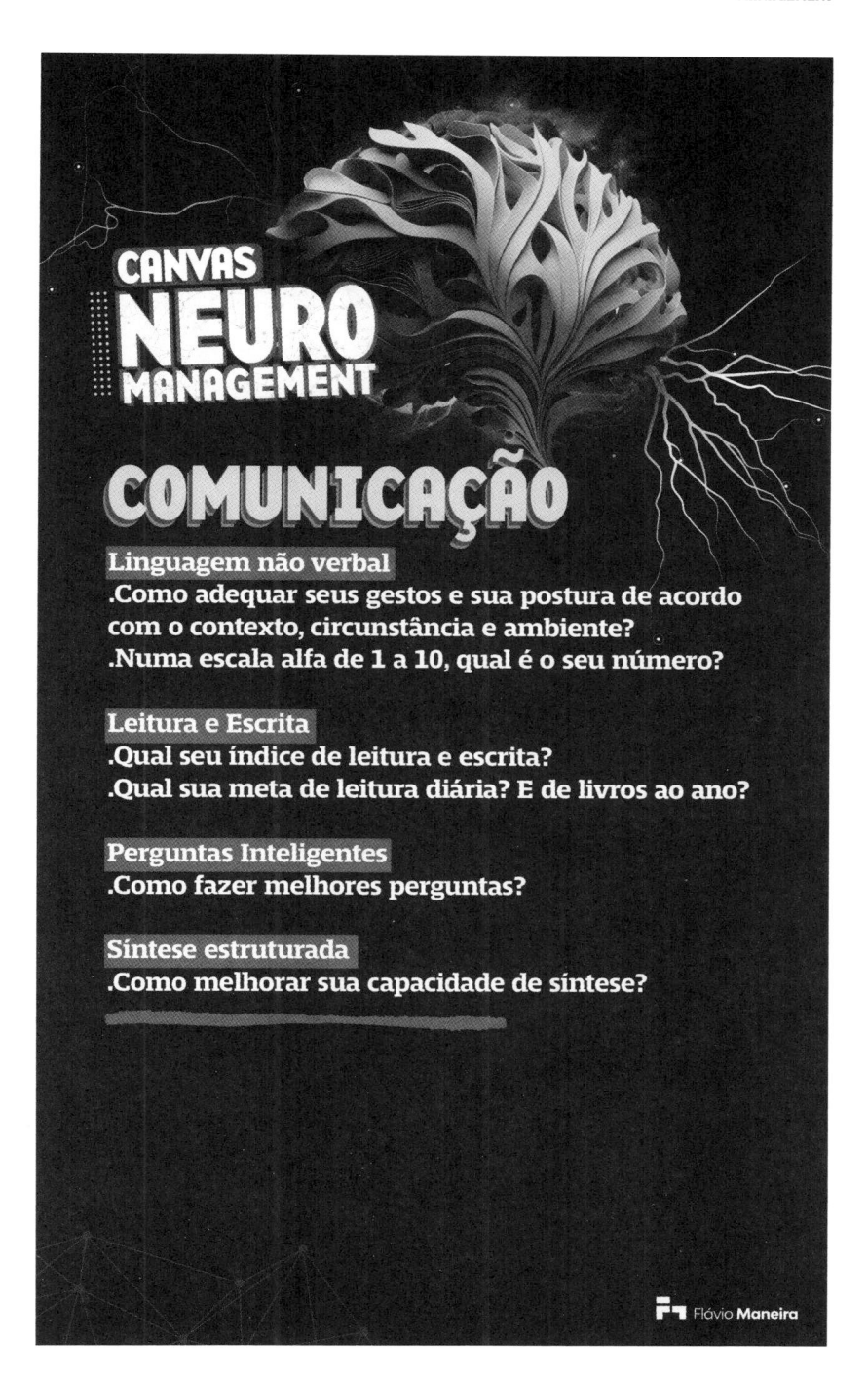

CANVAS NEURO MANAGEMENT

COMUNICAÇÃO

Linguagem não verbal
.Como adequar seus gestos e sua postura de acordo com o contexto, circunstância e ambiente?
.Numa escala alfa de 1 a 10, qual é o seu número?

Leitura e Escrita
.Qual seu índice de leitura e escrita?
.Qual sua meta de leitura diária? E de livros ao ano?

Perguntas Inteligentes
.Como fazer melhores perguntas?

Síntese estruturada
.Como melhorar sua capacidade de síntese?

Flávio Maneira

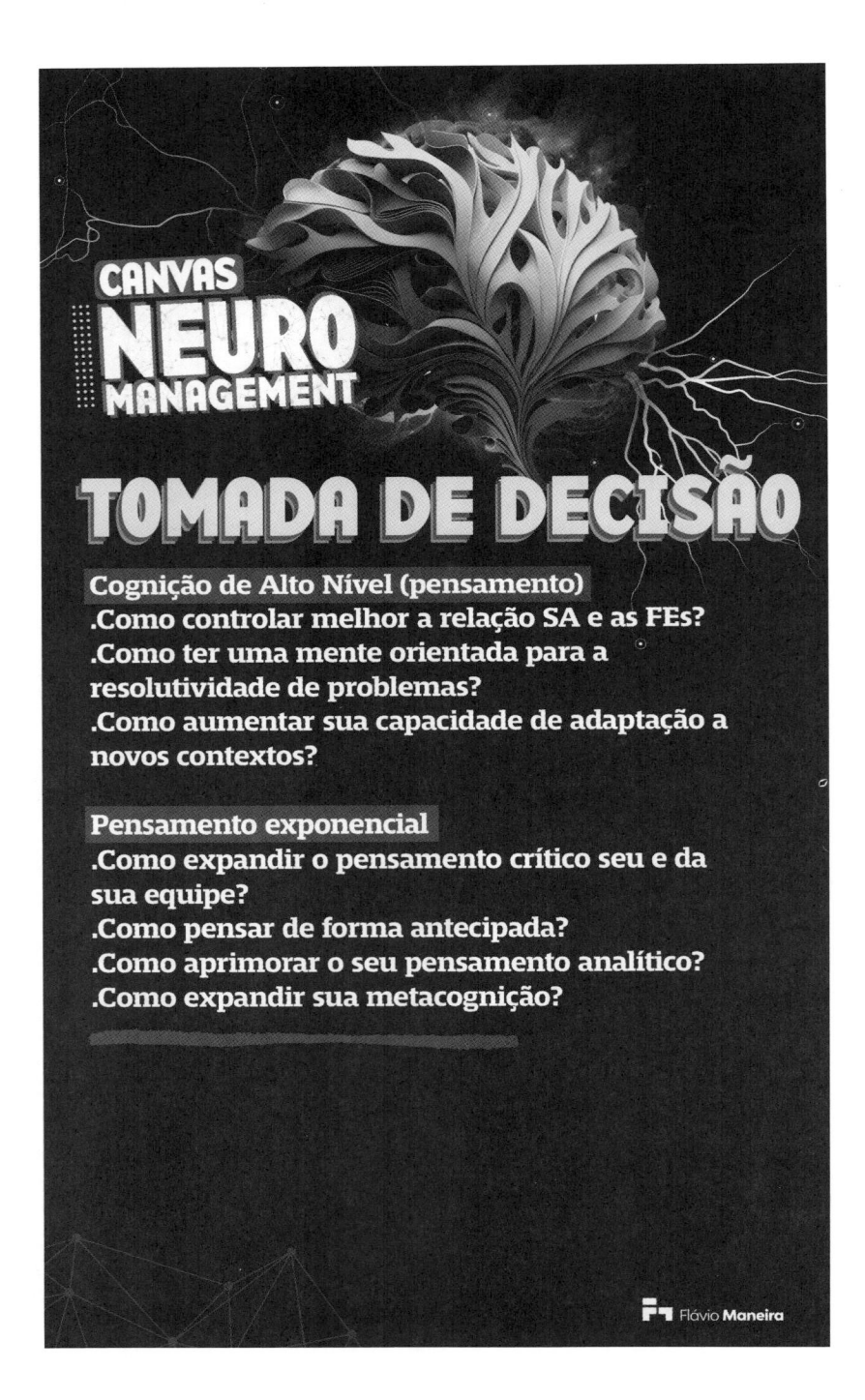

CANVAS NEURO MANAGEMENT

TOMADA DE DECISÃO

Cognição de Alto Nível (pensamento)
.Como controlar melhor a relação SA e as FEs?
.Como ter uma mente orientada para a resolutividade de problemas?
.Como aumentar sua capacidade de adaptação a novos contextos?

Pensamento exponencial
.Como expandir o pensamento crítico seu e da sua equipe?
.Como pensar de forma antecipada?
.Como aprimorar o seu pensamento analítico?
.Como expandir sua metacognição?

Flávio Maneira

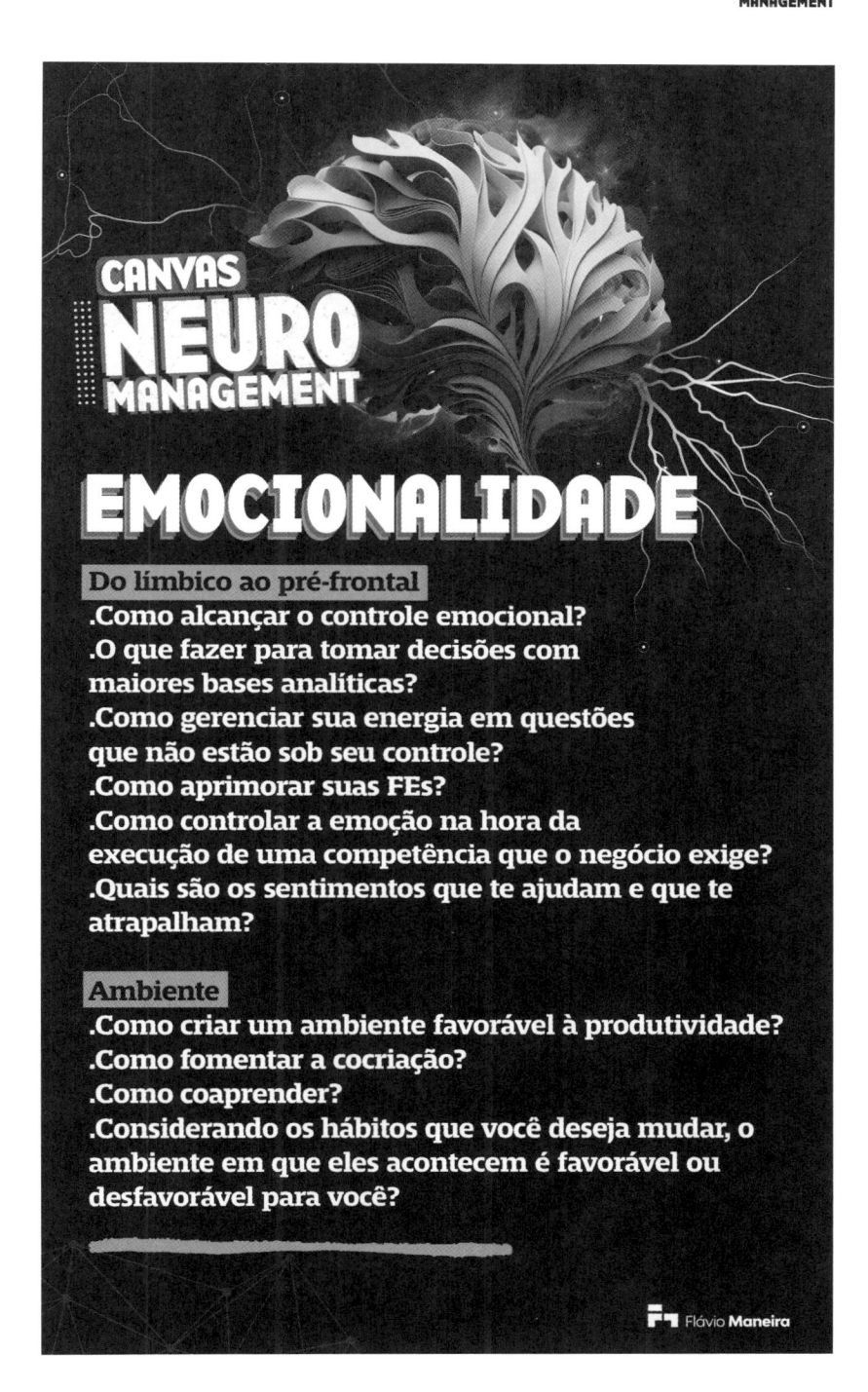

CANVAS
NEURO
MANAGEMENT

EMOCIONALIDADE

Do límbico ao pré-frontal

.Como alcançar o controle emocional?
.O que fazer para tomar decisões com maiores bases analíticas?
.Como gerenciar sua energia em questões que não estão sob seu controle?
.Como aprimorar suas FEs?
.Como controlar a emoção na hora da execução de uma competência que o negócio exige?
.Quais são os sentimentos que te ajudam e que te atrapalham?

Ambiente

.Como criar um ambiente favorável à produtividade?
.Como fomentar a cocriação?
.Como coaprender?
.Considerando os hábitos que você deseja mudar, o ambiente em que eles acontecem é favorável ou desfavorável para você?

Flávio Maneira

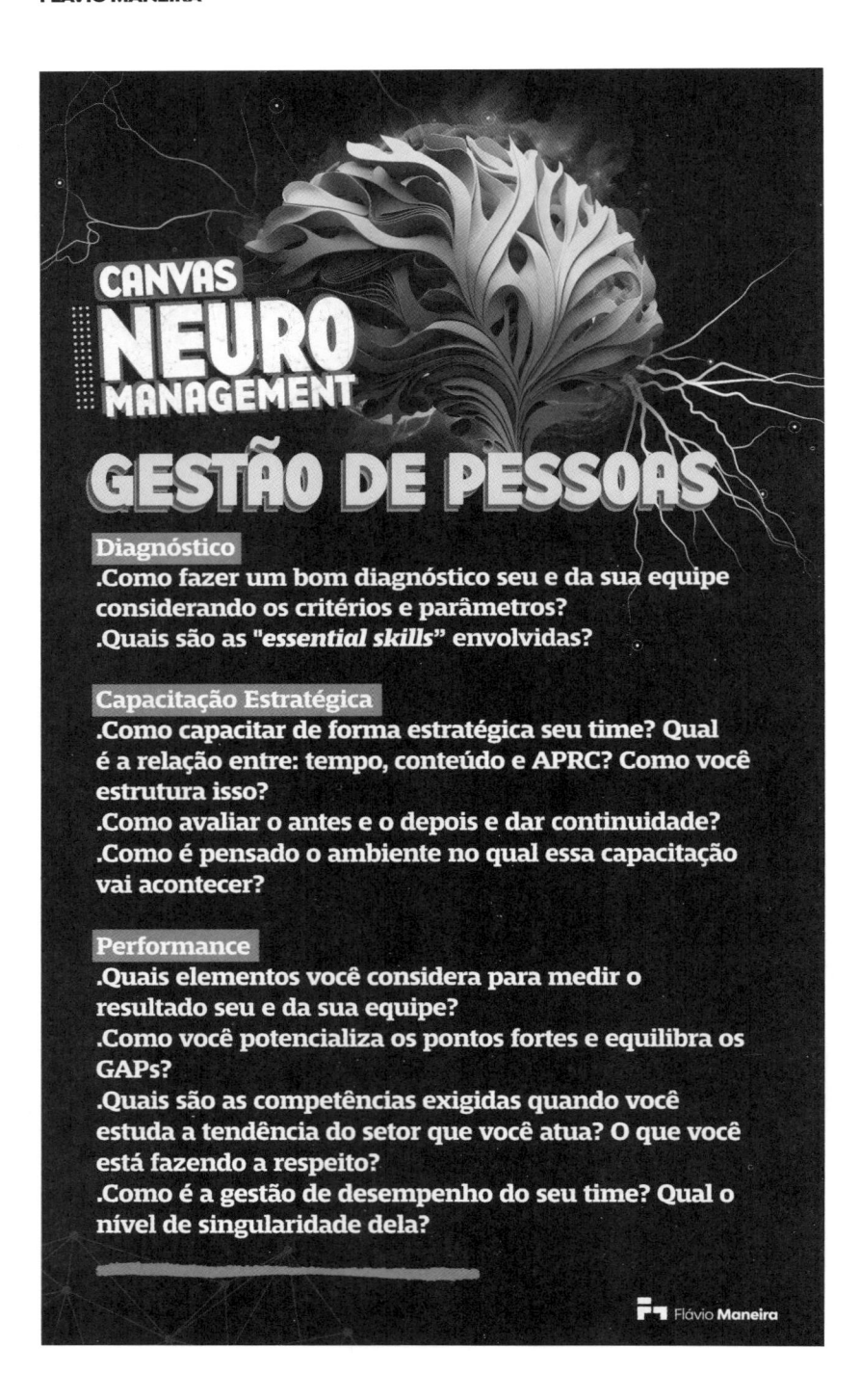

CANVAS
NEURO
MANAGEMENT

GESTÃO DE PESSOAS

Diagnóstico

.Como fazer um bom diagnóstico seu e da sua equipe considerando os critérios e parâmetros?
.Quais são as "*essential skills*" envolvidas?

Capacitação Estratégica

.Como capacitar de forma estratégica seu time? Qual é a relação entre: tempo, conteúdo e APRC? Como você estrutura isso?
.Como avaliar o antes e o depois e dar continuidade?
.Como é pensado o ambiente no qual essa capacitação vai acontecer?

Performance

.Quais elementos você considera para medir o resultado seu e da sua equipe?
.Como você potencializa os pontos fortes e equilibra os GAPs?
.Quais são as competências exigidas quando você estuda a tendência do setor que você atua? O que você está fazendo a respeito?
.Como é a gestão de desempenho do seu time? Qual o nível de singularidade dela?

Flávio Maneira

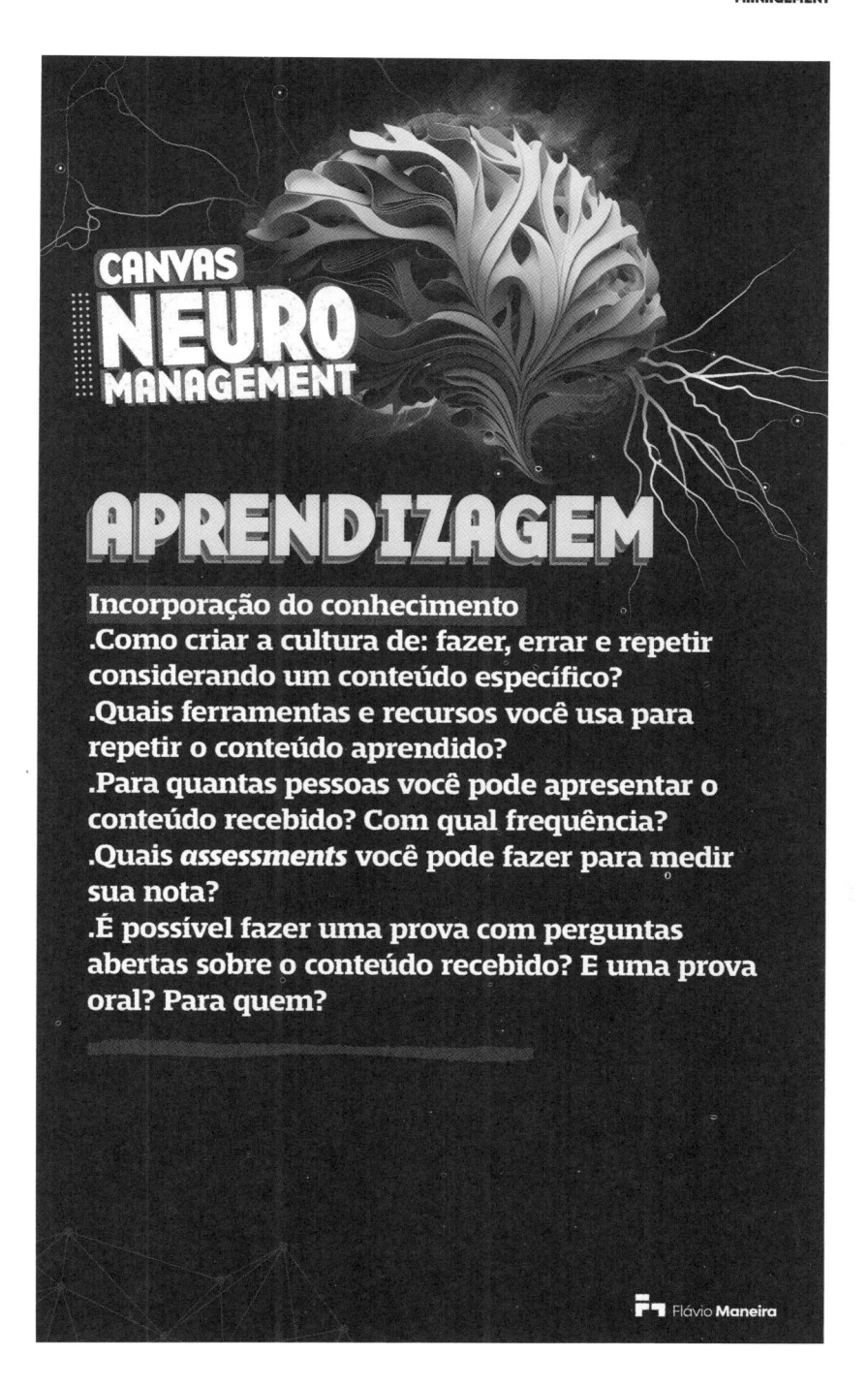

CANVAS NEURO MANAGEMENT

APRENDIZAGEM

Incorporação do conhecimento
.Como criar a cultura de: fazer, errar e repetir considerando um conteúdo específico?
.Quais ferramentas e recursos você usa para repetir o conteúdo aprendido?
.Para quantas pessoas você pode apresentar o conteúdo recebido? Com qual frequência?
.Quais *assessments* você pode fazer para medir sua nota?
.É possível fazer uma prova com perguntas abertas sobre o conteúdo recebido? E uma prova oral? Para quem?

Flávio Maneira

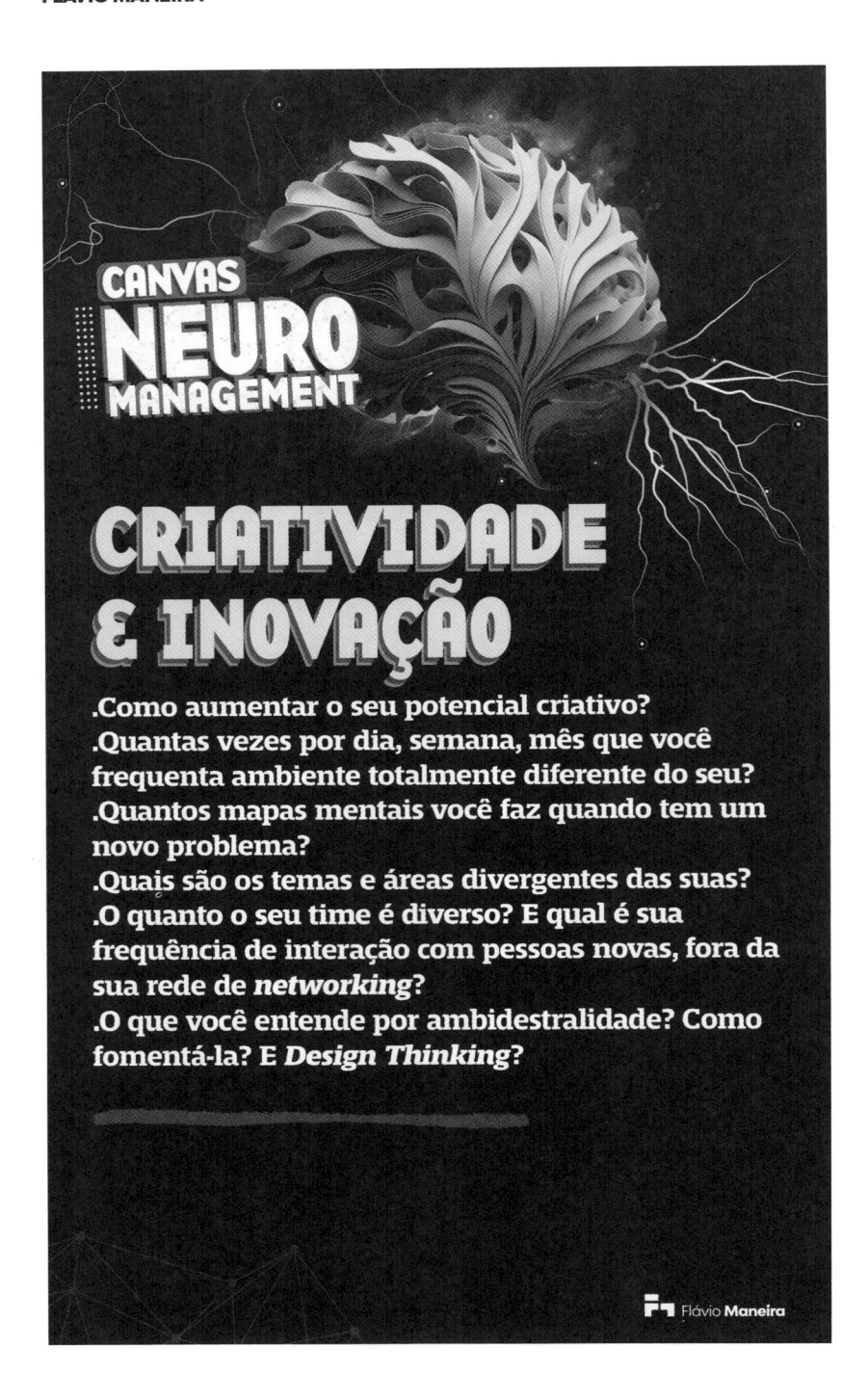

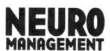

**BAIXE O CANVAS
EM TAMANHO A1**

**ENTREVISTAS
NO YOUTUBE**

Como aplicá-lo? Minha sugestão é que você o imprima em uma folha de tamanho A1 e o fixe na parede. Durante a atividade, peça para que os participantes discutam cada tópico e coloquem seus *insights* em *post its*.

Essas observações devem ser apresentadas para o facilitador (que pode ser você). Preste atenção ao tempo. Essa atividade para um grupo de até 20 pessoas (divididos em grupos de cinco) pode durar de quatro a oito horas, ou seja, meia jornada ou o dia inteiro do *workshop*.

Esta é, portanto, uma forma de tangibilizar o conhecimento adquirido, de forma metódica, com resultados quantificáveis. Ao mesmo tempo, sugiro que você se exercite, todos os dias, no livre pensar, constituindo-o como hábito, na relação generosa com parceiros, familiares, amigos, colegas de trabalho e interlocutores na área organizacional. Nesse campo, nenhuma fórmula se mostra eficaz sem a espontânea ginástica mental, em que rompemos paradigmas e buscamos o elixir poderoso da novidade.

* * *

Quero finalizar com uma reflexão. Dizem que temos duas datas de nascimento: uma biológica (no meu caso, 11 de setembro de 1974); outra, associada ao despertar. Essa segunda se estabelece quando lançamos um olhar inteligente sobre nós mesmos, livres da autossabotagem. É quando expandimos a consciência e nos dispomos a mudar atitudes e comportamentos, a fim de alcançar nossos objetivos. É o que desejo a você. Que possa ser aniversariante duas vezes ao ano.

O mesmo vale para as empresas. Há uma data formal de registro e de início das atividades. Mas há outra possível, aquela em que seus líderes e *stakeholders* lançam um olhar inteligente sobre a organização, compreendendo que somente a manterão sustentável por meio de gente mais bem treinada e preparada. Em um mundo em constante transformação, esse processo tem início, mas não tem fim.

Tenho firme convicção de que a Neurociência aplicada pode auxiliar decisivamente nessa positiva metamorfose. No fundo, é uma questão que envolve pessoas. Cérebros melhores farão organizações também melhores.

Reflita!

O AUTOR

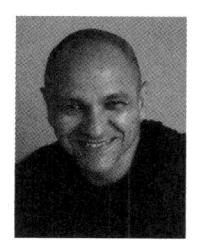

Uma mente inquieta, um inato curioso, um opositor da obsolescência: são características que definem Flávio Maneira, o autor desta obra. Natural de Santos (SP), cumpriu todas as etapas do ensino básico em uma escola católica Marista, de origem francesa. Estreou na vida profissional lavando automóveis em um posto de gasolina. Dedicado e disciplinado, foi promovido a frentista. Iniciava ali, no contato diário com as pessoas, uma enriquecedora jornada de aprendizado. Ainda jovem, formou-se em Publicidade e Propaganda e obteve uma pós-graduação em Marketing. Na Fundação Getúlio Vargas (FGV), especializou-se em Educação Executiva e Gestão do Conhecimento. Estendeu sua formação acadêmica em conceituadas instituições internacionais, como o Babson College, a Columbia University e a Singularity University. Ingressou na Novartis em 1999, atuando na área de medicamentos aplicados ao tratamento de disfunções do sistema nervoso central. Foi quando se apaixonou pela Neurociência. Em 2015, tornou-se colaborador de uma grande multinacional do setor de saúde, na qual passou a liderar a "Commercial Training" na América Latina. Lecionou em diversas instituições de ensino superior, como FGV, BI International e Centro Universitário Senac. Na época da produção deste livro, atuava como professor da pós-graduação em Neurociência da Faculdade de Ciências Médicas da Santa Casa de São Paulo e na Faculdade Israelita Albert Einstein. É o criador do Braintalks, evento e *podcast* regular que busca difundir conhecimentos da Neurociência aplicados à gestão corporativa. Em 2022, palestrou no TEDx, com o tema: "Conhecimento que Transforma", obtendo centenas de milhares de visualizações.

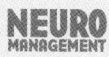

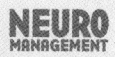

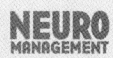

Impressão e Acabamento | **Gráfica Viena**
Todo papel desta obra possui certificação FSC® do fabricante.
Produzido conforme melhores práticas de gestão ambiental (ISO 14001)
www.graficaviena.com.br